100日レシピシリーズ

食道がん 術前・術後の100日レシピ

回復までの食事プラン

[医療解説] 外村修一／元・国立がん研究センター中央病院食道外科
[栄養指導] 松原弘樹／船橋市立医療センター栄養管理室
[レシピ・料理作成] 小菅陽子／料理研究家

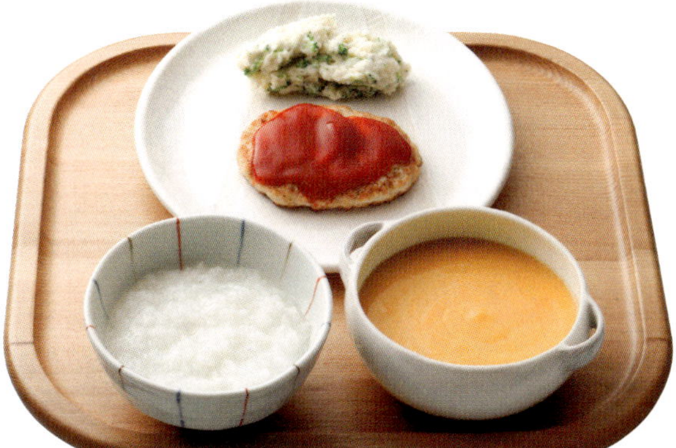

女子栄養大学出版部

100日レシピシリーズ

食道がん 術前・術後の 100日レシピ

～回復までの食事プラン～

Contents

この本の使い方

- 料理は基本的に大人１人分の分量です。ただし、作り置きができる場合は「１人×○回分」としています。
- １人分では作りにくく、家族もいっしょに食べられる料理は、「○人分」など、作りやすい量で紹介しています。この場合の１人分は患者さん向けの量なので、家族が食べる量は適宜加減してください。
- 材料表に表示した重量はいずれも、食べられない皮や骨などを除いた正味重量です。
- フライパンは、油の使用量を減らすために、フッ素樹脂加工の製品を使います。他の素材のフライパンを使う場合は、油が少ないために焦げつきやすいので、火加減に注意してください。
- 電子レンジの加熱時間はいずれも、出力500Wの場合です。600Wの場合は加熱時間を８割に減らしてください。

この本を手にしたかたに

新しい食道を使いこなして、食べる喜びをとり戻すためのアドバイスをします

外村修一　元・国立がん研究センター中央病院 食道外科

「物を食べる」。健康なときは、だれでもあたりまえにできることです。そのことを深く考えることはありません。しかし、食道がんになると、このあたりまえのことがむずかしくなります。外来を受診する半分のかたが、「うまく食べられない」「食べ物がつかえる」とおっしゃいます。普通の食事が食べにくくなり、流動物に変えたり、ミキサーにかけたりして何とか食べているかたが少なくありません。体重がかなり減ってしまうこともよくあります。

「食べる」ことは、生き物にとって最も大事な営みであり、最も大きな喜びでもあります。「食べられなければ、生きている意味がない」。ある患者さんは、そうおっしゃいました。食道がんでは、この一番たいせつな営みが侵されます。それを治すために手術を行いますが、手術は悪いところを治して元に戻すわけではありません。手術によって、新たな食べにくさが作り出されます。特に、症状がない時点で発見されて手術を受けられたかたは、手術後、食べにくくなったと感じます。

私は、これまで食道がんの手術を数多く行っ

てきました。手術前の患者さんはがんを治すことで頭がいっぱいです。手術がどんなに大変でも、病気が治るためなら頑張ろうという気持ちになります。手術は1日で終わります。しかし、本当に大変なのは、手術が終わってからです。私は、手術を受けられる患者さんには、手術前にいつも「本当に大変なのは退院してからですよ」と説明しています。

肺がんや乳がんの手術では、「悪い部分を切り取る」、胃がんや大腸がんの手術では、「悪い部分を切り取って残った部分をつなぐ」というふうに手術が行われます。食道がん手術では、そうはいきません。食道を切り取ったらつなぐことができないため、他の臓器を使って新しい食道を作らなければなりません。そこが大きな違いです。

新しい食道は、多くの場合、胃を使って作られます。そのため、胃の働きが失われます。手術で頸部《けいぶ》（のど）も操作されると、それだけで飲み込みにくくなります。食道がんの手術を受けられると、「食べる」ということが、少しむずかしくなります。

しかしながら、手術後の食べにくさは、時間とともに段階的によくなります。一生続くわけではありません。特に大変なのは、手術後3か月、約100日間です。この時期をうまく乗りきることができれば、食べることに自信を持てるようになれます。

本書は、これから手術を受けられるかたにとっては、手術後の食生活を考えるための参考となるはずです。すでに手術を受けられたかたは、現在の苦しい状況を乗りきるための一助としていただければ幸いです。

序章

治療を始める前に知っておきたいこと

食事のリハビリは治療の一環です

食道がんは手術後も食べにくい状況が続きますが、
その間、いかに食べるかが、回復力に大きく影響します。
そこで必要となるのは、自分の体の状態を正確に知ること、
そして〝食べる力〟を身につけることです。
まず「医療解説」で、食道の働きと治療による影響を把握しましょう。
そのうえで、〝食べる力〟の基礎となる情報に目を通してください。
1つでも2つでも、「そうか！」と納得できることがあれば、
それが力となって前に進めます。

医療解説 1

食道の働きと食道がん

外村修一

食道はどんな働きをしていますか？

食道は、咽頭《いんとう》（いわゆるのどに当たる部位です）と胃をつなぐ、長さ25～30㎝程度の管状の臓器です。胃と違い、何かを分泌するとか、食べ物をこねるといった特別な働きはありません。「のど元過ぎれば……」ということわざにあるように、食道は普段ほとんど意識されない臓器です。

食道の最もたいせつな働きは、口から食べた食べ物を、胃まで送り届けることです。食道の口に近い側の3分の1程度は、脳の命令で収縮させることができます。大きなかたまりを飲み込むときなどは、この部分が強く収縮して、食べ物を胃に向かって強力に押しやります。それより下の3分の2部分は、芋虫がはうような「ぜん動運動」という動きによって、食べ物を胃に向けて送ります。その働きのおかげで、逆立ちした状態でも食べ物は胃まで送り届けられます。

のどと食道のつなぎ目（食道入口部）、食道と胃のつなぎ目（食道胃接合部）には、逆流を防止する働きがあります。いったん、食道や胃の中に入った食物は、これらのつなぎ目の働きで逆流しにくくなっています。食事の最中に、床に落とした箸《はし》を拾おうとして下を向いても、食べ物がこみ上げてこないのは、これらの働きのおかげです。

繰り返しになりますが、食道のたいせつ

図1「食道の位置」

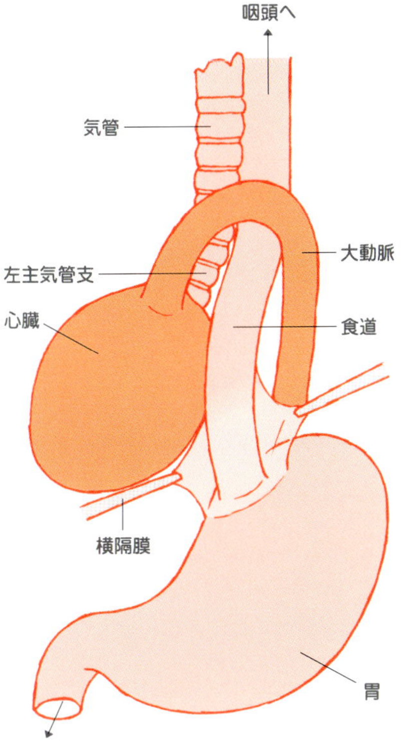

食道は、咽頭と胃をつなぐ臓器だが、肺に空気を送り込む気管と隣り合い、心臓に向かう大動脈にとり巻かれている。食道がその役割を果たすことが、そうした命にかかわる臓器を守ることにつながっている。

な働きは、食べ物を胃まで送り届けることです。食道は、その大部分が胸の中にあります。胸の中には、心臓、肺、気管、大動脈など、命にとって非常に重要な働きをする臓器が集まっています。食道は、その真ん中を通っています。

　もし、食道に穴があいて食べ物が周囲にもれたらどうなるでしょうか。心臓や肺のまわりに汚いものがたまり、それがうみとなり、高熱が出て、多くの場合死亡します。「食べ物をもらさない」。これも食道の、非常にたいせつな働きです。

食道がんの特徴を教えてください

　食道は周囲をたいせつな臓器に囲まれているため、がんが大きくなるとこれらの臓器に影響が現れます。がんが大きくなって気管を押しつぶすと、窒息します。がんで食道と肺や気管、気管支がつながってしまうと、治らない肺炎に苦しみます。がんで大動脈に穴があくと、大出血してほぼ即死します。胃がんや大腸がんとは、この点がまったく異なります。進行性の食道がんでは、突然、状態が悪くなって死亡する人が、今でも少なくありません。

　また、食道がんは非常に小さい段階から転移するたちの悪いがんです。粘膜の下の脂肪組織までがんが入り込むと、半分の人にリンパ節転移が認められます。これは、すでに進行がんです。食道そのものの症状がなくても、リンパ節や肝臓、肺など、他の臓器に転移していることは少なくありません。

どんな症状で、食道がんと気づきますか？

　食道がんで外来を受診する患者さんの半分の人は、「食べ物がつかえる」と訴えます。がんができると食道が狭くなるので、食べ物がつかえやすくなります。最も多い症状ですが、この症状が出て診断された場合、ほとんどのケースが進行がんです。胃がんのように検診が行われていないので、現在でも外来を受診される人の半分以上は進行がんです。

　次に多い症状は、「食べ物が胸にしみる」「何となく変な感じがする」という、ちょっとした異常感です。この症状で受診される場合、そんなに進行していない患者さんが多いようです。したがって、普段感じない症状が数回でも現れたら、念のため病院を受診されることをおすすめします。

　ちょっと変わった症状として、「声がかすれる」という症状があります。かすれるというより「声が抜けやすくなる」といったほうが正確かもしれません。これは、食道にできたがんだけによる症状ではありません。食道がんはリンパ節に非常に転移しやすい性質があり、転移したリンパ節によっても生じます。この症状が出た場合も進行がんです。

手術をすれば普通に食べられるようになりますか？

　食道がんの手術では、食道をほとんど切除します。がんができた場所にもよりますが、多くの場合、のどの食道（5㎝ほど）を除いてすべて切除されます。

　そして、他の臓器を使って新しい食道を作ります。食道がなくなるので、当然食道が行ってきた機能は失われます。それに加えて、食道を作るために使われる臓器の機能も失われます。

　食道の再建には多くの場合、胃が使われます。その場合、胃は残りますが、胃の働きがなくなります。また、手術のときにのどまでしっかり操作されると、物を飲み込む働きも少し悪くなります。

　食道がんでは、がんを治すために、胃の働きや飲み込む働きがある程度犠牲になります。その結果、手術後は一時的に、「ほとんど食べられない」「すぐお腹がいっぱいになる」「むせやすい」といった症状が現れることが少なくありません。

　しかし、人の体はじつにうまくできています。病気さえしっかり治っていれば、必ずよくなろうとします。とくに大きなダメージをこうむるのは胃の働きですが、手術をして3か月ほど経過すると急激に回復してきます。まだまだ不十分であっても、「お腹がすくようになった」「急に食べられるようになった」という言葉が、3か月を過ぎたころから聞かれるようになります。術後100日間の栄養管理が重要なのは、そのためです。

医療Column

がん細胞の種類によって異なるがんの性質

外村修一

　食道がんというのは、がんができた場所でつけられた名前です。それ以外に、できたがんの種類を示す言葉があります。

　日本人では、食道にできるがんの90％以上が、扁平上皮《へんぺいじょうひ》がんといわれるがんです。食道の粘膜は扁平上皮という細胞でできていて、これががん化したものです。

　扁平上皮がん以外には、腺がんがあります。腺がんは、胃や大腸によくできるがんです。扁平上皮がんの中でも、特殊なものとして扁平上皮がんと腺がんが混じったもの（腺扁平上皮がんといいます）や、類基底細胞がんなどがあります。

　特殊ながんとして、がん肉腫、悪性黒色腫、小細胞がんなどができることがあります。悪性黒色腫と小細胞がんは非常に悪性度が高く、治療を行っても比較的短期間に死亡するがんです。このような種類のがんができたときは、手術よりも抗がん剤治療が優先されることもあります。

　がんといわれたら、どんな種類のがんができたかも確認してください。がんの種類によっても、治療法が異なることがあるからです。

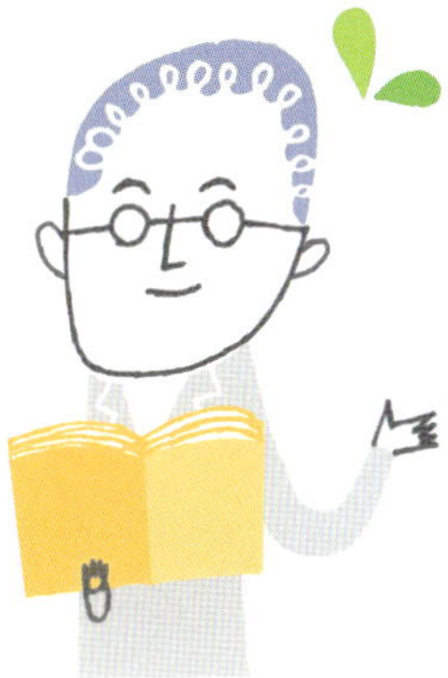

手術前から手術後100日間の経過と過ごし方のポイント

食道がんの手術を受ける人の食事療法は、診断を得て手術を待つ時期からスタートします。手術後の100日間は、多くのかたにとっては、食べるための準備期間。本格的に食べられるようになるにはまだ時間がかかります。まず、そうした回復の道のりをイメージし、それぞれの時期の過ごし方をつかんでおきましょう。

診断 → **PART 1** 入院前（手術を待つまで） → 手術 → **PART 2** 手術後（入院中 1～2週間）

PART 1 入院前

●じょうずに食べて体力をつけましょう

手術前に適切な体重と栄養摂取量を維持することは手術後の経過に影響します。十分な栄養をとるには、自分に適したエネルギー量をとるだけでなく、たんぱく質食品と野菜をバランスよく毎食とることが必要です。固形物が通りにくかったり量が十分にとれないかたは、栄養補助食品を用いるとよいでしょう。食事や飲み物にむせてしまうようなら、とろみをつけるくふうをしましょう。

PART 2 手術後

●口から食べる練習をしましょう

口から十分な量の食事をとることがむずかしい時期です。口から食べられるかどうかを確認し、食べる練習をしましょう。術後の回復のために栄養は十分にとらなければならないので、腸ろうや胃ろうなどで補助的に栄養剤を入れることもあります。

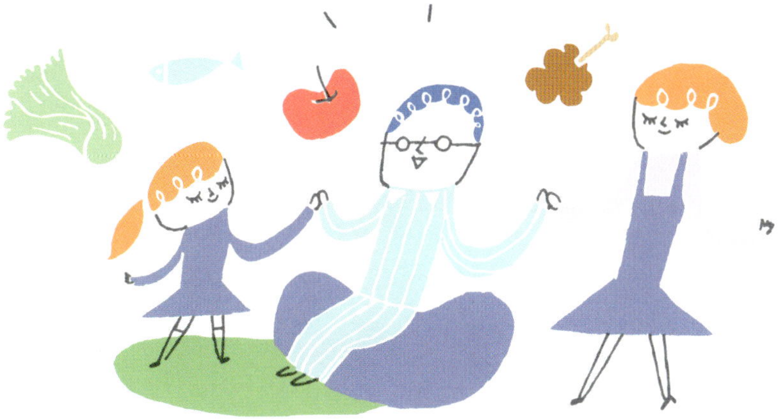

PART 2-1

手術後
退院から1～2週間

●安全に食べられる方法を見つけましょう

まだ、食べる機能は〝慣らし運転〟です。新しい食道と胃の状態を確かめながら、自分にとって安全な食べ方を見つけて、無理のない量をとるようにしましょう。一度にたくさん食べることはタブーです。1日5～6回に分けて、少しずつ、よくかみ、ゆっくり食べましょう。

PART 2-2

手術後
退院から3か月まで

●新しい体とゆっくりつき合いましょう

時間の経過とともに、少しずつでも食べられるようになってきます。その歩みを確実に進めるためにも、こまめに食べて、消化器を新しい環境に順応させましょう。だいぶ食べられるようになった人も、まだペースは上げないほうが無難です。焦らず、ゆっくり、新しい体とつき合いましょう。

PART 3

手術後
100日を迎えて

●食べられるようになっても、少量頻回は守って

術後3か月以上たつと、胃や腸が新しい環境に順応してスムーズに動くようになり、階段を上るように段階的に、食べられる量が増えていきます。ただ、術後6か月になっても、胃の排泄機能はなかなか回復しないので、少量頻回の食事を根気よく続けましょう。6か月すぎると、いろいろなものが食べられるようになりますが、無理は禁物です。

食道がん 術前・術後の食べ方のポイント 8か条

（ポイント解説／松原弘樹）

POINT 1 一口一口よくかんで、ゆっくり食べましょう

手術後の胃は本来の機能を失っています。胃の第１の機能は、食物をよくこねてドロドロの状態にすることです。その機能を代行できるのはよくかむことです。ドロドロ状になるまで、よくかみましょう。よくかむためには、口に入れる量と食べる速さにも気をつけなければなりません。少量ずつ口に入れて、よくかんで飲み込んで口の中がからっぽになってから、次の一口を入れましょう。

POINT 2 少量ずつ小分けにして食べましょう

胃は、こねた食べ物をためておいて、少しずつ十二指腸に排泄する働きもあります。手術後はこの機能も低下します。しかも、胃は、管状に伸ばされて狭いスペースに押し込まれるので、ふくらむことができず、驚くほど容量が少なくなります。そこへ、これまでと同じ量を送り込むと、逆流して誤嚥《ごえん》を招く危険もあります。早食いもタブーです。一気に食べようとすると、空気をたくさん飲み込むので、ますます胃に入る量が減ります。一度に食べられる量が限られるので、小分けにして食べるようにします。

POINT 3 消化のよい食材を選びましょう

消化が悪いのは、食物繊維を多く含む食材や、消化管内での停滞時間が長い脂質の多い食材です。消化がよいのは、食物繊維や脂質が少なく、加熱するとやわらかくなる食材や、かみくだきやすく、かむとほぐれて、ドロドロになりやすい食材です。ただ、手術後、時間がたって胃腸の機能が回復してくれば、刻んだりやわらかく煮ることで食べられる食材が増えます。18ページの表を目安に、自身の消化力と相談しながら選びましょう。

POINT 4 禁煙、禁酒をめざしましょう

食道の手術後は、肝臓の機能に問題がない限り、必ずしも禁酒しなければならないというわけではありません。ただ、適量を超えて飲むことは、術後の回復を促し、再発を防ぐために、好ましくありません。食道がんの患者さんは、長年にわたってお酒を飲んできたかたが多いことも事実です。どうしても飲みたい場合は、医師から、適量と頻度のアドバイスを受けましょう。たばこに関しては、百害あって一利なしです。これを機会に禁煙をおすすめします。

POINT

5 生活のリズムをととのえましょう

規則正しく食事をとるためには、生活のリズムをととのえる必要があります。その第一歩は起床時間です。毎日、できるだけ同じ時間帯に起きるようにしましょう。着替えたり洗顔したりすることで、気分もよくなって、少しでも食欲が出てきます。食事がおいしく食べられるかどうかは、料理のくふうだけでなく、気分のよしあし、排便の有無などの影響も多分にあります。排便のリズムは生活と食事のリズムに大きく左右されます。その意味で、生活のリズムをととのえることが、術後の食事リハビリを進める基本だといってもよいでしょう。

POINT

6 1日5食を規則正しくとりましょう

毎日、決まった時間に食事をとることも、胃腸の負担を軽くし、栄養の吸収と代謝をスムーズにするポイントです。食道がんの術後は、食事を小分けにして食べますが、その場合も、できるだけ毎日、同じ時間帯にとりましょう。朝、昼、夕の3食を1日の食事の柱とし、3食でとりきれない量を間食にまわし、午前、午後の2回の間食をとりましょう。朝食と夕食のあいだは12時間が理想です。その間に均等に間食と昼食をとると、ほぼ3時間おきになります。食欲がないときも、何か少しでも口に入れておき、次の食事時間まで待つようにしましょう。そうしていつも一定時間に食べるようにすると、胃腸の受け入れ態勢ができてきて、決まった時間に食欲が出るようになってきます。

POINT

7 栄養バランスのよい食事を心がけましょう

食欲がないからと、「おかゆに梅干し」、「素うどん」ですませるのはよくあること。1日か2日ならそれでもいたしかたありません。しかし、食道がんの手術後は、食事が十分にとれない状態が数か月にわたって続きます。量が少ない分だけ、より栄養価の高い食事を心がける必要があります。おかゆやうどんなどの穀物だけでなく、肉や魚、卵などのたんぱく質食品と、ビタミンやミネラル豊富な野菜を添えて、主食、主菜、副菜をそろえてとりましょう。卵と青菜のおじや、豚肉と白菜の煮込みうどんなど、1品でも多くの食材を増やすことで、栄養バランスのよい食事ができます。

POINT

8 食事はリラックスして楽しく食べましょう

胃は第2のハートといわれるほど、心のコンディションに影響を受けやすい臓器です。腸もまた、胃に劣らずデリケートな臓器です。「おいしい」「楽しい」と思いながら食べれば、血流もよくなり消化液も十分に出て、ぜん動運動も活発になります。好きなものが好きなように食べられないストレスは、いくらいらだってみても、なかなか解消されません。だとしたら、ストレスとじょうずにつき合う方法を身につけたほうが得策というもの。音楽や会話を楽しみながら、ゆったりとした気分で食べるのが理想です。回復したら、食べたいもの、行きたいところ、やってみたい趣味など、明るく前向きになれる話題を見つけてみましょう。将来に意識を向けるだけでも、気分転換になるものです。

1日にとりたい食品と目安量

手術後の回復力をつけるためには、手術後に栄養をしっかりとることがたいせつです。
それとともに、手術前に、体重をできるだけ減らさないようにして体力を
維持することも重要です。いまさら、と思うかもしれませんが、遅くはありません。
正しい食べ方をすることで、手術後の回復を促す食事リハビリにも
効果が現れてくるでしょう。

そろえたいのは 5つの栄養グループ

手術後は、十分な量がとれない時期が続きます。量の不足を少しでも補えるよう、質のよい食事をとる必要があります。質のよい食事とは、必要な栄養素をそろえることです。

左ページに、1日にとりたい食品と量を栄養素ごとに分けて示しました。

炭水化物(糖質)、脂質、たんぱく質は、エネルギー源となる3大栄養素

炭水化物は穀物、芋、菓子類に豊富に含まれています。主役にしたいのは、消化がよく、ビタミンやミネラルも含む穀物や芋です。

脂質は高エネルギー(カロリー)なので、効率のよいエネルギー源です。単独でとれるのは油脂ですが、肉や魚、大豆製品などのたんぱく質食品、乳・乳製品、菓子類にも含まれています。

たんぱく質は、私たちの体の材料としても重要です。日々の細胞の新陳代謝に必要なため、毎日、一定量をとらなければなりません。手術後は特に創《そう》(きず)の治癒のために必要なので、不足しないようにしなければなりません。ただし、たんぱく質ばかり多くとっても、炭水化物や脂質が少ないと、体の材料にならずにエネルギーとして使われてしまいます。それぞれの量のバランスがたいせつといえます。

ビタミンとミネラルは潤滑油

ビタミンとミネラルは、エネルギーには利用できませんが、微量でも生理機能を円滑にするために欠かせない、いわば潤滑油です。たんぱく質が体内で吸収・分解され、体たんぱく質に生成されるにも、炭水化物や脂質が燃焼するにも、ビタミン・ミネラルの助けが必要です。ミネラルは、骨や血液、筋肉などの成分としても重要な働きを担っています。

ビタミンはすべて、ミネラルもその多くが不足すると欠乏症が生じます。現代の食生活では不足しがちな栄養素なので、注意してとる必要があります。

自分にとっての適量とは

左の図は、1日1600kcalをとる場合の食品の量を示しています。

1日に必要なエネルギー量は、現在の体重をもとに計算します。糖尿病などで医師よりエネルギーの制限を受けていないかたであれば、体重に30～35をかけた値を目安量にします。

下に示したように、体重60kgの人が1日にとりたいエネルギー量は1800～2000kcalです。

1日の摂取エネルギー(kcal)＝
体重(kg)×30～35

(例)
1800～2000(kcal)＝
60(kg)×30～35

ただし、手術後は体重が減ったり、数か月間、食事が十分にとれないことが多くなります。そこで手術後の摂取エネルギー量は、1日1600kcalを目安とします。体格や体の状態によって変わるので、病院の栄養士に相談してみるとよいでしょう。

1日1600kcalの食品と目安量

目標とする摂取エネルギー量が1600kcalでも1800kcalでも、炭水化物と脂質のほかは、目安量は大きく変わりません。たんぱく質、ビタミン・ミネラルは、成人に必要な量はほぼ一定だからです。炭水化物と脂質はおもにエネルギー源となるため、摂取エネルギーによって加減します。実際には、自分の体重の増減を目安に、食欲に応じて調整すればだいじょうぶです。

注目してほしいのは、たんぱく質、ビタミン・ミネラルをとるための食品と目安量です。これを見て、肉や魚はこれだけでいいのか、野菜は毎食こんなに必要なのか、などと気づくことがあるのではないでしょうか。それが正しい食べ方を身につける出発点です。

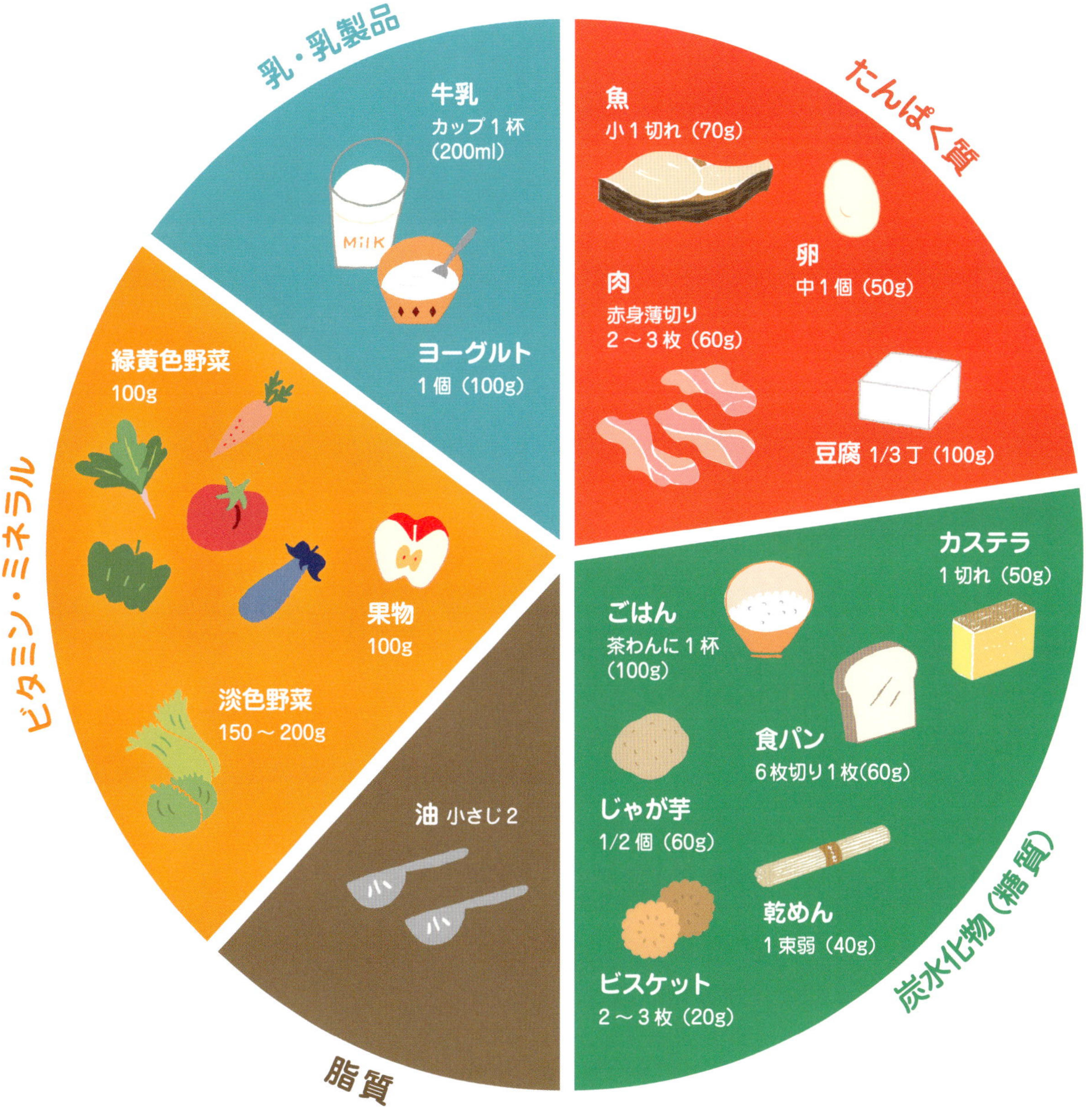

乳・乳製品
牛乳
カップ1杯
(200ml)
MILK
ヨーグルト
1個（100g）
たんぱく質
魚
小1切れ（70g）
卵
中1個（50g）
肉
赤身薄切り
2～3枚（60g）
豆腐 1/3丁（100g）
ビタミン・ミネラル
緑黄色野菜
100g
果物
100g
淡色野菜
150～200g
炭水化物（糖質）
カステラ
1切れ（50g）
ごはん
茶わんに1杯
(100g)
食パン
6枚切り1枚(60g)
じゃが芋
1/2個（60g）
乾めん
1束弱（40g）
ビスケット
2～3枚（20g）
脂質
油 小さじ2

1日の食事のとり方

1日にとりたい食品と目安量がわかったら、次に、それを実際の食事に組み合わせてみましょう。下の写真に示したように、主食、主菜、副菜をそろえた献立として考えると簡単です。主菜はおもにたんぱく質・脂質、副菜はビタミン・ミネラル、主食は炭水化物の供給源となるので、この3品だけで5つの栄養素がそろいます。さらに、写真のように汁物を添えたり、副菜をもう1品添えると、より食品の種類が増えて質量とも充実します。手軽なワンプレートメニューにする場合も、主食、主菜、副菜の3つの役割を果たす食品を組み合わせれば、栄養のバランスがととのいます。食道がんの術後は、食事を小分けにする必要があります。間食には、3食でとりにくいビタミン源の果物とミネラル源の乳製品を主役にし、炭水化物を補うための菓子などを加えると、ととのえやすいでしょう。

副菜

ビタミン・ミネラル源の野菜を主役にした料理：写真は「レンジなすのお浸し」

主菜

たんぱく質食品を主役に、野菜もたっぷり使った料理：写真は「エビと豚肉とキャベツの甘酢いため」(P83参照。以下同)

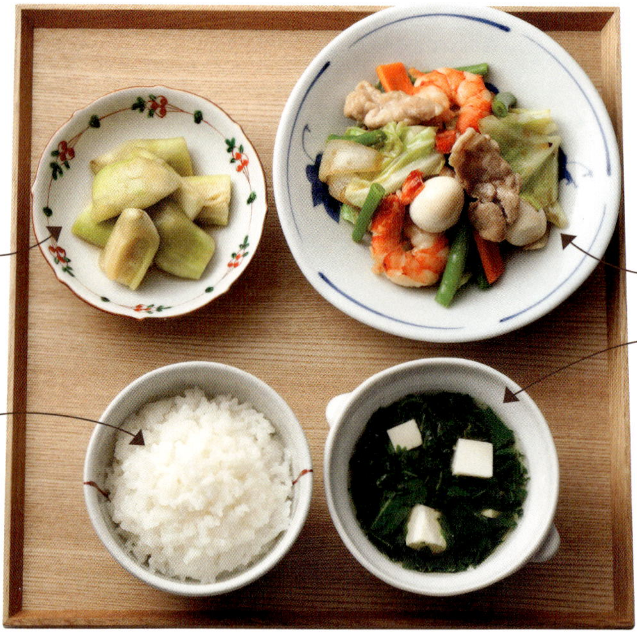

主食

炭水化物の供給源、穀物を主役にした料理：写真は「ごはん」

汁物

具の種類によって、主菜、副菜、主食の補いになる。ここでは副菜の補い：写真は「モロヘイヤと豆腐のすまし汁」

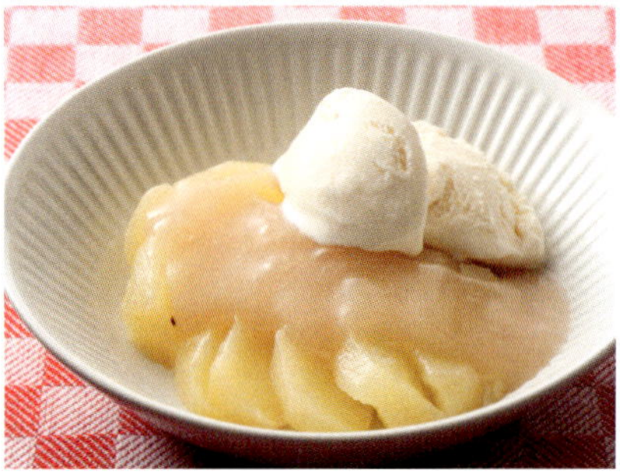

間食（15：00）

くだもの＋乳製品：写真は「りんごのレンジ蒸し」（P32参照）

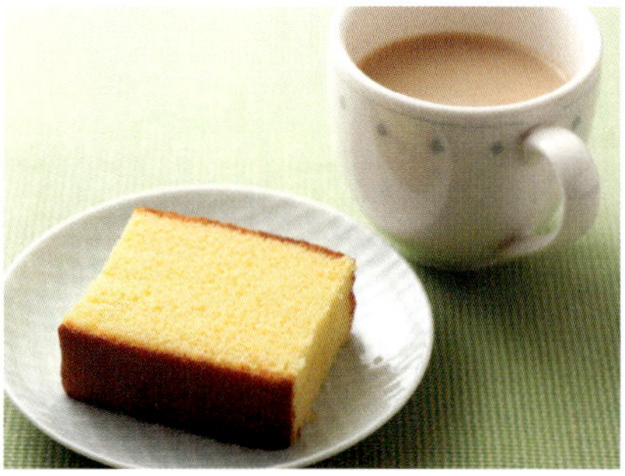

間食（10：00）

菓子＋乳製品：写真は「カステラ、ミルクティー」（P26参照）

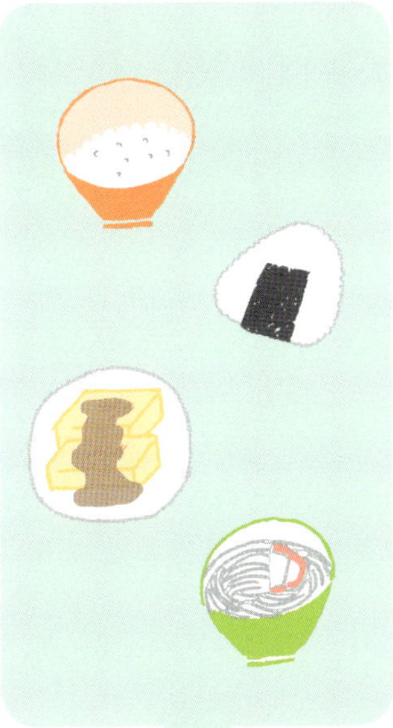

主食

ごはん・パン・めんなど穀類

毎食1品

量は自分に合わせて
調節しましょう

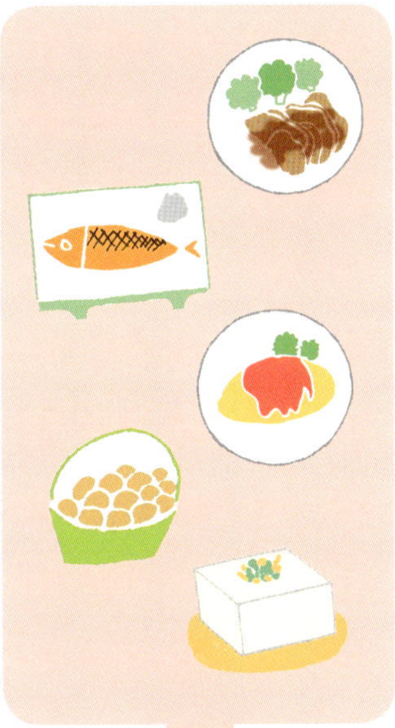

主菜

肉・魚・卵・大豆製品など

毎食1品

1日に3～4品
とりましょう

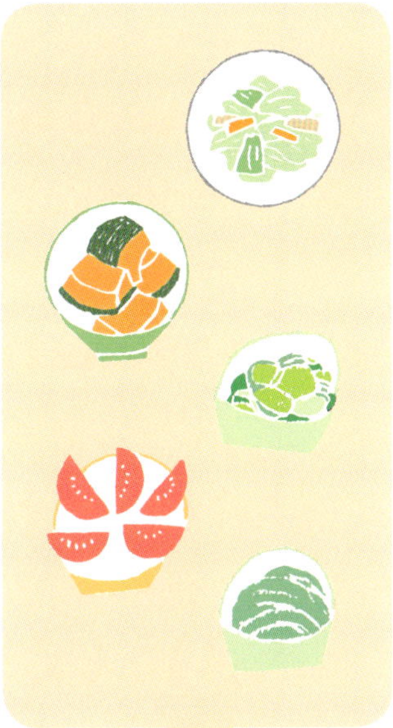

副菜

野菜・芋など

毎食1品

余裕があれば小さい
副菜や汁物をプラス

主菜か副菜のどちらかは油を使った料理に。

調味料 油・みそ・砂糖 など

果物

1日に1～2個

乳・乳製品

1日に1～2品

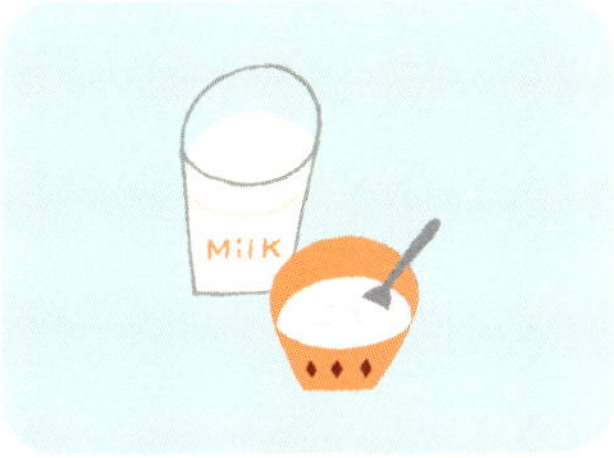

果物、乳・乳製品は、1日のうちにとりましょう。間食としてとってもよいでしょう。

資料提供/国立がん研究センター中央病院栄養管理室

食道がん手術後の食品や料理の選び方

食べていけないものはありません。でも、手術後は、胃の消化力が低下しているうえ、
食道と胃のつなぎ目に食べ物がつかえたり、むせたりしやすい状態になっています。
気持ちよく食事ができるよう、「消化がよく、つかえにくいもの」を優先して選びましょう。
ただ、どんなに消化のよいもの、つかえにくいものも、早食い大食いをしたのでは意味がありません。
食事がとれるようになってきたら、「しばらくは気をつけるもの」にも、チャレンジしてみましょう。
いうまでもなくそのときも、少しずつよくかんでゆっくり食べることが必須条件です。

	乳製品	豆類	肉類	魚介類	卵	芋類	穀物
消化がよく、つかえにくいもの	牛乳、ヨーグルト、乳酸菌飲料、チーズ、スキムミルク、グラタン、クリーム煮、シチュー	豆腐、納豆、湯葉、きな粉、厚揚げ（生揚げ）、やわらかい煮豆	鶏肉（皮なし）、牛肉（赤身）、豚肉（赤身）、ひき肉	カレイ、ヒラメ、タラ、スズキ、アジ、アユ、しらす干し、サケ、カキ、はんぺん、煮魚、焼き魚	半熟卵、茶わん蒸し、卵豆腐、卵焼き	じゃが芋、里芋、長芋	かゆ、雑炊、軟飯、ごはん、パン、うどん、マカロニ
しばらくは気をつけるもの		枝豆、高野豆腐、いり豆、かたい煮豆	ハム、ベーコン、カツ	タコ、イカ、サバ、サンマ、ブリ、刺し身、うなぎ、めざし、つくだ煮、かまぼこ、天ぷら、フライ	生卵	さつま芋、こんにゃく、乾燥芋	玄米、赤飯、チャーハン、すし、ラーメン、カレーライス、焼きそば、そば

Column

栄養補助食品をじょうずに使いましょう

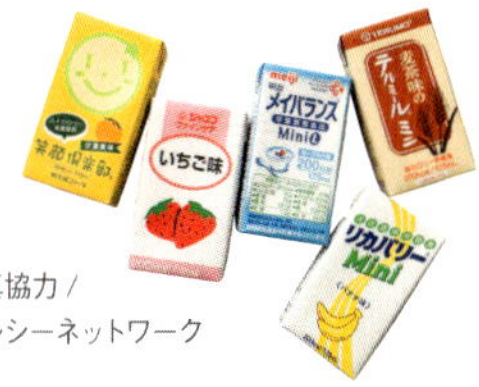

写真協力／ヘルシーネットワーク

食事が十分にとれないときには、栄養補助食品を使えば効率よく栄養が補えます。栄養補助食品には医師の処方が必要な医薬品タイプ（栄養剤）と、医師の処方が不要な食品タイプ（濃厚流動食／写真）とがあります。医薬品タイプは保険が適応されますが、規制規格により種類が限られています。食品タイプは自己負担ですが、規格規制がないため、味や成分などが多彩です。免疫賦活《ふかつ》成分を付加した食品タイプをとると、術後の合併症が減るという報告（Heyland DK, et al. JAMA 2001；286：944）もあります。食品タイプは通信販売やインターネット、一部のドラッグストアで入手できます。病院の栄養士に相談しましょう。

調味料	飲み物	菓子類	果物	海藻類	野菜類	油脂類
	お茶類、ジュース	ビスケット、プリン、ゼリー、カステラ、ウエハース、卵ボーロ、ホットケーキ	缶詰め、りんご、バナナ、いちご、桃、洋梨		かぼちゃ、大根、かぶ、キャベツ、にんじん、玉ねぎ、カリフラワー、なす、トマト、ブロッコリー、煮物、お浸し、あえ物、温野菜サラダ、練り梅	植物油、バター、マーガリン、マヨネーズ
多量の香辛料	炭酸飲料、アルコール、濃いお茶、濃いコーヒー	ピーナッツ、アーモンド	酸味の強い柑橘《かんきつ》類、パイン、柿、ドライフルーツ	わかめ、こんぶ、焼きのり	れんこん、ごぼう、竹の子、ふき、セロリ、ぜんまい、わらび、にら、せり、とうもろこし、きのこ類、生野菜、漬物	ラード、ヘット、揚げ物料理全般

資料提供／国立がん研究センター中央病院栄養管理室

PART 1

入院前

じょうずに食べて体力をつけましょう

食道がんの食事療法は、手術前の待機期間から始まります。
それはなぜなのかを、まず医療解説を読んでよく理解してください。
すでに食事がのどを通りにくいかたもいるでしょう。
そこで、手術前にとりたい食事を、普通に食べられる場合と、
のどを通りにくい場合との2タイプに分けて紹介します。
飲み込みにくい人、むせやすい人のためのやわらかメニューも紹介します。
これらは手術後にも活用できます。

医療解説 2

手術までの栄養管理のたいせつさ

外村修一

手術前の栄養管理がたいせつなわけを教えてください

「すぐ手術してください」。外来で、こう訴える患者さんは少なくありません。しかし、治療するにはある程度の検査が必要です。また、手術はいつでもできるわけではありません。はじめて病院を受診してから、実際に治療が行われるまでには、どうしても数週間必要です。

食べ物がうまく食べられない食道がんの患者さんは、その時間が、きっと長く感じられると思います。しかし、その時間をどう生かすかで、手術後の経過が大きく変わります。病気の治り方にも差が出ます。

治療前の栄養状態と病気の治り具合を、肺がんで調べた先生がいます。その結果、同じ進行度で同じような治療を行っても、手術前の栄養状態がよかった人のほうがよりよく治っていたそうです。

すでに、体重が何キロか減ってしまった患者さんは、手術までの待ち時間を利用して、ご自身の栄養状態を少しでもよくしましょう。すぐに手術を受けるより、栄養状態をよくしてから手術を受けたほうが、よりよく治ります。

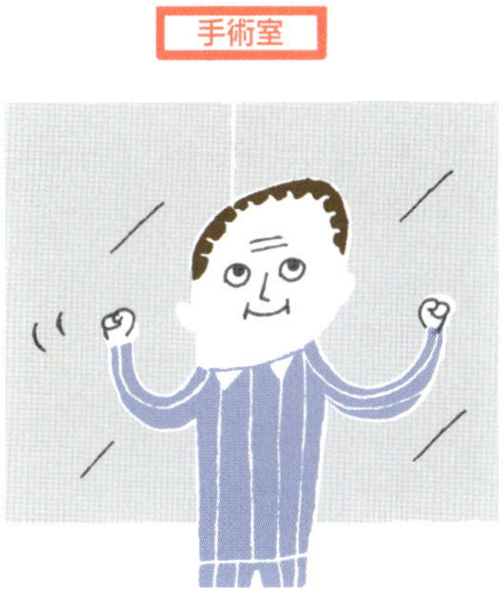

体重が減った状態で手術を受けると、手術に関連した合併症が多くなります。食道がんの手術は、少なくとも胸と腹を切る大きな手術です。栄養状態に問題がない患者さんに行っても、合併症を起こすリスクは少なくありません。栄養状態が悪い、体力がない、そういう状態で手術を受けると、合併症を起こしやすくなります。さらに、合併症が重症化して、死亡する可能性も高くなります。手術自体を安全に受けるためにも、栄養状態をよくすることが非常にたいせつです。

食べやすくするくふうを教えてください

まず、できるだけ口から食べるくふうをしてください。やはり、口から食べることがいちばん自然で、体にとってプラスになります。次に心がけていただきたいことは、「よくかむ」こと。よくかんでドロドロ状態にすることで、食べ物の通過がよくなります。

よくかんでも水分が少ないとなかなか狭い食道は通過しません。そこで、食事のときに水分をうまく摂取することもたいせつなポイントです。水でおなかがいっぱいになってしまう場合は、あらかじめおじやにしたり、ミキサーにかけたりして食べやすくしましょう。

ただ、そういうくふうでは、どうしても水分が多くなり、食べたわりにカロリーが少なくなってしまいます。体重が維持できない場合は、栄養補助食品を利用します。現在は、医薬品以外に、さまざまな食品メーカーからいろいろな栄養補助食品が発売されています。

これらに共通していることは、少ない量で非常にカロリーが高いことと、非常に栄養のバランスがよいことです。家庭でこれだけの栄養食品を作ることはできません。どの製品も甘いことが欠点ですが、それこそ「薬」だと思って摂取してください。

口から食べられない場合はどうしたらよいですか？

食道が本当に狭くなると、どうしても口から食べるだけでは十分な栄養摂取ができなくなります。その場合は、鼻から胃にチューブを通して栄養剤を直接胃に流し込む方法があります。食べる実感はありませんが、栄養剤が腸で吸収されるので、点滴より栄養面ではるかにプラスになります。点滴で栄養管理されている患者さんより、明らかに元気な印象があります。見た目が気になると思いますが、手術までの辛抱です。

鼻から胃までチューブを入れると、唾液《だえき》すら飲み込めなくなる人がときどきいます。そのままでは、唾液などを誤嚥《ごえん》して、肺炎を起こすことがあります。その場合は、胃ろうという方法があります。胃ろうを作ることには賛否ありますが、私は、手術までの期間などを考慮して、必要な患者さんには積極的に作るようにしています。これも、手術までの一時的なものです。

手術までの待ち時間は、非常に長く感じられます。しかし、これは栄養管理をするために必要な時間だと考えてください。この時間を利用して栄養状態をよくすることで、手術をより安全に受けられるようになり、病気もよりよく治るようになります。

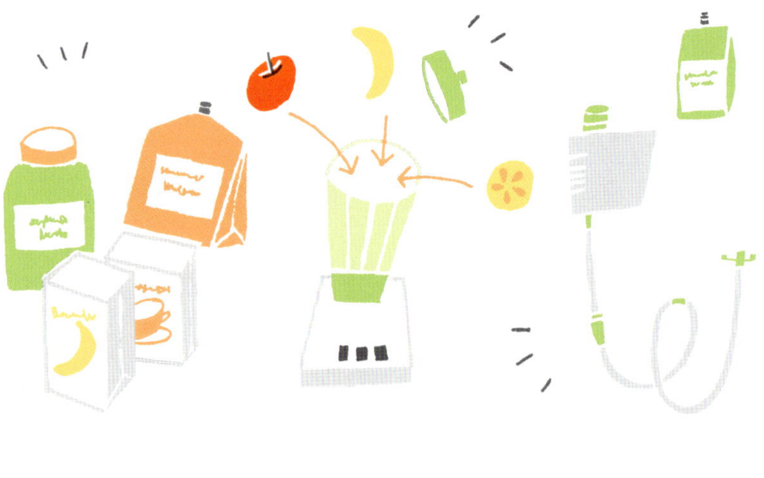

食事と生活のポイント

食べられる人は、栄養のバランスに注意して食べましょう

嚥《えん》下《げ》障害や通過障害のないかたは食事のバランスに注意が必要です。体格に見合った量（P14参照）で、主食・主菜・野菜中心の副菜の3種類を毎食組み合わせてとりましょう。この3種類がそろわないと、体の中で栄養は効率よく利用できません。「朝はパンとコーヒーだけ」のような食べ方は、これを機会に改めたいものです。

食べにくい人は、栄養補助食品を試してみましょう

食道が狭くなって、通りが悪くなったかたは、料理を刻んだり、ミキサーにかけたりするとのどを通っていきます。しかし、料理を刻むとカサが増えて、見た目に多くなってしまいます。また、ミキサーは水分を加えないとできないので、量のわりに十分な栄養がとれません。その場合は、栄養補助食品（P19参照）を使って、栄養補給するとよいでしょう。

むせてしまう人は、とろみをつけて飲み込みやすく

むせやすい食べ物は、口の中でバラバラになってまとまりにくいもの、パサパサしたパンのようなものなどです。最もむせやすいのは水分です。水分はサラッと流れてしまう性質があるので、肺へつながる気管の入り口を閉じるタイミングが間に合わないと、気管に流れ込んでむせてしまいます。そこで、水分にとろみをつける（P34参照）と、流れがゆっくりになり、食事が口に入ったことを体が認識して、肺への道が閉じられてから胃に送られます。

化学療法や放射線療法による食欲不振は無理をしないで

食事をバランスよくとることは、とてもたいせつなことです。ただ、治療によってどうしてもとれなくなることがあります。そのようなときはまず、水分を十分にとるようにしましょう。食事は、栄養のバランスはさておいて、食べられるものをとるようにします（P28参照）。無理をして食べると、食べることがつらくなり、次の治療に支障をきたすこともあります。治療が終わり、症状が回復したら、バランスのとれた食事を再開すればよいのです。

（ポイント解説／松原弘樹）

入院前

普通に食べられる人に

献立例

バランスのよい食事を
心がけましょう

治療に備える力を養うのは、
栄養のバランスのよい食事です。
朝食も必ず主菜と副菜を
そろえましょう。
みそ汁も具だくさんにして副菜の
1つにすれば、シンプルでも
充実した献立になります。

朝食 menu

- 甘塩ザケのおろし添え
- ほうれん草のごまあえ
- 豆腐とねぎのみそ汁
- ごはん

1食分473kcal　塩分2.6g

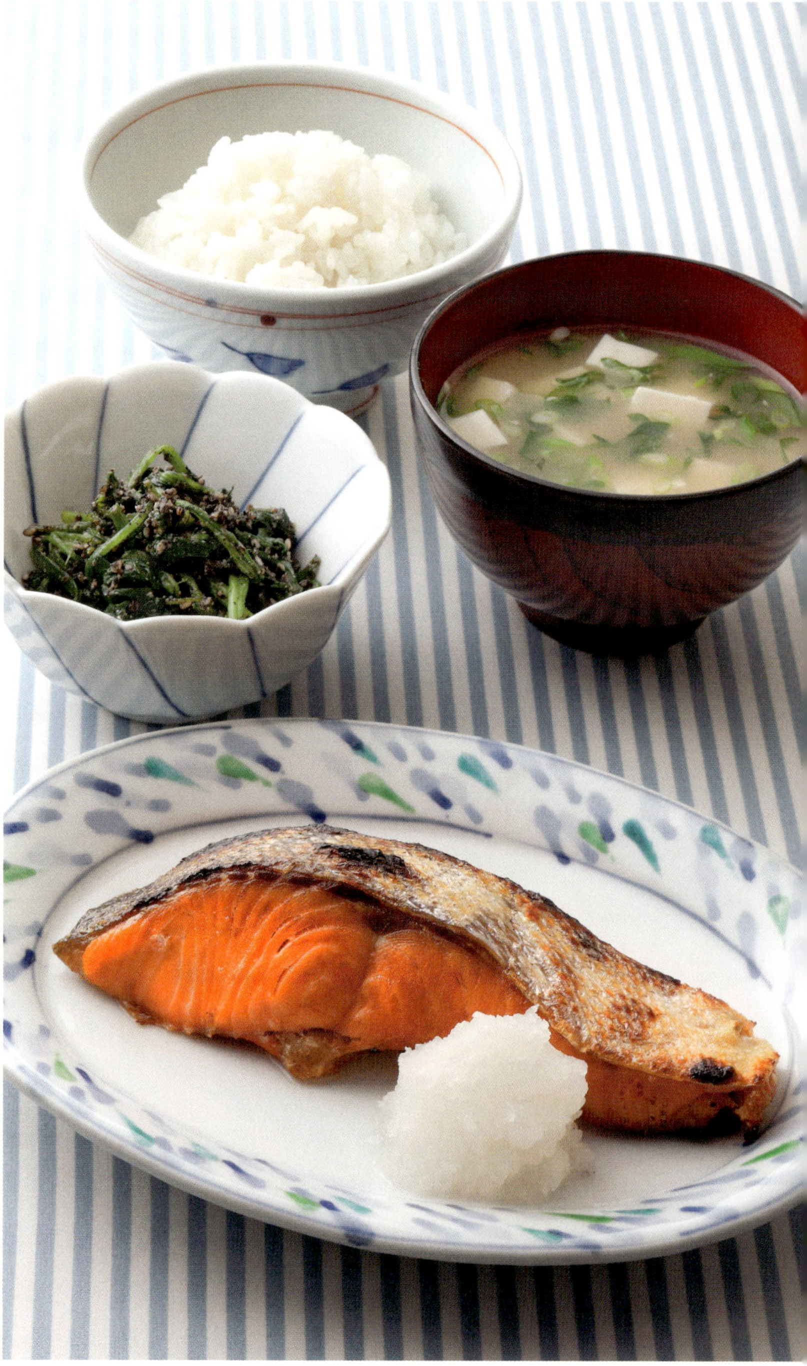

● 甘塩ザケのおろし添え

材料［1人分］

甘塩ザケ……………………1切れ
大根……………………………50g

1 サケはグリルで両面を焼き、器に盛る。

2 大根をすりおろして水けを軽くきって添え、しょうゆをかけずに、サケの塩けで食べる。

※大根おろしにはしょうゆをかけてもよいが、ゆずやレモンなどの搾り汁をかけてもおいしい。

● ほうれん草のごまあえ

材料［1人分］

ほうれん草……………………45g

a
- すり白ごま…………大さじ1/2
- だし……………小さじ1/3強
- 砂糖………………大さじ1/4
- しょうゆ……………大さじ1/4

1 ほうれん草は熱湯でゆでて水にとって絞り、食べやすく切る。

2 すり鉢かボウルに**a**を合わせてよく混ぜ、ほうれん草をあえて器に盛る。

● 豆腐とねぎのみそ汁

材料［2人分］

だし……………………1½カップ
みそ…………………………大さじ1
絹ごし豆腐……………………50g
小ねぎ…………………………5cm

1 なべにだしを温めてみそを溶き入れる。

2 豆腐を1.5cm角に切って**1**に加え、煮立つ直前で火を止め、小ねぎを刻んで散らす。

● ごはん［1人分］

ごはん………………………150g

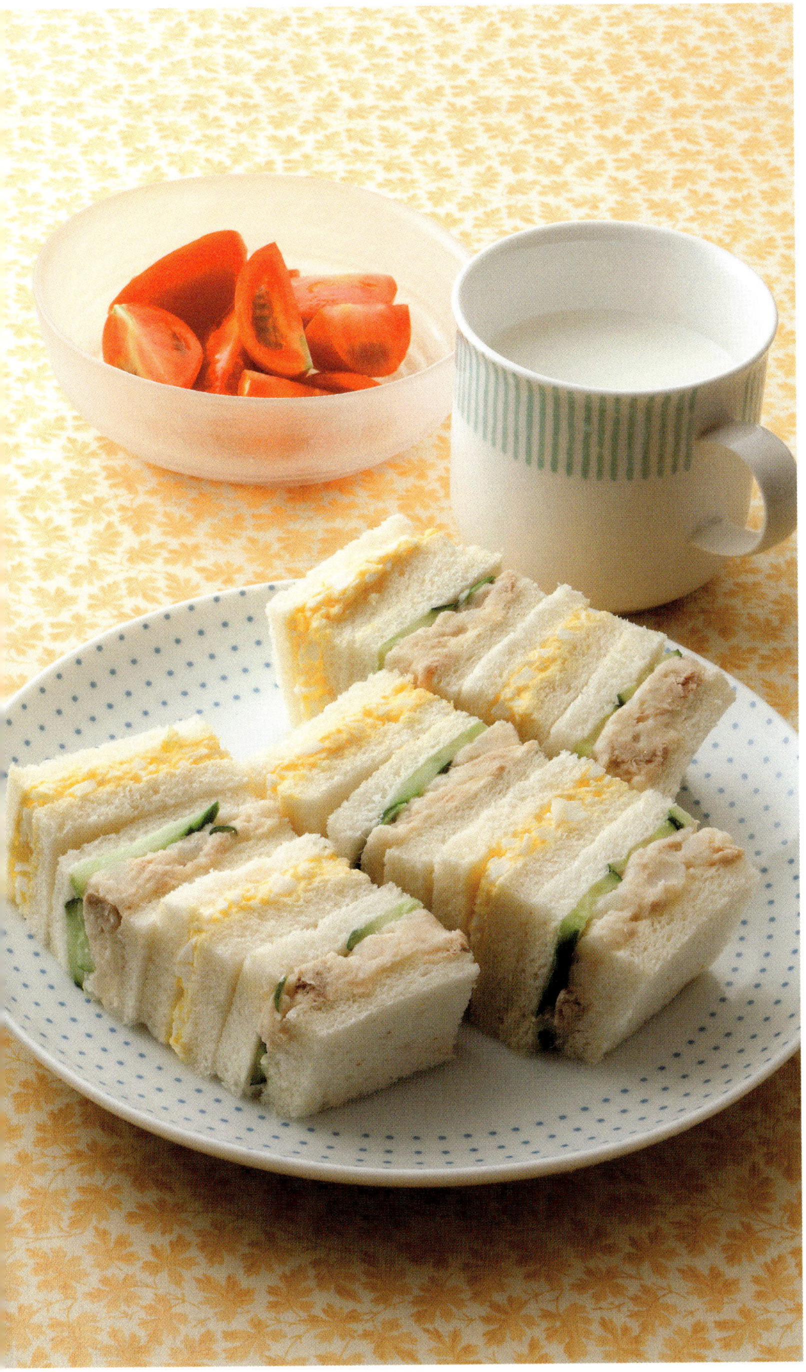

昼食 menu

- 卵とツナポテトのサンドイッチ
- ミニトマトのサラダ
- 牛乳

1食分**529**kcal　塩分**3.4**g

飲み込む力が
弱くなっても食べやすい
栄養満点サンドイッチです。
冷凍保存できるので、
手術後のために余分に作って
ストックしても。

● 卵とツナポテトのサンドイッチ

材料［2人分］

食パン（12枚切り）…………4枚

a
- かたゆで卵……………………1個
- 玉ねぎ（みじん切り）…1/8個分

b
- じゃが芋……………………小1個
- ツナのオイル漬け……小1/2缶

きゅうり…………………………20g
バター……………………………5g
マヨネーズ………………大さじ2
塩…………………………小さじ1/2

1 aのゆで卵はフォークの先でこまかくつぶし、玉ねぎと、マヨネーズ大さじ1と塩小さじ1/4を混ぜる。
2 bのじゃが芋はラップに包んで電子レンジ強で4分加熱する。皮をむいてフォークでつぶし、ボールに入れる。ツナを缶汁をきって加え、マヨネーズ大さじ1/2と塩小さじ1/6を加えてよく混ぜる。きゅうりはうす切りにして塩少量をふる。
3 食パンの片面にバターとマヨネーズ大さじ1/2を塗り、2枚1組にして、各々に**1**と**2**をはさむ。
4 1組ずつラップで包んで重ね、重しをのせて15分以上おく。
5 ラップをはずして耳を除き、食べやすく切る。

冷凍OK
残ったらラップで密封して冷凍庫へ。室温で解凍する。

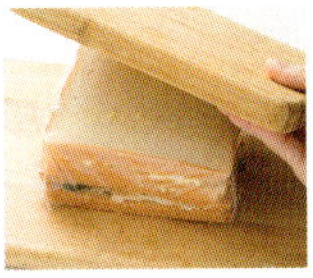

ラップで包んでまな板か皿1枚の重しをのせてパンと具をなじませると、切りやすく、食べやすい。

● ミニトマトのサラダ

材料［1人分］

ミニトマト……………2個（60g）

c
- レモン汁…………小さじ1/2
- オリーブ油………小さじ1/2
- 塩…………………ごく少量

トマトはへたを落として縦4つに切り、cであえて器に盛る。

● 牛乳［1人分］…………150ml

間食

10:00

ビタミン豊富な果物は
おやつに最適です。

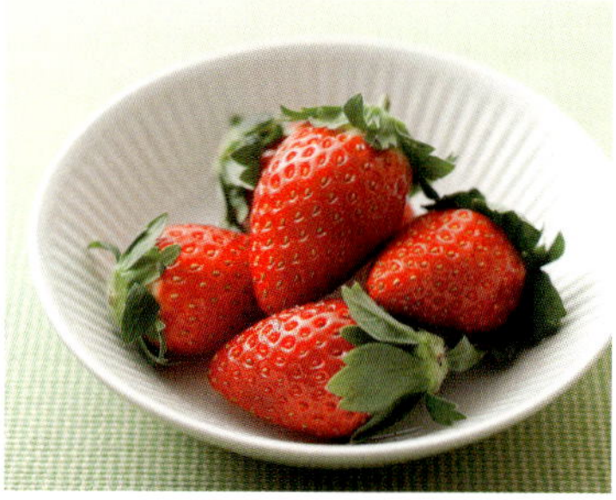

● **いちご** ［1人分］

いちご……………………………5個

1人分**26**kcal　塩分**0.0**g

15:00

ふんわりソフトな口当たりに
気持ちもなごみます。

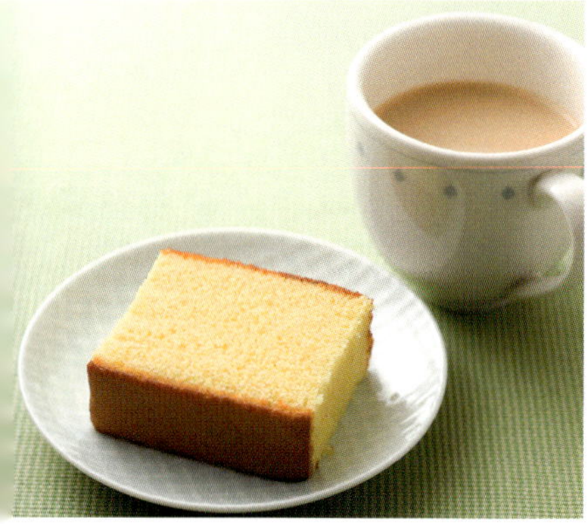

● **カステラ** ［1人分］

カステラ（市販品）………1切れ（40g）

● **ミルクティー** ［1人分］

牛乳 ……………………1/4カップ
紅茶 ……………………………適量

1食分**164**kcal　塩分**0.1**g

夕食 menu

● 青椒肉絲（チンジャオロース）
● 三色野菜の中国風なます
● 青梗菜のスープ
● ごはん

1食分**486**kcal　塩分**3.2**g

● 青椒肉絲（チンジャオロース）

材料［2人分］

牛もも焼き肉用薄切り肉……100g

a
- しょうゆ…………大さじ1/2
- 酒………………大さじ1/2
- しょうが汁……………少量

b
- かたくり粉………小さじ1/2
- ごま油……………小さじ1

ピーマン（緑・赤）……3個（120g）
油………………………小さじ1

合わせ調味料
- しょうゆ …………大さじ1/2
- オイスターソース……小さじ1/2
- 砂糖………………小さじ1
- 酒…………………大さじ1

1 牛肉は繊維に対して直角に細く切り、**a**、**b**の順にまぶす。

2 ピーマンはへたを落として縦に細く切る。

3 フライパンに油を熱して牛肉を入れ、ほぐしながらいためてとり出す。

4 あいたフライパンにピーマンを入れていためる。つやが出たら牛肉を戻して合わせ調味料を加えて手早くいため合わせる。

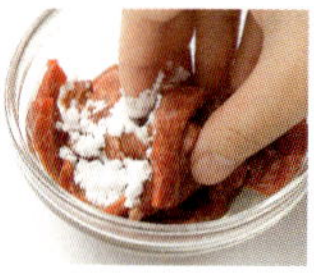

牛肉はしょうゆや酒をなじませてから、かたくり粉をまぶして最後にごま油をからめると、肉汁が逃げず、口当たりがやわらかい。

● 三色野菜の中国風なます

材料［2人分］

大根…………………5cm（75g）
にんじん …………1/3本（50g）
きゅうり…………小1本（70g）

合わせ酢
- 酢・砂糖……………各大さじ1
- しょうゆ・酒…………各小さじ1
- ごま油……………小さじ1/2

1 大根は皮を厚めにむいて縦に薄く短冊形に切る。にんじんも同様に切る。きゅうりは長さを半分に切って縦に薄く切る。

2 ポリ袋に**1**と合わせ酢の材料を入れ、口を閉じて手で軽くもむ。10分以上おいて味がなじんだら、器に盛る。

MEMO

合わせ酢に漬けたまま冷蔵庫で3日はもつが、その場合は酸に強い陶磁器の容器に移すと安心。

● 青梗菜のスープ

材料［2人分］

青梗菜……………1株（100g）
湯 ……………………1½カップ
顆粒鶏がらだし………小さじ1/2
塩 …………………小さじ1/5
しょうゆ……………小さじ1/2
ねぎのみじん切り………大さじ1/2

1 青梗菜は食べやすい大きさに切る。

2 なべに湯を沸かして鶏がらだしを溶かし、青梗菜を入れてしんなりするまで煮る。塩としょうゆで調味し、ねぎを散らす。

MEMO

青梗菜に限らず、小松菜、ターサイ、春菊も、アクが少ないので、下ゆでせずに煮ることができる。

● ごはん ［1人分］

ごはん …………………150g

牛肉はたった50g。しかも、かたいと敬遠されがちな赤身肉です。
でも、下調理をちゃんとすればぐんとやわらか。野菜をたっぷり添えてボリュームを補いましょう。

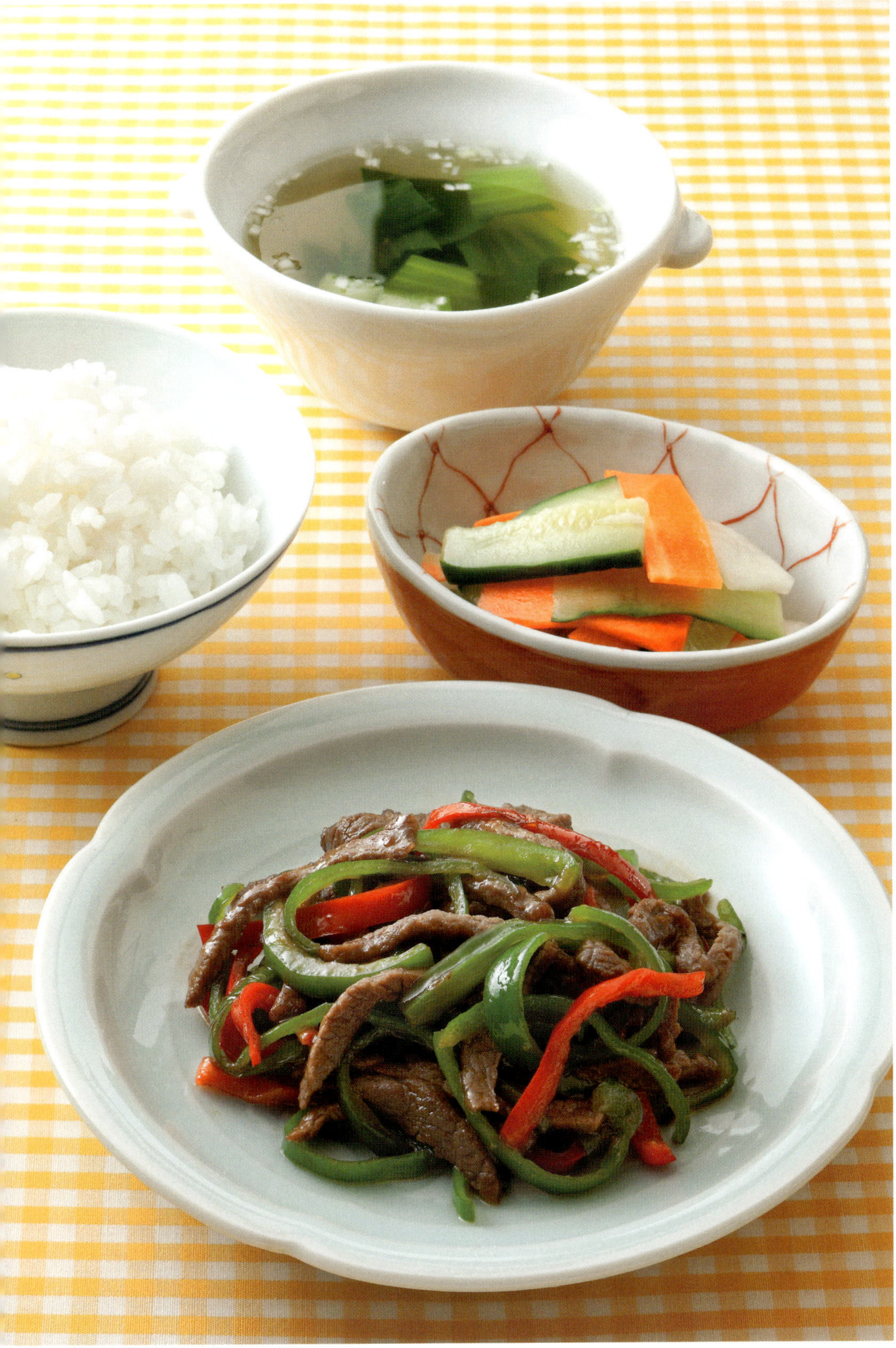

抗がん剤治療中の食事アドバイス

食欲不振

吐き気・嘔吐、味覚異常などが原因になることもあれば、精神的なストレスによることもあります。原因の改善に努めるとともに、できるだけ食べられるくふうをしましょう。

対策1 食べられるときにいつでも食べられるものを用意する

- せんべい
- クラッカー
- サンドイッチ
- おにぎり

対策2 主食をかえてみる

- いなりずし
- カレーライス
- 冷麦

対策3 箸休めや汁物、デザートを添える

- 酢の物
- つくだ煮
- 梅干し
- すまし汁
- グレープフルーツ

対策4 栄養補助食品を利用する（19ページ参照）

吐き気・嘔吐

吐き気や嘔吐は食欲不振を招き、体力も消耗します。一時的なことが多いので、栄養の偏りは気にせずに、食べられるものを見つけて乗りきりましょう。

対策1 食べられるときに食べられるものを少しでも食べる

対策2 冷たくみずみずしいものがおすすめ

- シャーベット
- メロン
- そうめん
- ゼリー
- 冷やっこ

対策3 シンプルな料理がおすすめ

- トマトのサラダ
- 青菜のお浸し
- 卵豆腐
- ぬか漬け

対策4 油っこい料理は胃のむかつき感を増すことがあるので控える

対策5 嘔吐のあとは水分を補給する

- イオン飲料
- 麦茶
- スープ

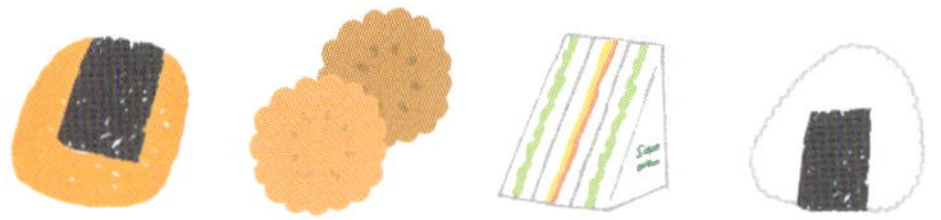

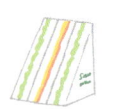

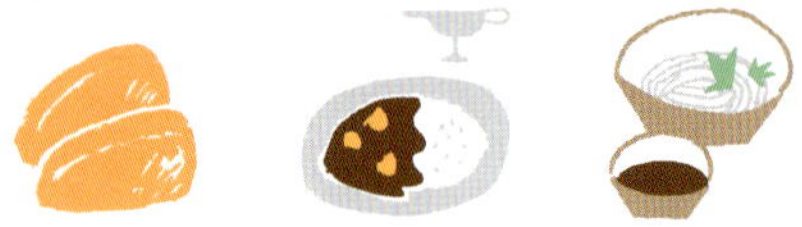

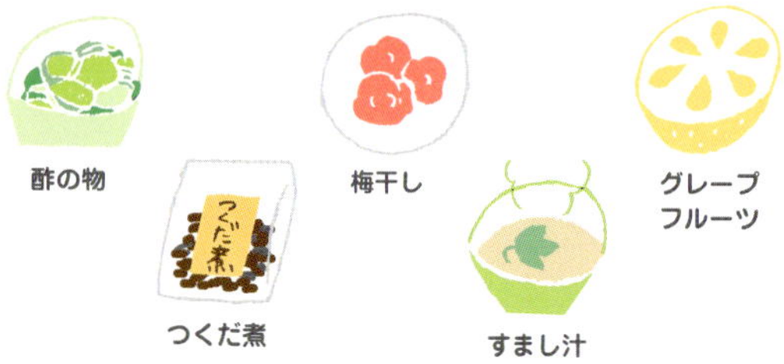

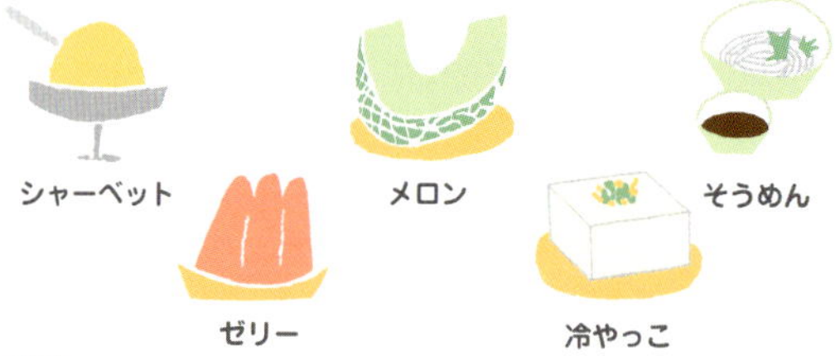

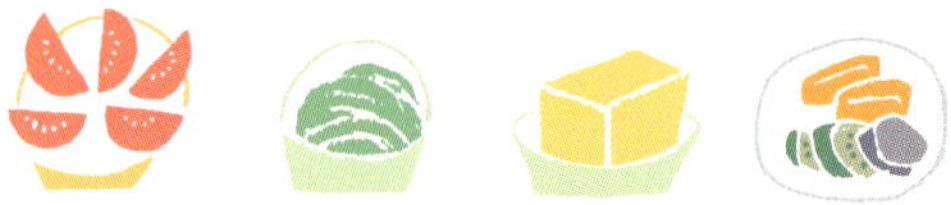

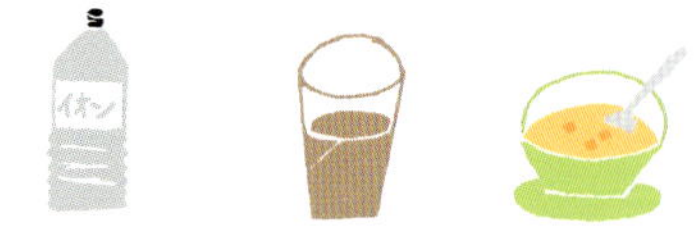

手術の前後に、抗がん剤治療を受けるかたもいることでしょう。
抗がん剤による副作用で食事が思うようにとれないことがあります。
抗がん剤と放射線治療を併用する化学放射線治療を受ける場合は、
さらに症状が強く出ることもあります。そんなときの対策を紹介します。基本は、
栄養の偏りを気にせず、食べられるときに食べられるものを食べられるだけとることです。

参考資料／『抗がん剤・放射線治療と食事のくふう』（女子栄養大学出版部）

骨髄抑制

抗がん剤が骨髄にダメージを与えるために、白血球や血小板が減少すると、感染症を起こしたり、出血しやすくなったりします。衛生管理に注意して、たんぱく質不足にならないよう、バランスよい食事を心がけましょう。

対策1 新鮮な食材を選ぶ

対策2 生ものを避けて、加熱調理する。

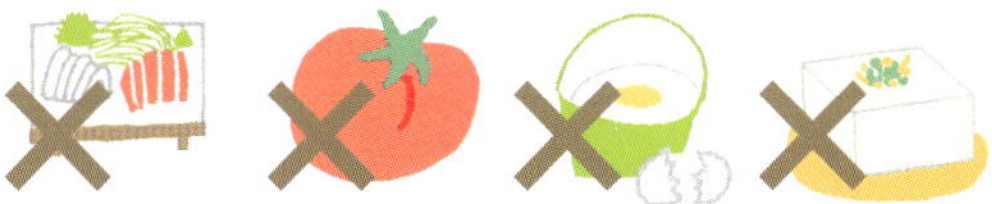

刺し身　生野菜　生卵　冷やっこ

対策3 雑菌が繁殖しやすい食品は避ける

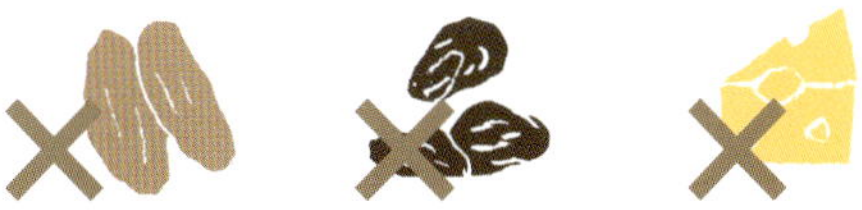

乾燥芋　ドライフルーツ　チーズ

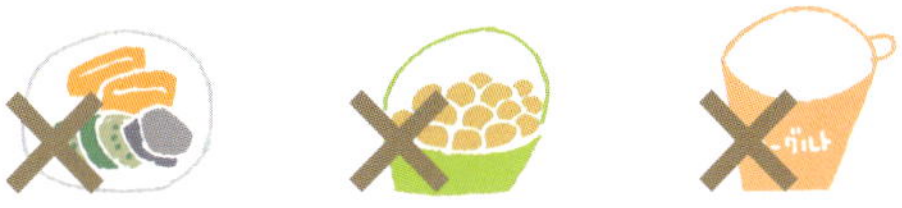

自家製漬物　納豆　自家製ヨーグルト

対策4 口の粘膜を傷つけるものは避ける

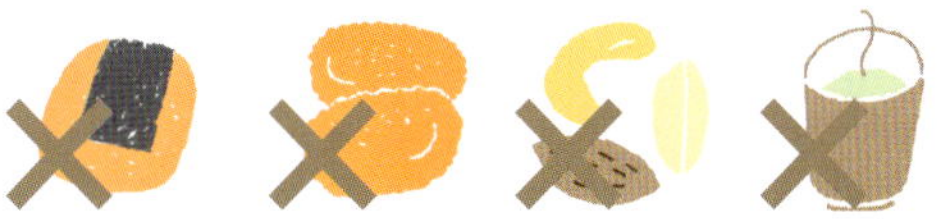

せんべい　フライ　ナッツ　熱い汁物やお茶

口内炎

口の中の粘膜に炎症が起きて、ヒリヒリして、食べたり飲み込んだりすると痛みを感じることがあります。粘膜を傷つけない食べ物を選びましょう。

対策1 かたいものを避ける

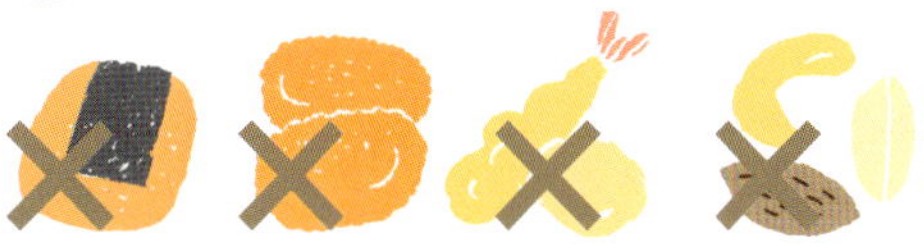

せんべい　フライ　天ぷら　ナッツ

対策2 粘膜を刺激する味を避ける

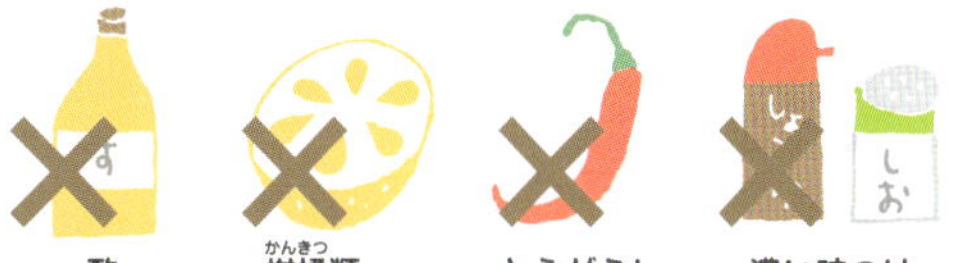

酢　柑橘《かんきつ》類　とうがらし　濃い味つけ

対策3 とろみをつけてのど越しよく

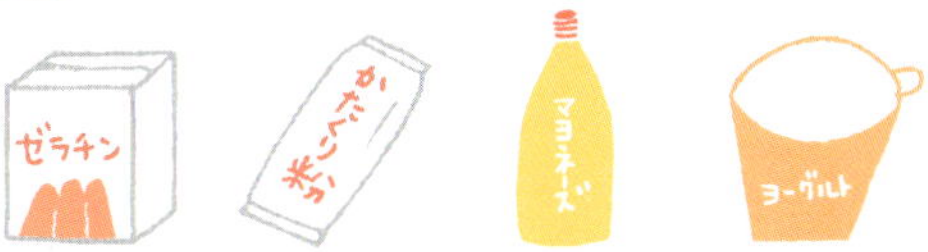

ゼラチン　かたくり粉　マヨネーズ　ヨーグルト

対策4 汁けの多い料理がおすすめ

おかゆ　フレンチトースト　お雑煮　にゅうめん

献立例

むせずに飲み込めるよう とろみをつけて

朝食 menu

- フレンチトースト・トマト添え
- 刻みブロッコリーのサラダ
- バナナヨーグルトミルク

1食分405kcal　塩分1.5g

のどがつかえ気味でも食べやすい卵と乳製品中心のパン食です。フレンチトーストは、刻んだトマトをソースがわりに。甘いシロップが苦手な男性におすすめです。ブロッコリーは小さく刻んでマヨネーズをからめ、バナナミルクはヨーグルトのとろみをプラスします。

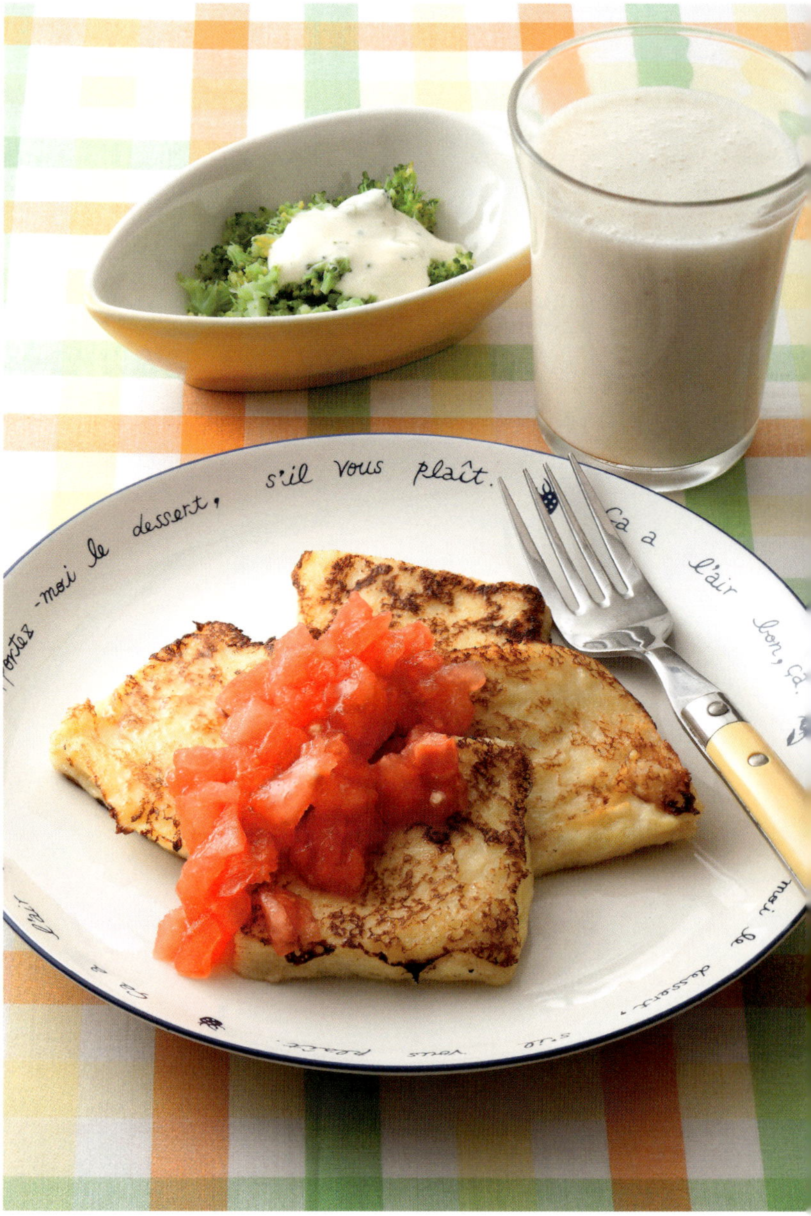

● フレンチトースト・トマト添え

材料［2人分］

食パン（8枚切り）	2枚
卵	1個
牛乳	3/4カップ
バター	10g
トマト	1個（100g）

1 食パンは耳を除いて1枚を4等分に切る。

2 ボウルに卵を割りほぐして牛乳を加えてのばし、パンを浸す。ときどき裏返してまんべんなく浸し、卵液を全部吸わせる。

3 トマトは皮を除いて刻む。

4 フライパンにバターを溶かして**2**を並べ、弱火で両面をきつね色に焼く。器に盛り、トマトをのせる。

MEMO

パンは乾燥しているほうが卵液がよくしみてやわらかくなり、消化もよいので、1日たったものがおすすめ。

● 刻みブロッコリーのサラダ

材料［1人分］

ブロッコリー	30g
マヨネーズ	小さじ2
牛乳	小さじ1
塩	少量

1 ブロッコリーは小房に分けて熱湯でやわらかくゆで、こまかく刻んで器に盛る。

2 マヨネーズに牛乳と塩を加えてなめらかに混ぜ、**1**にかける。

● バナナヨーグルトミルク

材料［2人分］

バナナ	1本（90g）
牛乳	1/2カップ
プレーンヨーグルト	大さじ2

バナナは皮をむいてちぎり、牛乳、ヨーグルトとともにミキサーかフードプロセッサーにかける。

※ 電動器具がない場合は、よく熟したバナナを選んでフォークの先でつぶして牛乳とヨーグルトを混ぜるとよい。

昼食 menu

- 豚肉と白菜の煮込みうどん
- ミルクゼリー・いちご添え

1食分**365**kcal　塩分**4.1**g

うどんも、すすり込むと
つかえる心配があるので、
短く切ってよくかんでから、
飲み込みましょう。煮汁は
むせないよう、とろみをつけると
安心です。ゼリーもむせる心配の
ないかんてんでかためます。

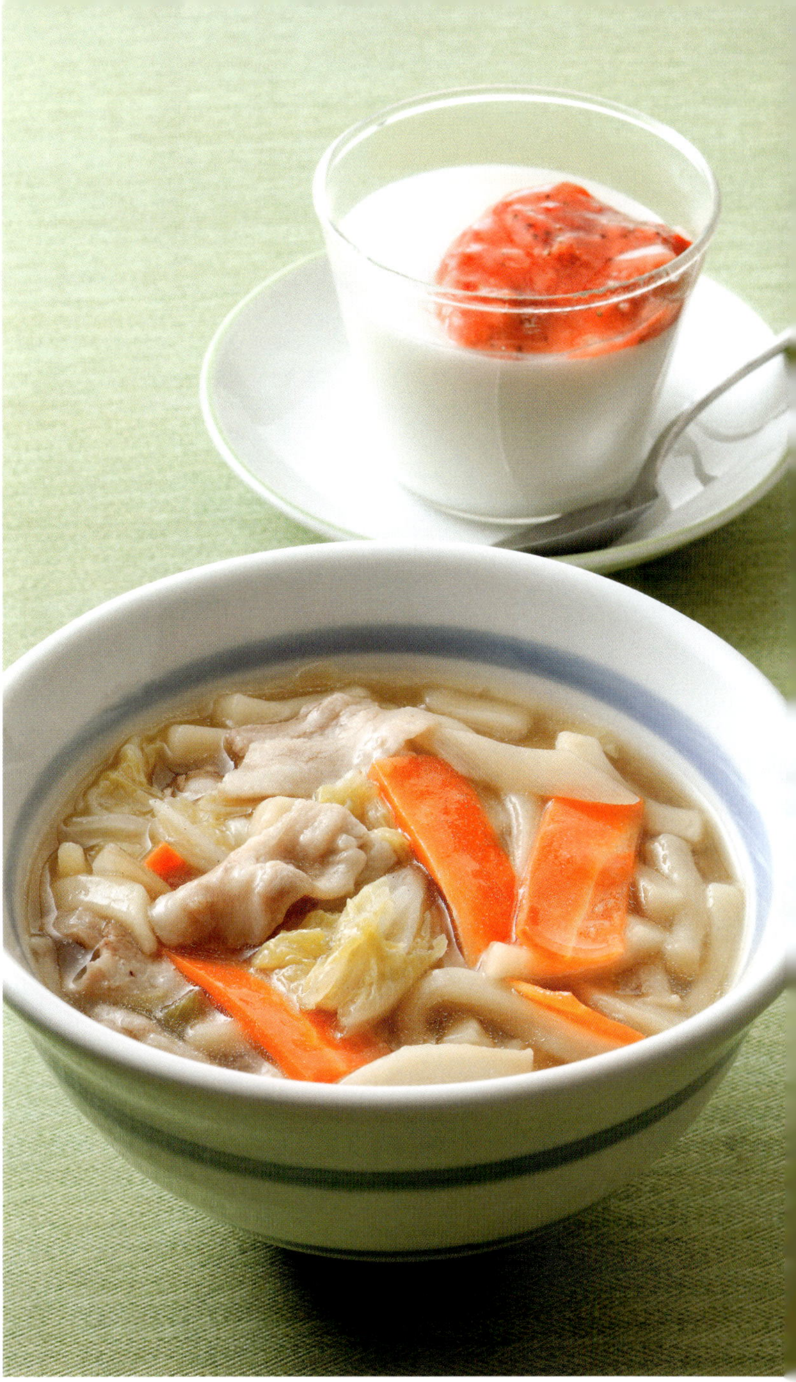

豚肉と白菜の煮込みうどん

材料［1人分］

ゆでうどん……1/2玉
豚ロース薄切り肉（脂身なし）…50g
白菜（葉先）……60g
にんじん……3cm（25g）
ねぎ（白い部分）……8cm（20g）
だし……2カップ
めんつゆ（3倍濃縮）……大さじ2
かたくり粉・水……各大さじ1

1 うどんは短く切る。
2 豚肉は脂身を除いて2cm幅に切る。白菜は3cm幅に切る。にんじんは縦に薄く切る。ねぎは斜めに薄く切る。
3 なべにだしを煮立てて豚肉を入れ、色が変わったら野菜を加える。にんじんに火が通ったらうどんを入れてほぐしながら煮る。
4 うどんが浮き上がったらめんつゆを加えて味をととのえる。再び煮立ったらかたくり粉を水でといて流し、とろみがつくまで煮る。

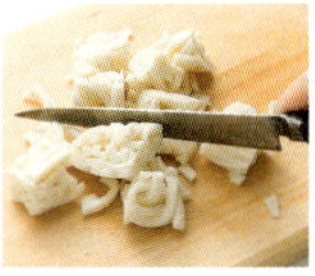

ゆでうどんはのどにつかえないよう、短く刻む。

ミルクゼリー・いちご添え

材料［100ml入り容器×2個分］

a［水……1/2カップ
　 粉かんてん……1g
牛乳……1/2カップ
砂糖……20g
バニラエッセンス（あれば）……少量
いちご……20g

1 なべに**a**の水を入れて粉かんてんを振り入れ、火にかける。底から混ぜながら沸騰後、2分煮る。砂糖を加えて煮とかす。
2 牛乳を電子レンジで人肌に温め、**1**に加えてエッセンスを混ぜる。器に流して冷やしかためる。
3 いちごはへたを除いてフォークの先でつぶし、**2**にかける。

MEMO

かんてんは室温でかたまるが、冷めたら冷蔵庫に移すと早くかたまり、冷たさがのどに心地よい。

間食

10:00

のどをゆっくり通る
かんてん菓子に
とろみ剤入りほうじ茶を添えて。

● **水ようかん** [1人分]

水ようかん(市販品)……1個(60g)

● **ほうじ茶(とろみ剤入り)**

1食分**103**kcal　塩分**0.1**g

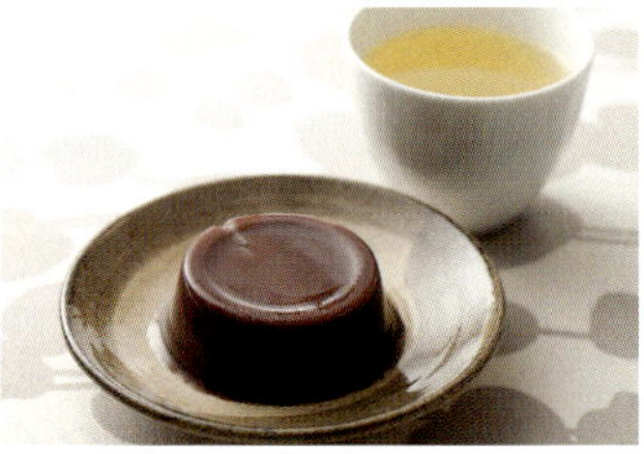

15:00

アイスクリームをのせて、
のど越しよくエネルギーをプラス。

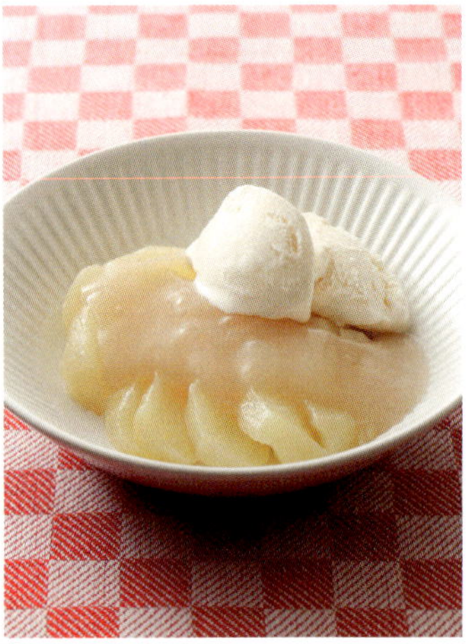

● **りんごのレンジ蒸し** [1人分]

りんご……1/2個(75g)
砂糖……小さじ1
バター……小さじ1
かたくり粉……少量
バニラアイスクリーム……50ml

1 りんごは皮をむいて4つに切り、耐熱皿に並べて砂糖とバターをのせ、ラップをふわりとかけて電子レンジで2分加熱する。
2 **1**の煮汁を小なべにとり、かたくり粉を加えて煮、とろみをつける。
3 りんごを薄く切って器に盛り、**2**の煮汁をかけてアイスクリームをのせる。

1人分**151**kcal　塩分**0.2**g

夕食 menu

● メダイの煮付け
● オクラと長芋のたたきとろろ
● あんかけ茶わん蒸し
● おかゆ

1食分**488**kcal　塩分**5.6**g

● **メダイの煮付け**

材料 [1人分]

メダイ……1切れ(100g)
a
　水……1/2カップ
　酒・みりん……各大さじ1½
　しょうゆ……大さじ1½
　しょうがの薄切り……1枚
かたくり粉……少量

1 メダイはざるに置いて熱湯を回しかけ、湯をきる。
2 浅いなべかフライパンに**a**を合わせて火にかけ、煮立ったらメダイを入れて煮る。
3 メダイは火が通ったら器にとり出す。残った煮汁に水少量でといたかたくり粉を流してとろみをつけ、メダイにかける。

MEMO

メダイの他、マダイ、カレイ、サワラ、キンメダイ、ギンダラなどが、身がやわらかく食べやすい。

● **オクラと長芋のたたきとろろ**

材料 [1人分]

オクラ……1本
長芋……30g
b
　だし(または水)……小さじ1/2
　しょうゆ……小さじ1/2

1 オクラは熱湯でやわらかくゆでて水にとり、水けをきって薄い輪切りにし、さらに細かく刻む。
2 長芋は皮をむいてざっと切り、すりこ木かびんの腹などで小さくたたく。
3 器に長芋を盛ってオクラをのせ、**b**を合わせてかける。

※2人分以上作る場合は、長芋は切ったらポリ袋に入れ、袋の上からかたいものでたたくと手軽。

● **あんかけ茶わん蒸し**

材料 [2人分]

c
　卵……1個
　だし……3/4カップ
　塩……少量
はんぺん……30g
ゆでエビ(市販品)……2尾
三つ葉……2〜3本
d
　だし……1/2カップ
　塩……少量
　しょうゆ・みりん……各小さじ1/2
　かたくり粉……小さじ1
ゆずの皮(あれば)……少量

1 **c**の卵は割りほぐしてだしと合わせて塩で調味し、茶こしなどの網を通して器に流す。
2 はんぺんとエビは小さく切り、**1**にのせる。
3 蒸し器で7分蒸し、三つ葉を刻んで散らし、さっと蒸す。
4 **d**の材料は小なべに合わせて煮立て、とろみがついたら茶わん蒸しにかけ、ゆずの皮をすりおろして散らす。

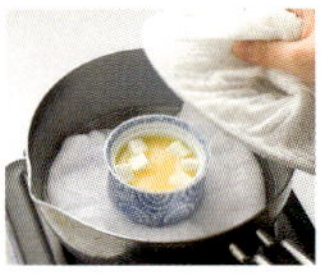

蒸し器がない場合は、深いなべにふきんを敷いて水を3cm深さまで入れて熱し、蒸気が立ったら器を置いてふたをし、弱火にして7分蒸す。蒸気が落ちないよう、ふたをふきんで包んでおくとよい。

● **おかゆ** [1人分]

全がゆ……150g

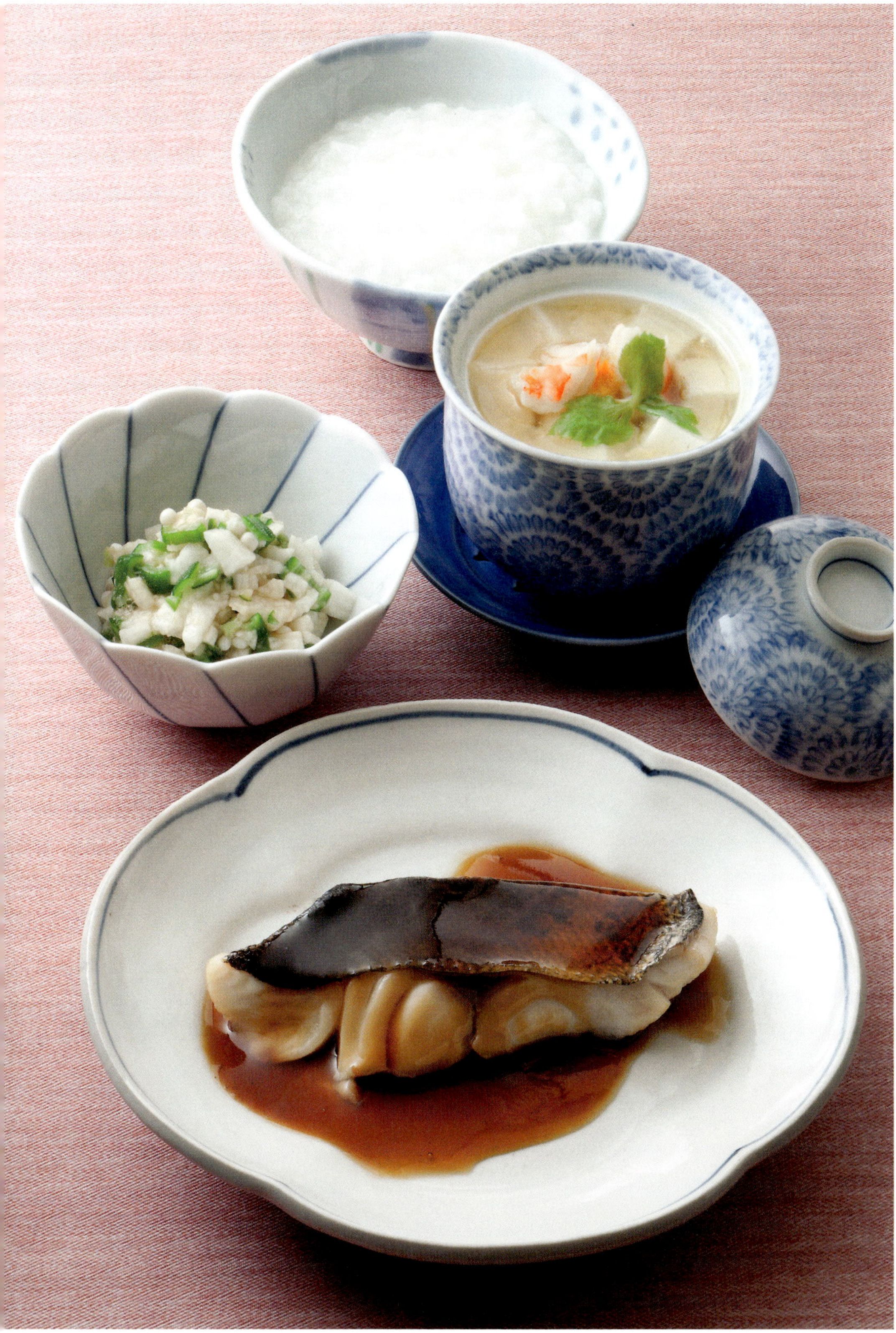

おかゆと茶わん蒸しは、飲み込みがつらいときにものどをするりと通る名コンビ。
煮魚も、身のやわらかい白身魚を選び、とろみをつけた煮汁をからめれば安心です。
たたきとろろは、長芋とオクラのネバネバがとろみ剤がわりになります。

図「嚥下中に誤嚥が起きている状態」

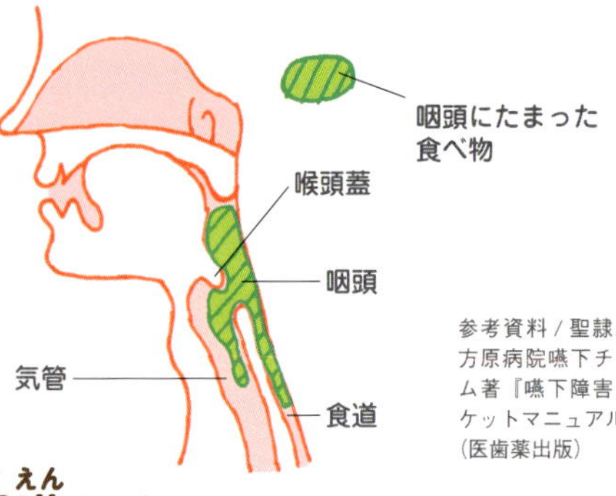

参考資料／聖隷三方原病院嚥下チーム著『嚥下障害ポケットマニュアル』（医歯薬出版）

誤嚥《ごえん》を防ぐ食べ方アドバイス

アドバイス／松原弘樹

食べ物が誤って気管に入ることを誤嚥といいます。
食べ物が気管に入ってしまうと、
肺炎を起こす危険があります。
誤嚥を防ぐ基本は、よくかんで
ゆっくり食べることですが、
食べ物や調理法にも注意が必要です。

誤嚥《ごえん》とは

まず、私たちが食べ物を飲み込むときの通常の働きを追ってみましょう。食べ物はまず咽頭《いんとう》の入り口に向かいます。すると「嚥下《えんげ》反射」が起こって食べ物は咽頭に入ります。図に示したように、咽頭は食道入り口と、気管に向かう道とにつながっており、食べ物を飲み込もうとする瞬間に喉頭蓋《こうとうがい》で気管に蓋《ふた》をされ閉じられます。同時に、食道入り口が開くので、食べ物は食道へ入っていきます。食べ物が食道に入ると入り口は閉じられ、ぜん動運動によって胃へと運ばれます。

嚥下反射にかかわる神経の１つが反回《はんかい》神経です。この神経のおもな働きは、声帯を動かすことですが、嚥下反射にもかかわっています。術前はがんによってこの神経が圧迫されたり、術後は手術操作で障害を受けたりするために、嚥下動作に支障が出ることがあります。その結果、嚥下反射のタイミングがずれたり、気管に蓋がされにくくなったりして、食べ物が気道に入ってしまうのです。

誤嚥しやすい食品や料理は…

水、飲み物、汁物

口からのどへ、さらさらと速いスピードで流れ込むので最も危険。固形物はかたまりで咽頭を通過して、直接、食道に向かうが、水分はいったん気管の入り口にも通じる喉頭蓋谷にためられるため、誤嚥を招きやすい。

水分を含んだ食べ物

汁を含んだ麸、がんもどき、柑橘《かんきつ》類などは、口に入れたとたんに汁けがピュッと飛び出してのどに入る。

めん類

めんを勢いよくすすることでのどに詰まり、つゆやたれの液体でむせる。

刺し身、生卵

かむ暇なく、するっとのどに入ってしまう。

食べ方にも注意しましょう

水分にはとろみをつけます

水分がゆっくりとのどを流れるように、とろみをつけましょう。飲み物はもちろん、汁けのある料理にも、汁にとろみをつけることでむせる危険がぐんと減ります。とろみをつける調味料の選び方と使い方は35ページを参照してください。

めん類はゆっくりよくかんで

めん類は少しずつよくかんで食べましょう。習慣ですすってしまうようなら、めんを短く切ると安全です。汁にはむせないよう、とろみをつけましょう。

食べる姿勢にも注意して

背筋を伸ばして、少しずつ口に入れてよくかみ、あごを引き気味にしてゆっくり飲み込みましょう。あごを引くと喉頭（蓋）が自然に上がって気管の窓が閉じ、誤嚥をしにくくなります。

食後はしばらく座った姿勢で

本来の食道は、食べ物が入ると入り口をかたく閉ざして逆流を防ぎます。しかし、再建された食道はこの働きがうまくいかないので、逆流してくることがあります。食後は 15 ～ 30 分ほど座った姿勢を保つよう心がけましょう。

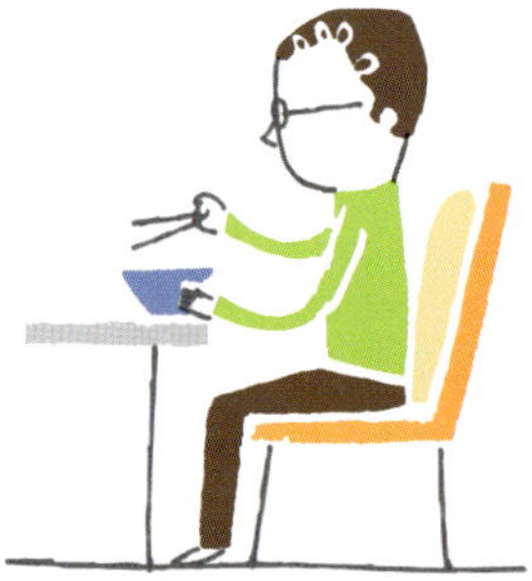

とろみ調味料の選び方と使い方

指導 / 松原弘樹、小菅陽子

とろみをつけることで、液体が固形物に近くなり、固形物の嚥下スタイルに近くなることで誤嚥を防ぐことができます。とろみをつける調味料は、市販のとろみ調整剤をはじめ、かたくり粉、かんてん、ゼラチンといったおなじみの調味料も役立ちます。それぞれの特徴を知って使い分けましょう。

とろみ調整剤

海藻や植物から抽出した増粘多糖類、加工でんぷんを主原料とし、加熱しなくても少量でとろみがつきます。量が多すぎたり放置してとろみが増したりすると、口やのどにべたついて張りつくので注意します。

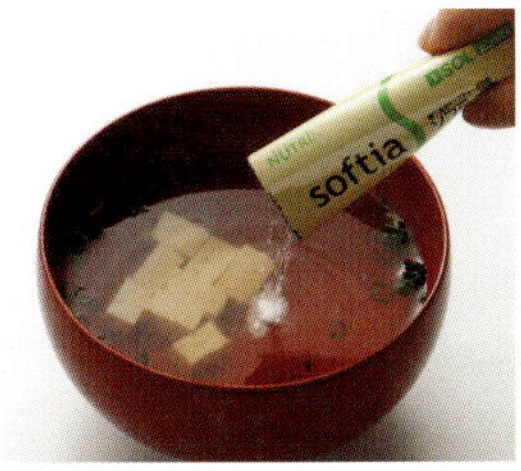

飲み物や汁物を飲んでみて、むせる心配があったら、その場で振り入れて混ぜることができる。

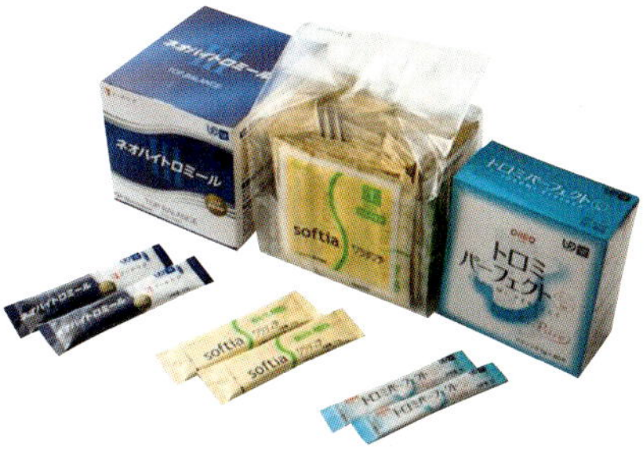

多くの商品があり、商品によって味や性質はさまざま。次々と新しい商品が開発されているので、病院の栄養士に相談するとよい。写真はいずれも増粘多糖類を原料とした製品。左は「ネオハイトロミールⅢ」(フードケア)。中央は「ソフィティア SOL」(ニュートリー)。右は「トロミパーフェクト」(日清オイリオグループ)。無味無臭で食べ物や飲み物の味をそこなわない。

写真協力 / ヘルシーネットワーク
（ 0120-236-977）

かたくり粉

加熱するととろみがつき、さめるともどるので、温かい料理だけに使えて、作り置きもできません。自然なとろみでくせがなく、料理の味をこわさないのが長所です。

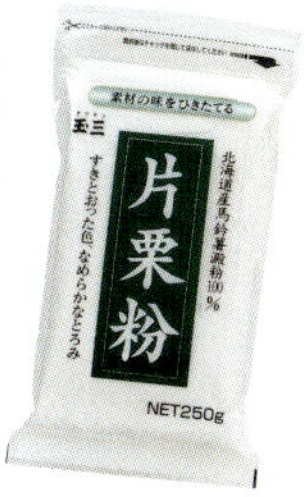

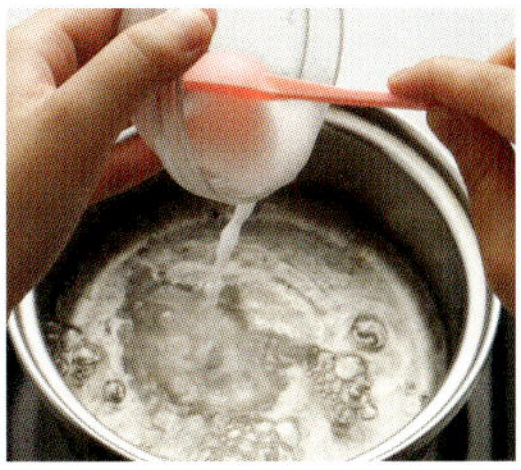

汁 3/4 カップに対してかたくり粉小さじ 1½ を大さじ 1 の水でとき、汁が煮立っているところに流し入れる。手早く混ぜながら、とろみがついて透明になるまで煮る。

かんてん

海藻を原料としているので食物繊維が豊富ですが、ゆるくかためるとなめらかな食感です。室温でかたまり、80 度以上でとけるため、口の中でとけたりべたついたりせずに、のどをゆっくりとすべり落ち、飲み込みを助けます。

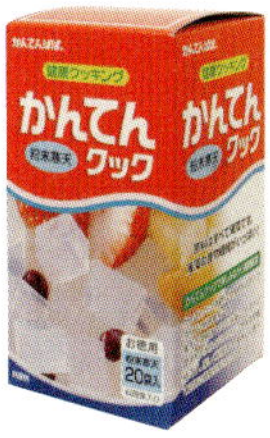

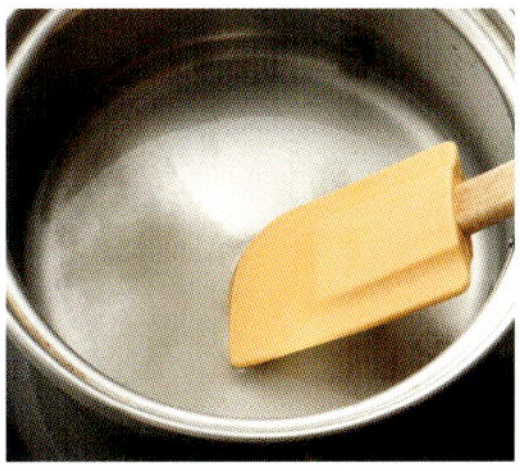

少量で使える粉かんてんが便利。冷たい汁 3/4 カップに、粉かんてん 0.5g を加えて火にかけ、混ぜながら沸騰させ、弱火で 2 分煮てかんてんに火を通す。

ゼラチン

原料は動物の皮や骨からとったコラーゲンです。かんてんより粘りがありますが、ゆるくかためると、ほどよい弾力でのど越しなめらか。

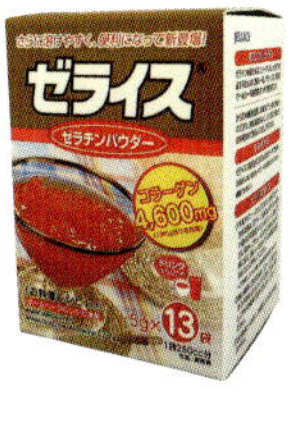

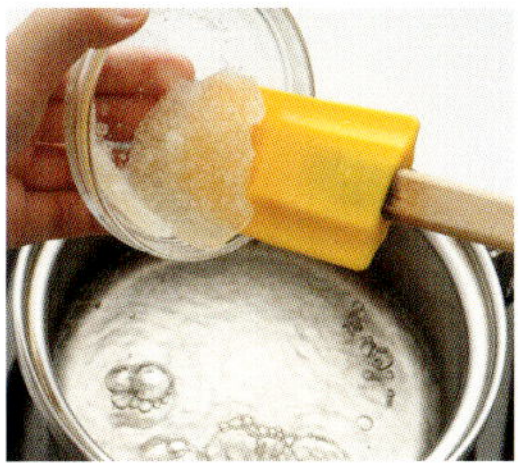

粉ゼラチン 2.5g は水大さじ 1 に混ぜてふやかし、熱い汁 3/4 カップに混ぜてとかす。ゼラチンは加熱するとかたまりにくくなるので、火にかけないこと。

写真協力／
川光商事、伊那食品工業、マルハニチロ食品

飲み込みにくい人、むせやすい人に

やわらかメニュー

**のどをなめらかに通り、むせないよう配慮したメニューを、
主食のおかゆ、主菜になる肉と魚料理、副菜になる野菜料理に分けて紹介します。
手術後の飲み込みにくい時期にも活用してください。**

主食

全がゆ

飲み込みにくいときの主食はおかゆが最適。
米は栄養のバランスがよく、やわらかさが調整しやすいからです。
特に全がゆは、ぽってりとなめらかでゆっくりと
のどを通るので、飲み込みにくい人、むせやすい人も安心です。
市販品もありますが、ぽってり感は手作りのほうが上。
あまった分は冷凍できます。

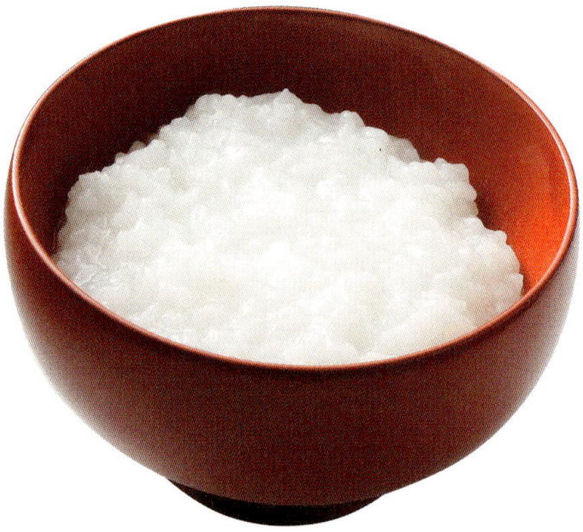

材料［できあがり400g］
米……………………1/2カップ
水……………………2¼カップ

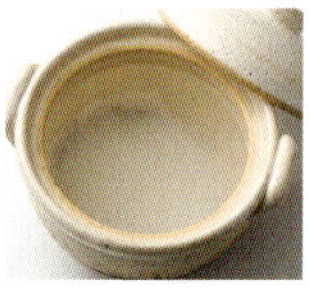

1 米は洗って分量の水に30分以上浸しておく。なべは写真のような、深さのある厚手のふたつきがよい。

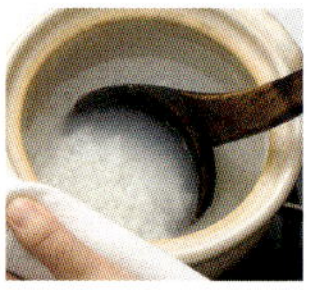

2 ふたをせずに火にかけ、煮立ったら米粒がなべ底にはりつかないよう、底からさっと混ぜる。

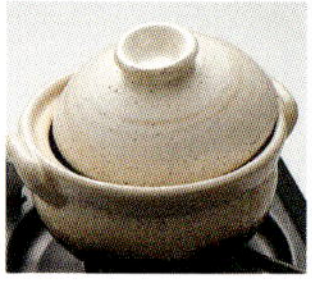

3 弱火にしてふたをずらしてかけ、40分、コトコトと煮る。火を止め、5～15分蒸らす。

1人分**285**kcal　塩分**0.0**g

冷凍OK
1回分ずつラップなどに包んで冷凍するとよい。食べるときは室温にもどして電子レンジで温める。

卵がゆ

ごはんに2倍量の水を加えて煮ても、全がゆはできます。
ただ、米から炊く場合よりとろみが少なめ。卵がゆにすると、
とろりとした食感が増し、栄養価も高くなります。

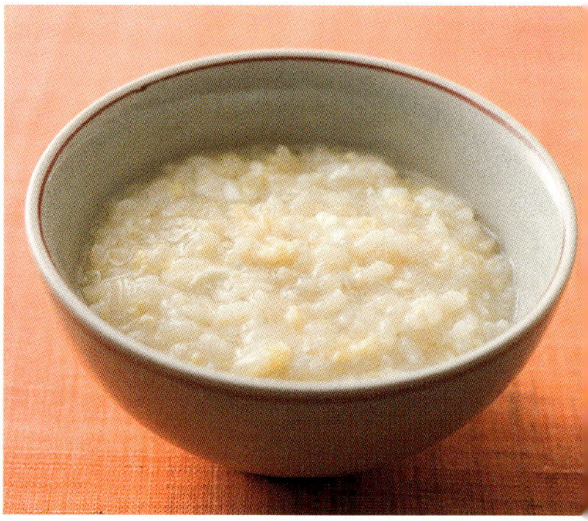

材料［でき上がり400g］
ごはん……………………150g
だし……………………1½カップ
しょうゆ……………………少量
卵……………………1個

1人分**336**kcal　塩分**0.9**g

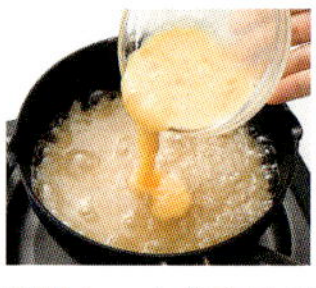

ごはんにだしを加えて火にかけ、煮立ったら弱火で20分煮る。しょうゆで調味し、とき卵を流して火を消し、ふたをして1～2分おく。

おかゆは最高のとろみ剤

おかゆどんぶり

ボソボソとしてのどを通りにくいものや、かむ間もなくつるりと落ちて誤嚥《ごえん》を招きやすい食材も、おかゆといっしょに食べると、おかゆがとろみ剤がわりになってゆっくり飲み込めます。おかゆのかたさは全がゆが最適。水が多いとごはん粒と水けが分離して、誤嚥したりむせる危険があるので注意して。

いくら丼

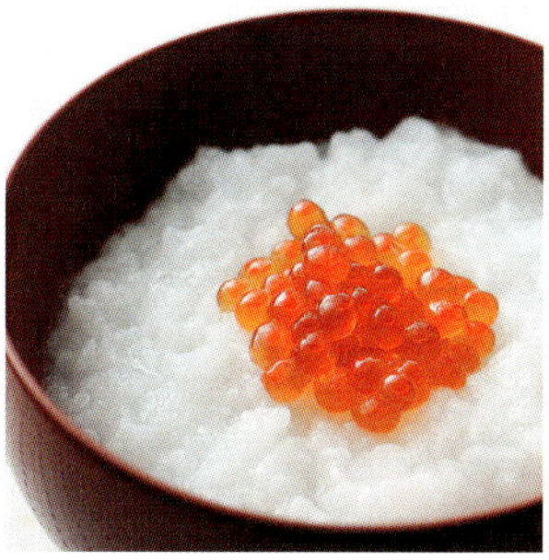

材料［1人分］

全がゆ・・・・・・・150g

いくらのしょうゆ漬け(市販品)・・・15g

1人分148kcal

塩分0.3g

たらこ丼

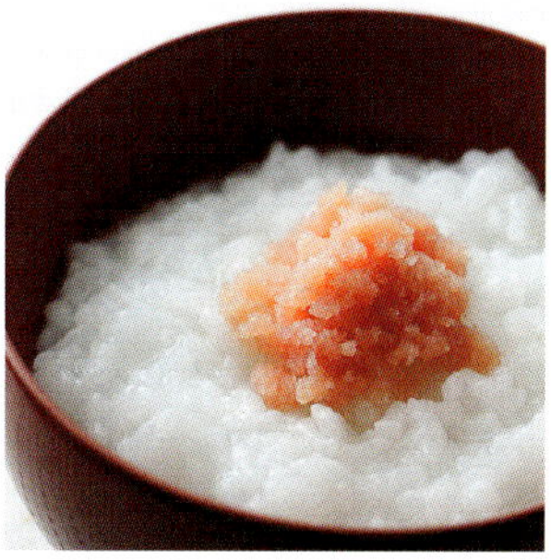

材料［1人分］

全がゆ・・・・・・・150g

たらこ(甘塩)・・・15g

1人分128kcal

塩分0.3g

しらす丼

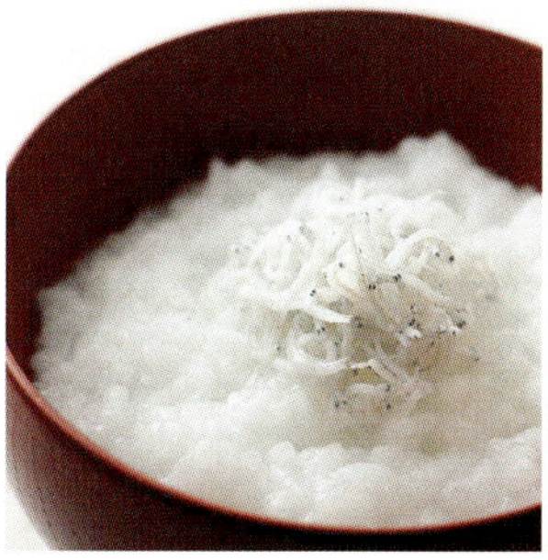

材料［1人分］

全がゆ・・・・・・・150g

しらす干し・・・・・10g

1人分118kcal

塩分0.4g

牛丼

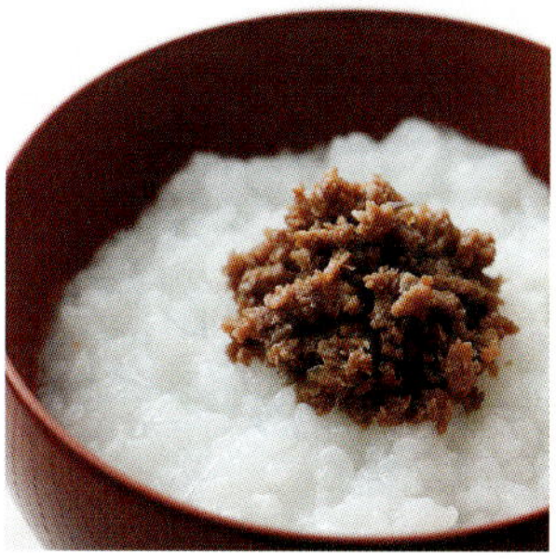

材料［1人分］

全がゆ・・・・・・・150g

牛大和煮(缶詰)10g

1人分121kcal

塩分0.2g

おかか丼

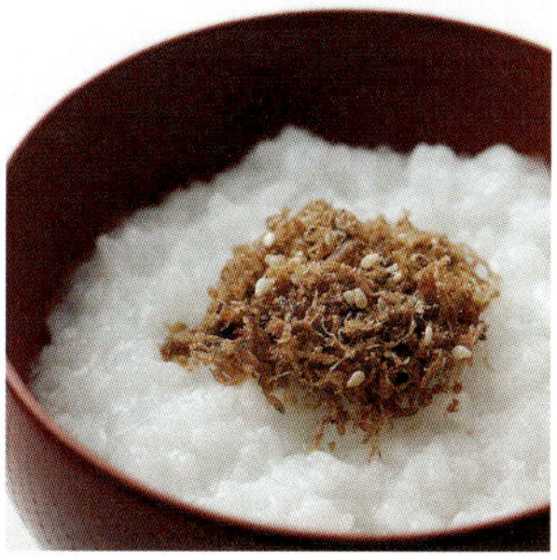

材料［1人分］

全がゆ・・・・・・・150g

カツオ節そぼろ(市販品)・・・・・・5g

1人分130kcal

塩分0.5g

サケそぼろ丼

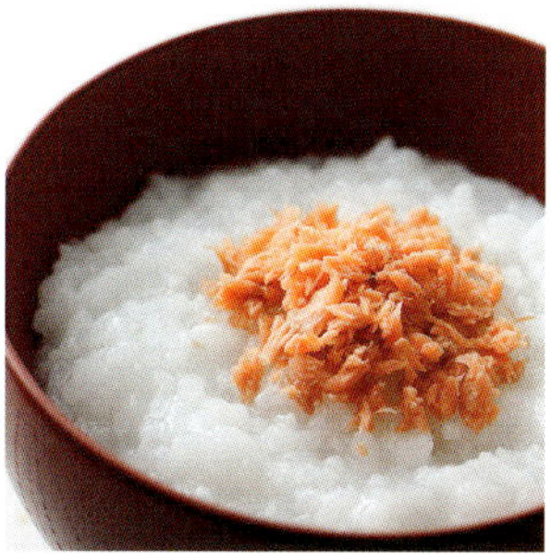

材料［1人分］

全がゆ・・・・・・・150g

サケそぼろ(市販品)・・・・・10g

1人分125kcal

塩分0.4g

ひき肉の主菜

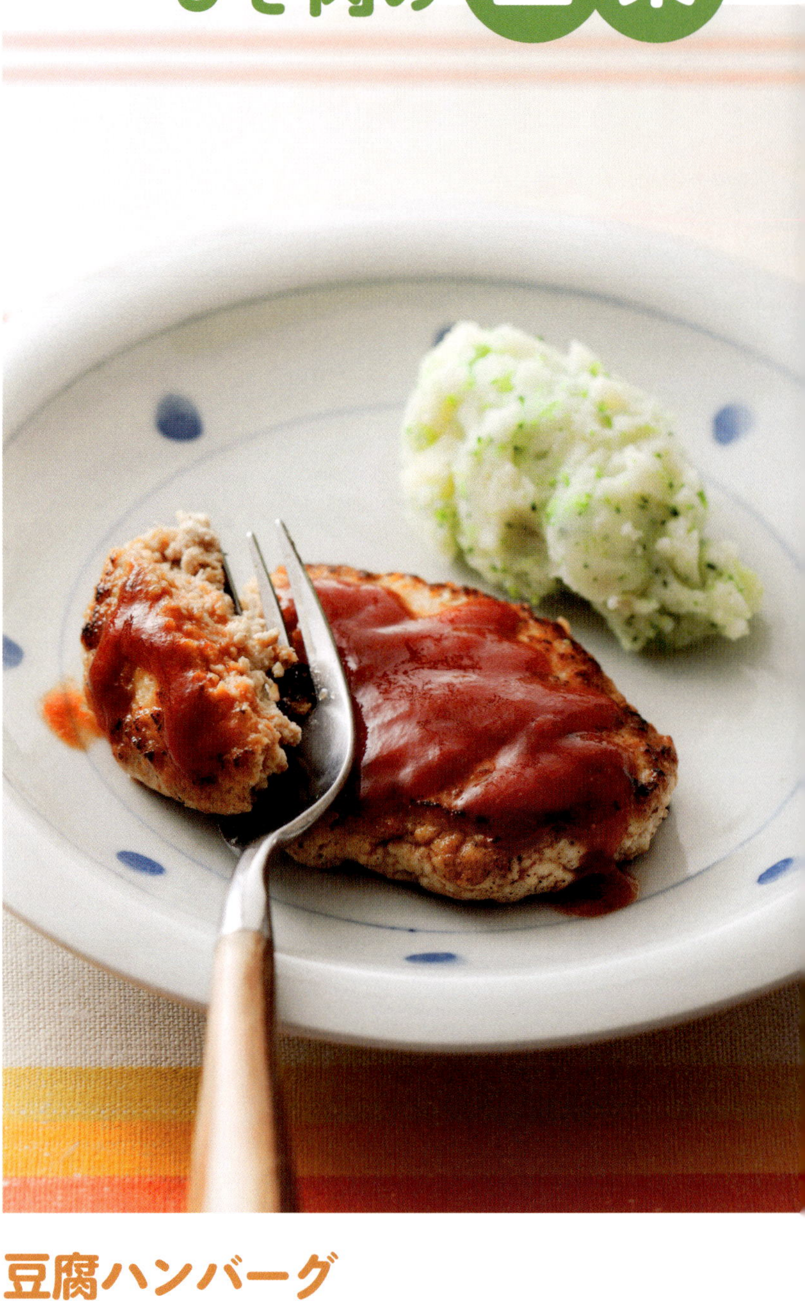

材料［1人分］

豚赤身ひき肉……30g
木綿豆腐……60g
水……小さじ2
塩……少量
かたくり粉……小さじ1
油……小さじ1/2
a ┌ トマトケチャップ……小さじ2
　└ ブイヨン（または水）……少量

付け合せ

┌ じゃが芋……1/2個（100g）
│ ブロッコリー……1房
│ 牛乳……大さじ1
└ 塩……少量

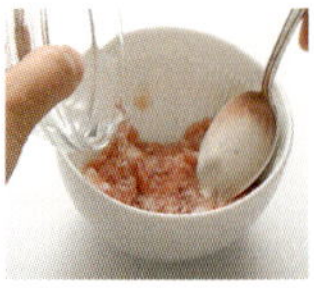

1 ボウルにひき肉を入れて水を加え、スプーンの背でよく混ぜる。

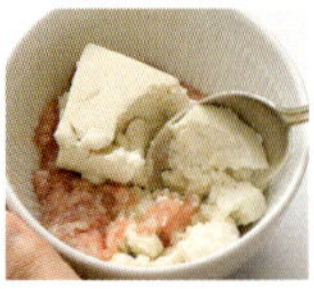

2 豆腐は水けをきり、**1**に加える。塩とかたくり粉も加えてなめらかになるまですり混ぜる。

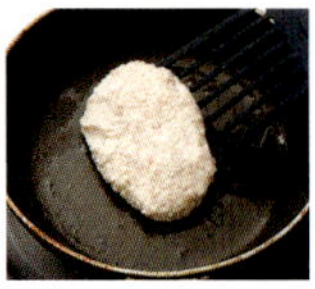

3 フライパンに油を熱し、弱火にする。**2**を小判型にまとめ、こわれやすいのでそっと入れ、ふたをして約5分、蒸し焼きにする。上下を返して同様に焼き、器に盛る。

4 あいたフライパンに**a**を入れて煮つめ、ハンバーグにかける。

5 じゃが芋は1～2cm角に切り、水からゆでる。煮立ったらブロッコリーを刻んで加え、やわらかくなったらゆで湯を捨てる。フォークの先でつぶし、牛乳と塩を加えて練り混ぜ、**4**に添える。

1人分**245**kcal　塩分**1.4**g

豆腐ハンバーグ

ハンバーグは粉やパン粉などのつなぎが多いほど
やわらかくできますが、それだけたんぱく質が減ってしまいます。
このハンバーグのつなぎは豆腐だけ。動物性と植物性の
たんぱく質がバランスよくとれて、一挙両得です。

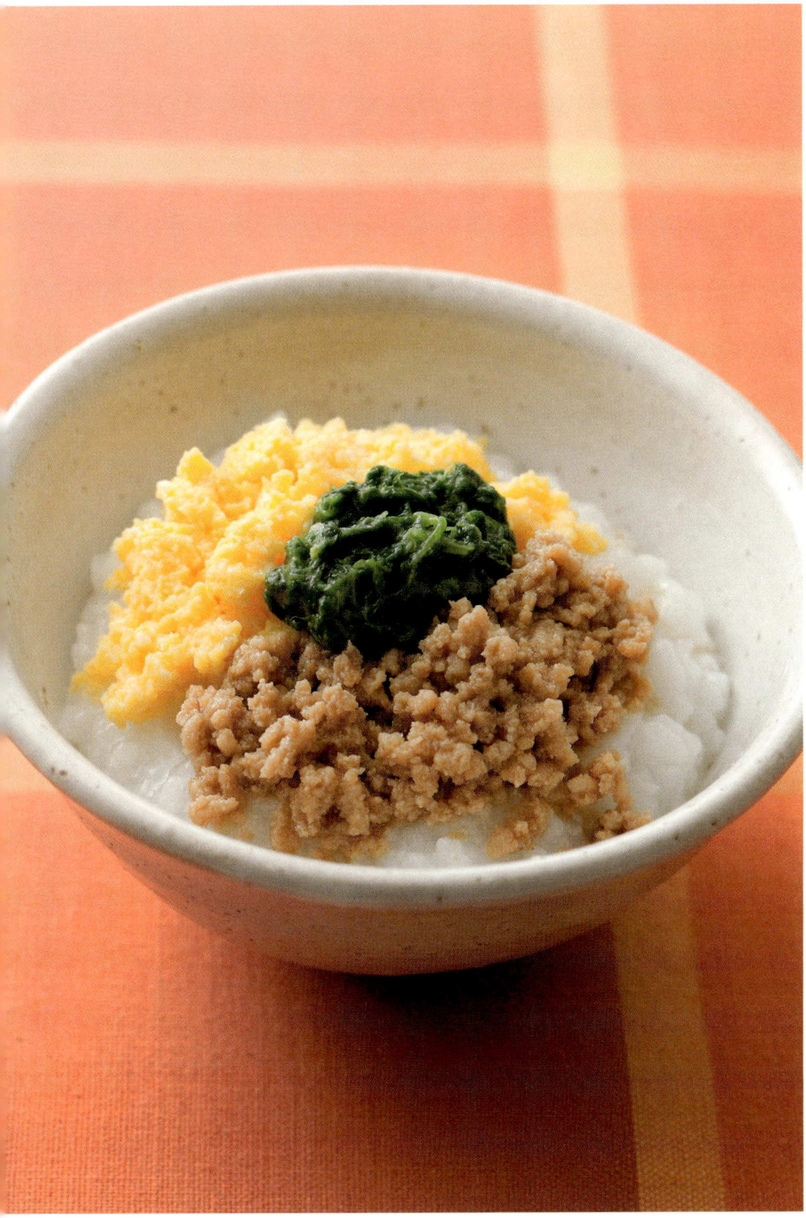

三色そぼろ丼

鶏そぼろもいり卵も、おかゆによく合い、栄養も満点。
作り置きもできます。緑の野菜はさやえんどうや
グリンピースが定番ですが、どちらも食べにくいので、
やわらかいほうれん草の葉だけを使い、あんをからめます。

冷凍OK

鶏そぼろもいり卵も冷蔵庫で
2～3日もつが、冷凍保存もできる。

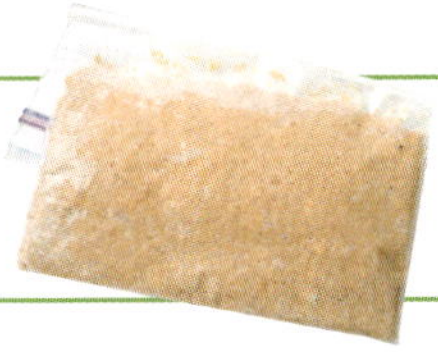

材料［1人分］

全がゆ（作り方P36）……150g

鶏そぼろ

- 鶏ひき肉……30g
- だし……1/4カップ
- しょうゆ……小さじ1
- 砂糖……小さじ1/2
- 酒・しょうがの搾り汁……各少量

いり卵

- 卵……1/2個
- 砂糖……小さじ2
- 塩……ひとつまみ

刻みほうれん草

- ほうれん草の葉……1株分（30g）
- だし……大さじ1
- かたくり粉……少量

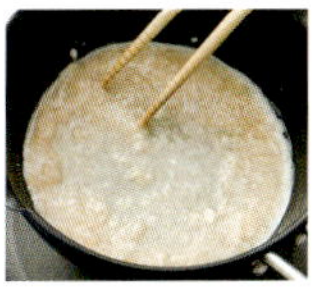

1 鶏そぼろは、なべにひき肉を入れてだしを加え、ほぐし混ぜながらいる。ひき肉がポロポロになったら調味料などを加えて汁けがなくなるまでいる。

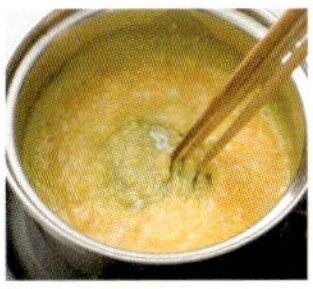

2 いり卵は、卵をといて砂糖と塩を加えてよく混ぜ、なべに流して弱火にかけ、菜箸数本で半熟状にいる。

3 ほうれん草の葉はやわらかくゆでて小さく刻む。だしとかたくり粉を小さな器に入れてラップをかけて電子レンジで1分加熱し、ほうれん草をあえる。

4 器におかゆを盛り、**1**～**3**をのせる。

1人分**243**kcal　塩分**1.4**g

白身魚の主菜

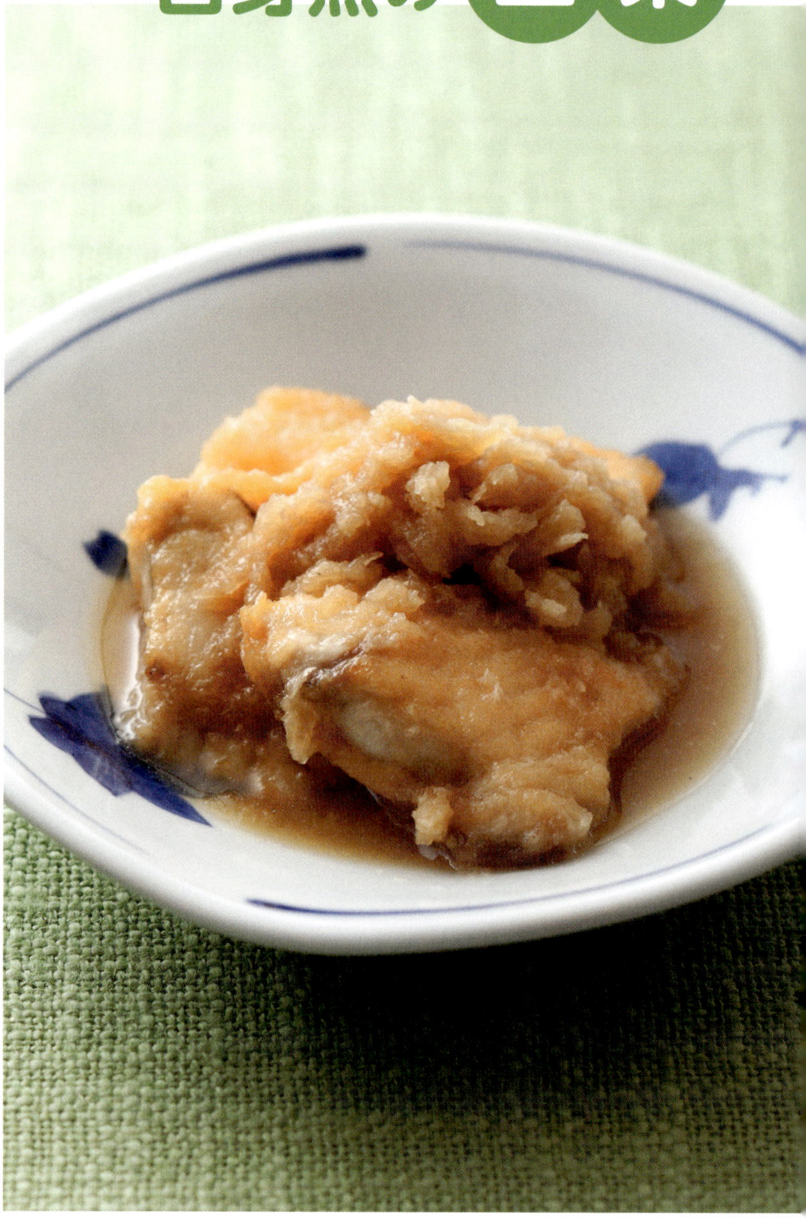

カジキのおろし煮

カジキは小骨も少なく、くせもなく、魚が苦手な人にも喜ばれます。
身がしまっているので、たっぷりの煮汁をからめて食べると、
のど越しよく、食べやすいでしょう。

材料［1人分］

カジキ……1切れ（70g）
塩……少量
かたくり粉……適量
油……大さじ1/2
a 水……1/2カップ
a しょうゆ……小さじ2
a 砂糖……大さじ1/2
大根おろし……1/2カップ

1 カジキは一口大にそぎ切り、塩をふってしばらくおき、水けをふいてかたくり粉をまぶす。

2 大根おろしは、軽く水けをきっておく。

3 フライパンに油を熱してカジキを並べ、両面をきつね色に焼きつける。

4 カジキを指で押して弾力があったら火が通っているので、**a**を合わせて加える。

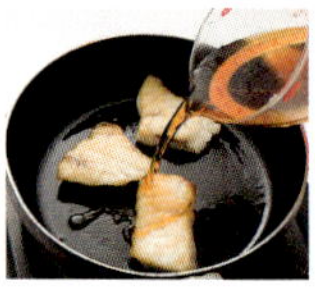

5 煮汁が煮立ったら、大根おろしを加えて温まるまで煮、器に煮汁ごと盛る。

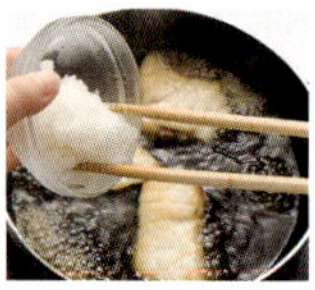

1人分**196**kcal　塩分**1.7**g

MEMO

カジキにまぶしたかたくり粉で軽くとろみがつくが、水分にむせる場合は、大根おろしを加えてから、水どきかたくり粉少量を流して、さらにとろみをつけると安心。

サワラのトマト蒸し・めんつゆかん添え

サワラは白身ですが、適度な脂肪と濃いうまみがあり、
身がやわらかく、蒸してもパサつきません。
トマトと玉ねぎをのせて蒸し、かんてんでかためた
めんつゆのゼリー（めんつゆかん）をからめて食べます。

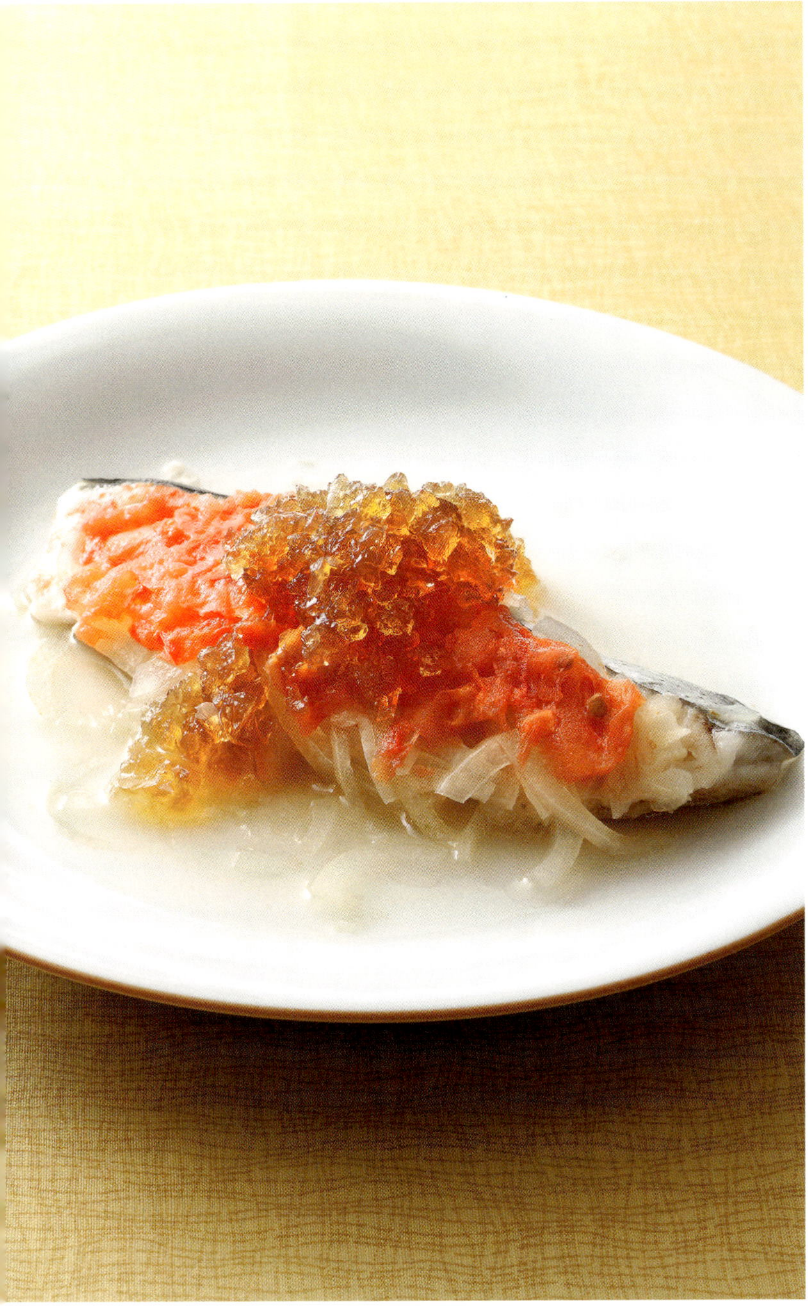

材料［1人分］

サワラ……1切れ（80g）
塩・こしょう……各少量
トマト……50g
玉ねぎ……50g

めんつゆかん（10回分）

水……3/4カップ
粉かんてん……小さじ1/2
めんつゆ（3倍希釈）……大さじ2

1 最初にめんつゆかんを作る。なべに水と粉かんてんを入れて煮立て、弱火で2分加熱する。火からおろしてめんつゆを加え、容器に移して冷やしかためる。

2 サワラは塩とこしょうをふる。トマトと玉ねぎは薄切りにする。

3 耐熱皿にサワラをおき、玉ねぎをのせて上にトマトをのせる。ラップをして電子レンジで1～2分加熱する。

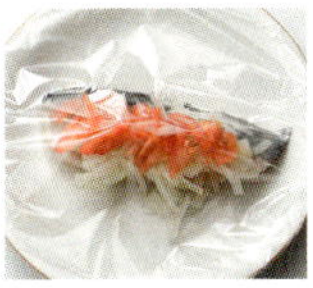

4 サワラを野菜ごと器に盛り、**3**をフォークの先で細かくして大さじ1杯分をのせる。

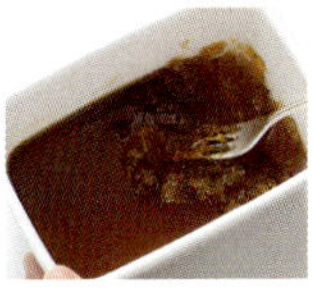

1人分**173**kcal　塩分**1.0**g

MEMO

めんつゆかんは冷蔵庫で3日くらいはもつので、多めに作っておくと、しょうゆのかわりに重宝する。

副菜

にんじんのポタージュ

飲み込みにくいときに最も苦労するのは、副菜の野菜料理です。
一番のおすすめはポタージュ。市販品もありますが、
新鮮な野菜を使った手作りは、すっきりとした味で風味よく、
和食党にも喜ばれます。牛乳の量で濃度を調整できるので
むせやすい人にも対応でき、保存もききます。

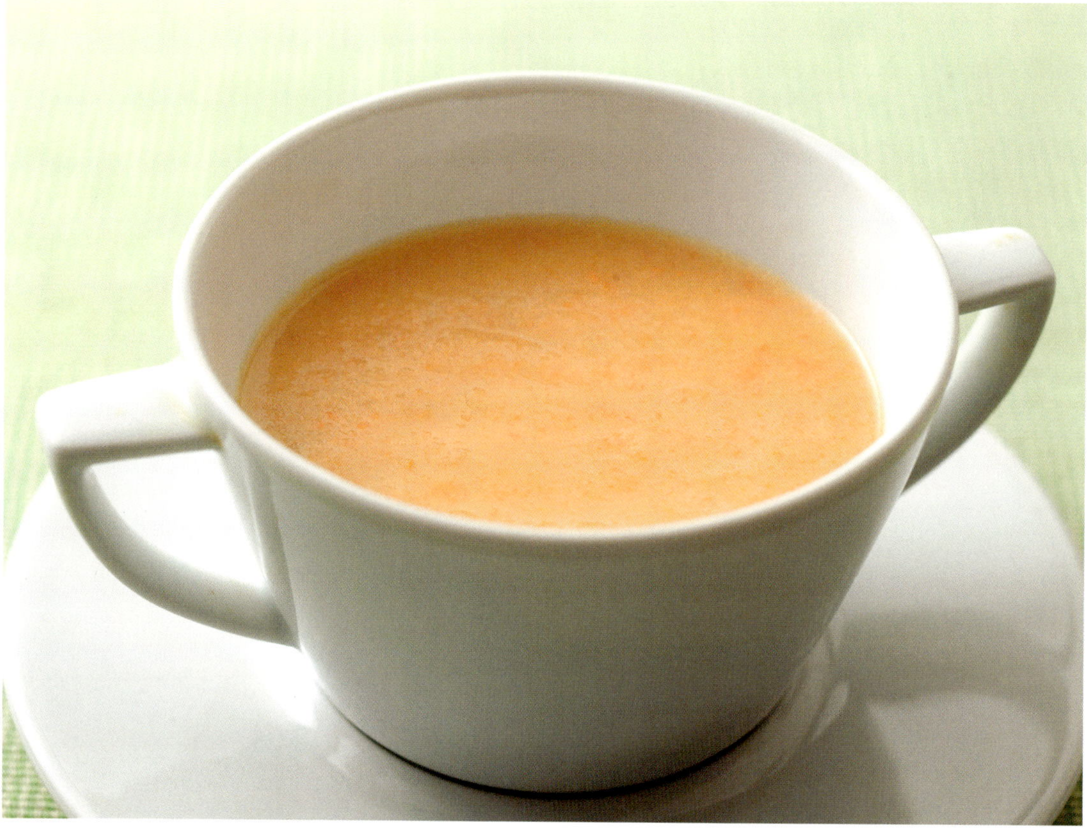

材料［2人分］

にんじん	1本(130g)
玉ねぎ	1/4個
バター	大さじ1/2
a 水	1/2カップ
a 固形チキンブイヨン	1/2個
米	大さじ1
牛乳	1/2カップ
塩・こしょう	各少量

1 にんじんと玉ねぎは薄切りにする。なべにバターをとかして玉ねぎを透き通るまでいため、にんじんを加えてしんなりするまでいためる。

2 aと米を加えてふたをして弱火にし、にんじんと米がやわらかくなるまで10〜15分煮る(蒸し煮の状態)。

3 フードプロセッサーにかけてピュレ状にする(※)。

4 なべに戻して牛乳を加えて温め、塩とこしょうで調味する。

1人分**114**kcal　塩分**0.9**g

MEMO

フードプロセッサーがなければ、万能こし器などのざるに入れてスプーンでこすとよい。

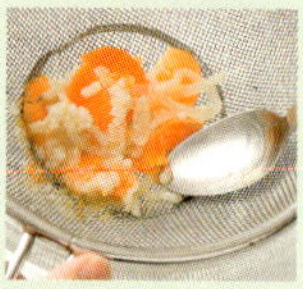

冷凍OK

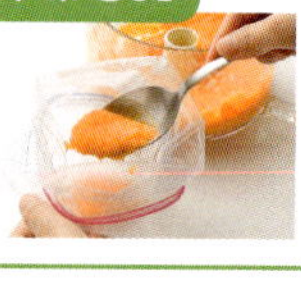

牛乳を入れる前のピュレ状で保存する。冷蔵庫で2日はもつが、冷凍すると安心。

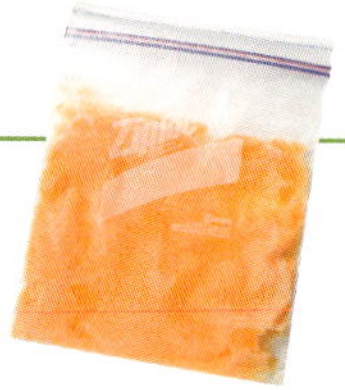

※米がとろみになる。ごはんを使用しても可。

野菜料理の かわり にどうぞ ポタージュ3種

にんじんのポタージュと同じ手法で、いろいろな野菜が使えます。栄養価の高さと作りやすさのベスト３を紹介しましたが、グリーンピース、カリフラワー、じゃが芋などもお試しください。保存法もにんじんのポタージュと同じです。

ブロッコリーのポタージュ

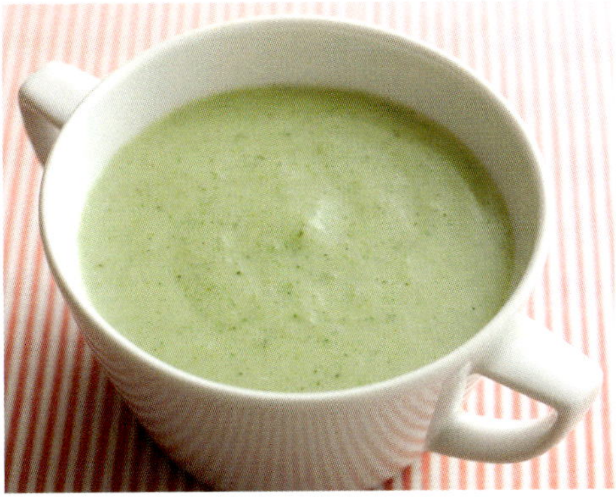

材料［2人分］
ブロッコリー……150g
玉ねぎ……1/4個
バター……大さじ1/2
b［水……1/2カップ
　固形チキンブイヨン……1/4個
米……大さじ1
牛乳……1/2カップ
塩・こしょう……各少量

1 ブロッコリーは小房に分ける。玉ねぎは薄切りにする。
2 なべにバターをとかして玉ねぎをいため、透き通ったらブロッコリーを加えて軽くいためる。
3 **b**と米を加え、弱火でふたをし、やわらかくなるまで煮る。
4 フードプロセッサーにかけてピュレ状にする。
5 なべに戻して牛乳を加えて温め、塩とこしょうをふる。

1人分**113**kcal　塩分**0.6**g

※小房を小さく切ったり、市販の冷凍ブロッコリーを使えば**3**で煮る時間が数分ですむ。

かぼちゃのポタージュ

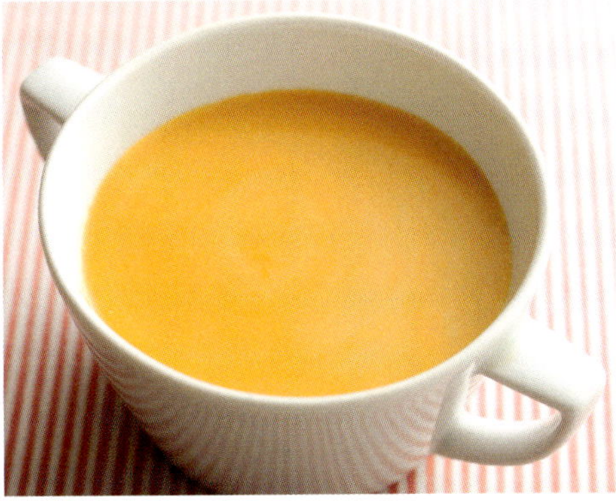

材料［2人分］
かぼちゃ……150g
玉ねぎ……1/4個
バター……大さじ1/2
c［水……1/2カップ
　固形チキンブイヨン……1/4個
米……小さじ1
牛乳……1/2カップ
塩・こしょう……各少量

1 かぼちゃは種をわたごと除き、皮つきのままラップに包み、電子レンジで2分加熱し、薄く切る。玉ねぎも薄切りにする。
2 なべにバターをとかして玉ねぎ、かぼちゃの順にいためる。**c**と米を加え、5〜6分煮る。
3 フードプロセッサーにかけてピュレ状にする。
4 なべに戻して牛乳を加えて温め、塩とこしょうをふる。

1人分**143**kcal　塩分**0.6**g

※冷凍かぼちゃを使うと**3**で煮る時間が1〜2分ですむ。

コーンポタージュ

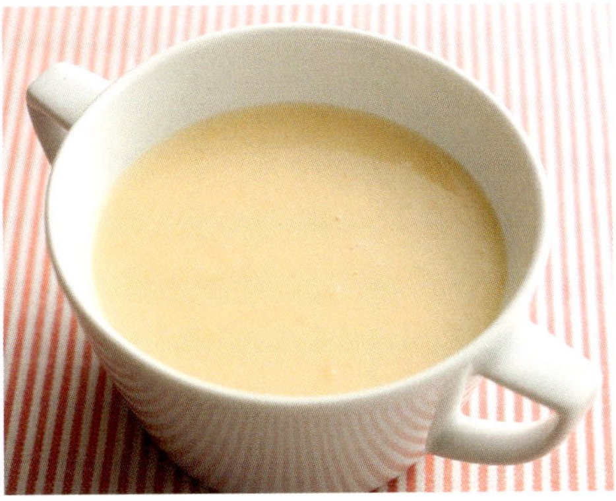

材料［1人分］
クリームコーン（缶詰め）……小1缶（190g）
固形チキンブイヨン……1/4個
牛乳……1/2カップ

1 なべに牛乳と固形ブイヨンを入れ、煮立つ直前にクリームコーンを加え、ひと煮立ちさせ塩で調味する。
2 万能こし器に通してこし、器に盛る。

1人分**231**kcal　塩分**1.9**g

MEMO
ポタージュの浮き身として、小さく切ったはんぺんや豆腐、チーズ、ツナなどをのせてもよい。

煮野菜のストック

副菜

旬の野菜を組み合わせてうす味で煮ておきましょう。
おかゆやごはんにのせて、ピザトーストやパスタ、シチューの具に、肉や魚料理のソースにと、
使い道はいろいろ。夏野菜と冬野菜の２パターンをご紹介します。

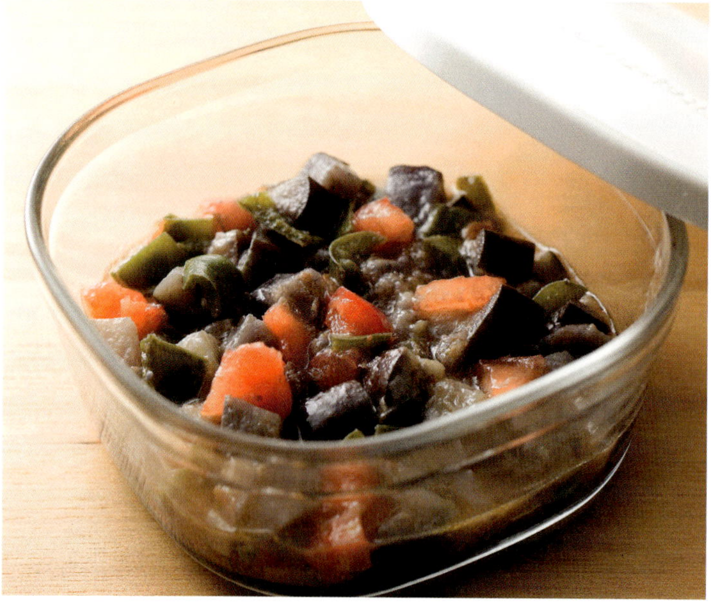

夏野菜のストック煮

材料［できあがり350g］
なす……………………………1本
ピーマン………………………2個
トマト…………………………1個

1 なすとピーマンは7〜8mm角に切り、なべに入れて水をひたひたに加え、やわらかくなるまで煮る。
2 トマトは皮と種を除いて1cm角に刻み、**1**に加えてさらに舌でつぶせるくらいまでやわらかく煮、最後に水けを飛ばす。

1人分（50g）**59**kcal　塩分**0.0**g

冷凍OK
冷蔵庫でも３〜４日はもつが、密閉ポリ袋に薄くのばして冷凍しておくと重宝。

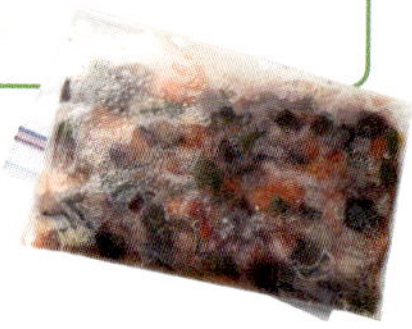

使い方例

豚肉のソテー・夏野菜ソース

材料［1人分］
豚ヒレ肉………4切れ（60g）
塩……………………………少量
油…………………………小さじ1
夏野菜のストック煮（冷凍）
……………………………50g
a［オリーブ油…小さじ1/2
　 レモン汁・塩……各少量

1 豚肉は塩をふって油を敷いたフライパンで両面を焼いて火を通し、器に盛る。
2 あいたフライパンに凍ったままの夏野菜のストック煮を入れて加熱し、とけたら火を止めて**a**を加えて調味し、**1**にかける。

1人分**134**kcal　塩分**0.7**g

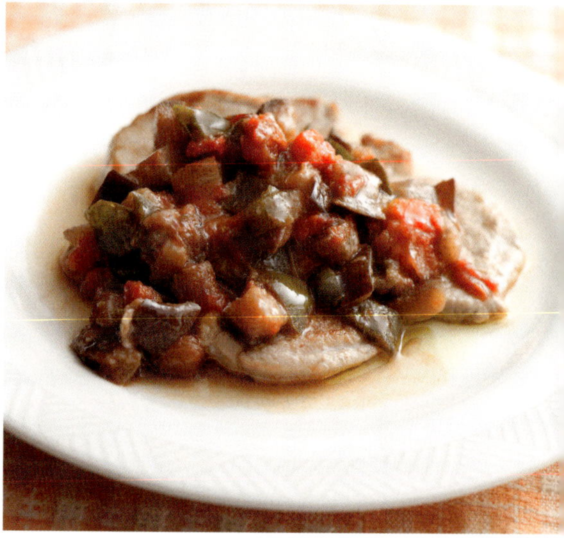

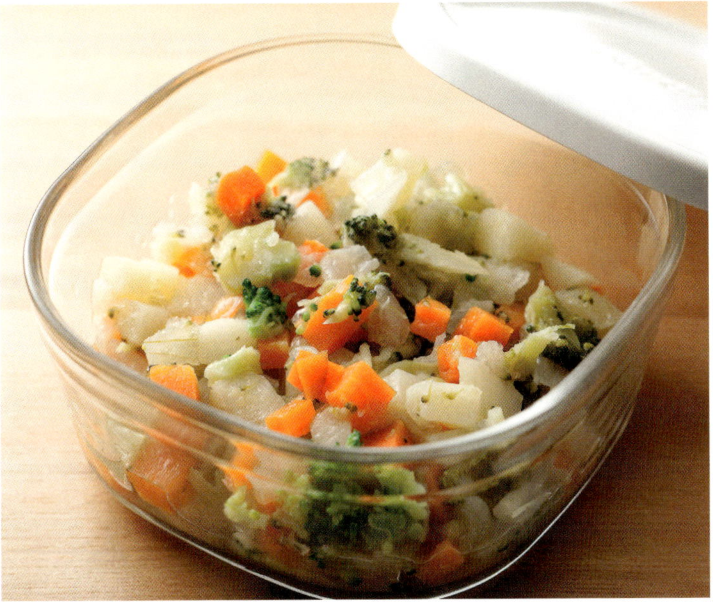

冬野菜のストック煮

材料［できあがり670g］
じゃが芋……………1個（150g）
にんじん……………1本（150g）
玉ねぎ………………1個（150g）
ブロッコリー………1/2個（150g）

1 野菜はすべて7〜8mm角に切る。
2 なべににんじんを入れて水をひたひたに加え、火にかける。にんじんが少しやわらかくなったら残りの野菜を加え、ふたをして煮る。途中で水が足りなくなったら足す。
3 舌でつぶせるくらいまでやわらかくなったら、ふたをとって火を強めて水けを飛ばす。

1人分（75g）**275**kcal　塩分**0.3**g

冷凍OK
密閉ポリ袋にできるだけ薄くのばして冷凍する。使うときは凍ったまま割る。

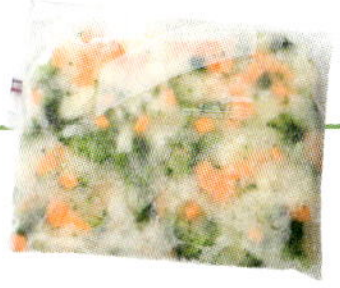

使い方例

野菜たっぷりコーンシチュー

材料［2人分］
コーンポタージュ
（作り方P43）………1人分
冬野菜のストック煮（冷凍）
……………………75g

コーンポタージュをなべに入れ、冬野菜のストック煮を凍ったまま割って加え、火にかけて煮立て、塩で味をととのえる。

1人分**131**kcal　塩分**0.9**g

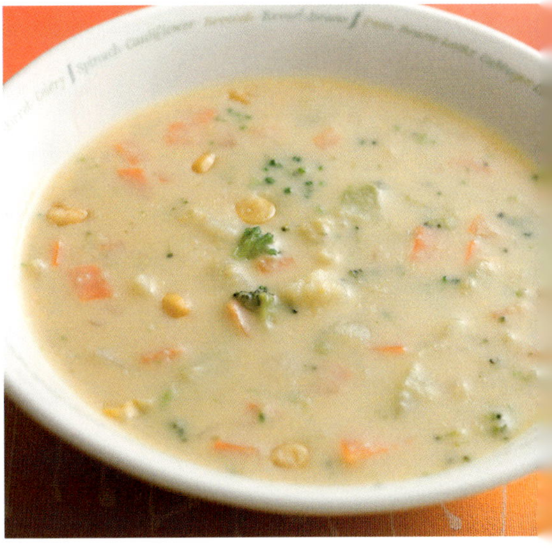

体験談1

病院食に学び、それ以上の（！）妻手作りの健康食で、元気回復

大関正雄さん（62歳）

唾液《だえき》にむせて目覚めるつらさを体験

大関さんの闘いは、手術前から始まりました。肉がのどにひっかかる感触に、「父親が食道がんで亡くなっていたのでピンときた」という大関さん。ステージⅢ期と診断されて、入院して化学療法を3クール受け、副作用の下痢がひどくて10キロも体重が落ちました。

そうして化学療法をがんばったにもかかわらず、手術の2か月前から食べ物が通らなくなり、ついに唾液まで詰まってしまいました。栄養は胃ろうから注入する栄養剤で補給しましたが、枕を高くして寝ても、夜中に唾液にむせて目が覚めることもあったといいます。

手術後も、つなぎ目が狭いために拡張術を2回受けました。幸い、1か月後にはやわらかいごはんが食べられるようになり、半年たった今では毎週、一泊旅行に出るほどに回復しました。それは、妻の美登里さんの手料理のたまもの、といっても過言ではないようです。

1日40品目中、緑黄色野菜が10種類も登場！

写真で紹介したのは、退院後1か月のある日の献立です。早朝の野菜ジュースから始まり、朝食と夕食は一汁四菜！、昼食は具だくさんの汁物を添えたワンディッシュメニューが中心です。

「入院食を毎日見ていたし、退院時に栄養士さんからもらった食品の選び方を参考にした」という美登里さんですが、じつにみごとな献立です。最も目につくのは、野菜が豊富なことです。野菜ジュースと合わせると、緑黄色野菜だけでも1日に10種類。とくに、モロヘイヤ、オクラ、つる菜は、粘りけがあってのどを通りやすいため、ゆでて冷凍し、愛用したそうです。

野菜の種類が多いと、皮をむいたり切ったりする下処理はたいへんですが、ジュースやスープ、リゾットなど、一品にたくさん入れれば、仕上げの調理はひと手間です。数種類の野菜を合わせることで、栄養素だけでなく、おいしさにも相乗効果が生まれます。さすがのベテラン主婦の技です。

夕食

白身魚の煮つけ、ピーマンと牛肉のいため物、モロヘイヤとしらす干しのお浸し、かぼちゃの煮つけ、ギョーザと野菜のスープ（長芋、ズッキーニ、にんじん、キャベツ）、ごはん。デザートはメロン。

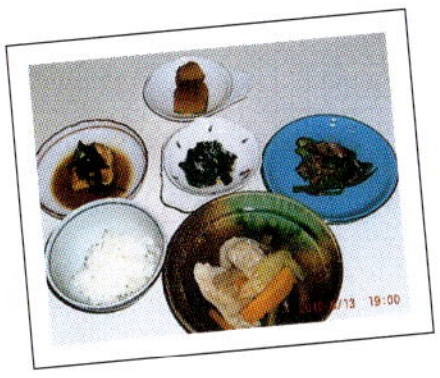

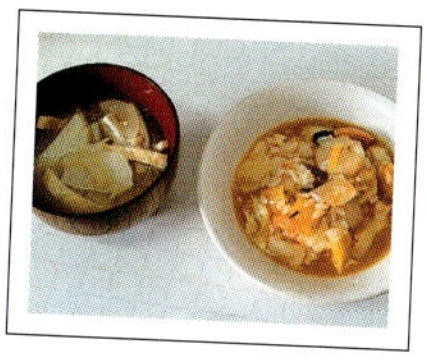

昼食

チーズのリゾット（長芋、パプリカ、ほうれん草、玉ねぎ）、かぶと油揚げのみそ汁。リゾットは、おかゆが好きではない大関さんのために、ごはんをスープでやわらく煮た品。3時のおやつは桃１個。

朝食

納豆、卵焼き、白身魚の西京焼き（夕食の残り）、オクラとしらす干しのポン酢あえ、野菜スープ（じゃが芋、にんじん、玉ねぎ、ブロッコリー）、ごはん。10時のおやつは、カステラと市販の野菜ジュース。

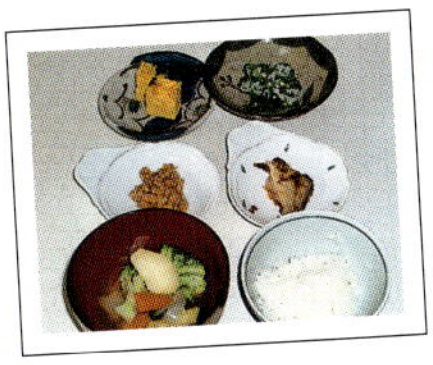

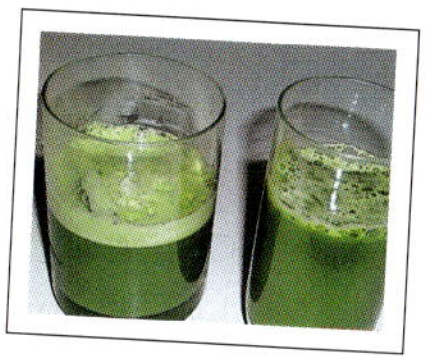

野菜ジュース

病気をきっかけに購入したジューサーで毎朝作り、朝食の１時間前に飲む。材料は、小松菜、ほうれん草、にんじん、キャベツ、りんご、レモンなど、有機栽培のものを厳選。

大好物の肉は脂肪抜きに、好物のラーメンは焼きそばに

たんぱく質食品も、卵、納豆、豆腐、魚、乳製品と、バラエティ豊かです。もともと大関さんは肉が好物で、連日、肉料理だったとか。術後も、「ステーキが、焼肉が食べたい……」と願っていますが、美登里さんは、食べやすそうな白身魚を見つけては、西京焼きや煮魚をローテーションで登場させています。たまに登場させる肉料理は「脂の落ちるシャブシャブとか、赤身肉とたっぷり野菜のいため物」だとか。

大関さんのもう一つの大好物はラーメンです。すすって食べるのはだいじょうぶ。それなのに「かん水が体によくないから」と、美登里さんから禁止されています。かわりに登場するのは、にゅうめんや汁そば、月に1度の焼きそばだといいます。「でも、最近は1人でサイクリングに出かけたりしているので、昼にこっそりラーメンを食べているかも」と美登里さん。それができるのも、順調に回復している証拠でしょう。

まだ、うっかり食べすぎるとおなかが張って苦しくなったり、吐き気に見舞われたりすることがあります。食べすぎないように、料理は小皿に盛り分けてもらい、「ゆっくり、少しずつ口に入れて、一口30回かんでいる」という大関さん。美登里さんの愛情いっぱいの手料理を毎日毎食食べられる幸せを十分に感じながら、好物のタバコもビールもまだまだ我慢、です。

Doctor Advice

いろいろなくふうに感服しました。お手本になる食生活です。

大関さんの奥さまは、「いろいろくふうしてますよ」と簡単にお話しされていましたが、実際にこれほどいろいろなさっていたことを知り、大変驚き、また勉強させていただいた思いです。最初の3か月をこのようなメニューで乗りきれば、体力も順調に回復するでしょう。食事には楽しみも必要です。奥さま、半年過ぎればお酒やラーメンをお許しいただけないでしょうか。

PART 2

手術後３か月まで

新しい体になれる

リハビリ期です

手術後３か月間は、手術で大きく変わった
胃腸の状態に自分自身がなれる一方で、
胃腸が新しい状況になれるためのリハビリ期間です。
まず医療解説を読んで、術後の体の変化をよく理解しましょう。
54ページから、退院後間もない時期の
安全で作りやすい食事プランを紹介します。
なれてきたら、78ページ以降の食事プランに挑戦してください。

医療解説 3

手術後1週間から始める食事リハビリ

外村修一

食道がんの手術では、外見は変わりません。しかし、体は作りかえられます。食べ物の通り道は作りかえられ、それに伴って機能も悪くなります。手術は、「悪い所を取って元に戻す」と考えている人が多いようです。しかし、体を作りかえるので、元に戻ることはありません。生まれ変わると思ってください。新しい体になじむのには、ある程度の時間と、それなりのくふうが必要です。そこで必要なのが食事リハビリです。

なお、食道はほとんどの場合、胃で再建されるので、胃で再建されたケースについて説明します。

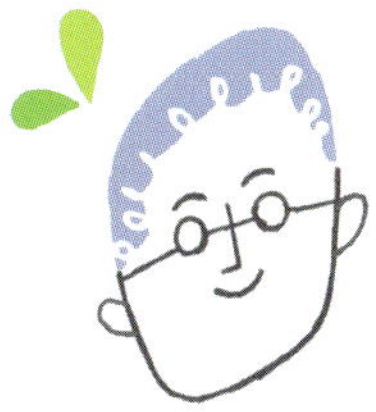

手術後1～2週間

まずは安全に食べられることを確認しましょう

手術後、つなぎ目に問題がなければ、だいたい1週間目ごろから食事が始まります。この時期の目標は、食べて栄養をつけることではありません。まず、安全に食べられることを確認することです。

標準的な食道がんの手術では、頸部《けいぶ》のリンパ節が切除され、頸部で食道と再建臓器（多くの場合、胃）がつながれます。頸部は、食べ物を飲み込む（これを嚥下《えんげ》といいます）上で、非常に重要な働きをしています。その部分がいじられるので、嚥下がむずかしくなることがしばしばあります。手術前は自然にできたことが、術後はむずかしくなります。すると、「誤嚥《ごえん》」といって、食べ物が気道に入ることが起きやすくなります。反回《はんかい》神経に麻痺《まひ》が起きて声がかすれた人は、さらに「誤嚥」を起こしやすくなります。程度がひどくなると、肺炎を起こして命にかかわります。食事開始時は、食べ物や飲み物を安全に嚥下できるかどうか、どうやればうまく飲み込めるかを確認することが第1の目標です。

食べ物を飲み込むとき、いわゆる「のどぼとけ」が自然と上（頭側）に動きます。術後はのどぼとけが上に動きにくくなるので、少しあごを引くような気持ちで飲み込みます。すると、相対的にのどぼとけが上がった状態になり、誤嚥しにくくなります。むせやすい人は、心持ちあごを引くようにしましょう。

手術後に食道と胃はどう変わるのですか？

嚥下は、自分である程度コントロールできます。しかし、うまく飲み込めても次が問題です。

食べ物は、頸部食道を通ってつなぎ目を通過し、胃に入ります。頸部食道は食べ物を胃のほうへ送る上で非常に重要な働きをしています。術後は、その機能が低下するために、食べ物が食道内に残りやすくなります。つなぎ方によっては、頸部食道がらせん状にねじられるため、これも通過しにくい要因になります。つなぎ目も手術直後はむくんで狭くなるので、注意しないとつかえます。胃袋にたどり着くまでにも、これだけの障害があります。

胃袋も、すでに胃袋ではありません。胃は、食道に近い上半分がよくふくらみ、出口に近い半分は物を押し出すようにできています。手術では、図1に示したように、そのふくらみやすい部分を切り落として細長い格好に作り変えます。そして、図2に示したように、胸の中を通して頸部まで持ち上げます。

胸の中は肺や心臓があるため、おなかの中にあったときのようにふくらむことはできません。胃そのものがふくらみにくくなっていることに加え、ふくらむことができない場所を通されるので、手術後の胃の容積はとても小さくなったように感じられます。

図１「胃を使う再建方法」

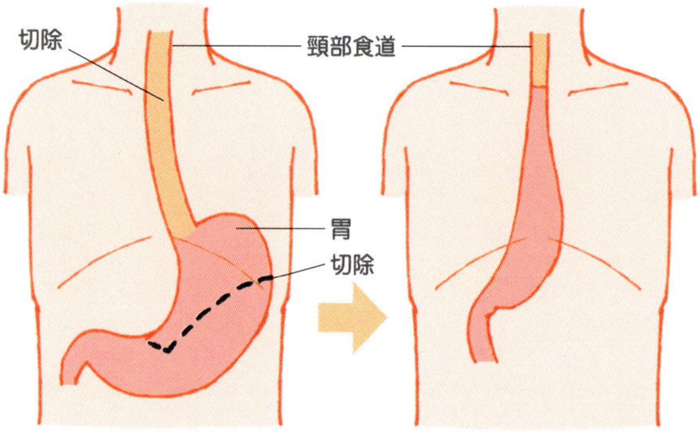

食道を左図のように切除する。胃も入口よりを切除して細長くする。細長くした胃をあごまで持ち上げ、口側食道とつなぐ。胃の持ち上げ方は図２を参照。

図２「胃の持ち上げ方」

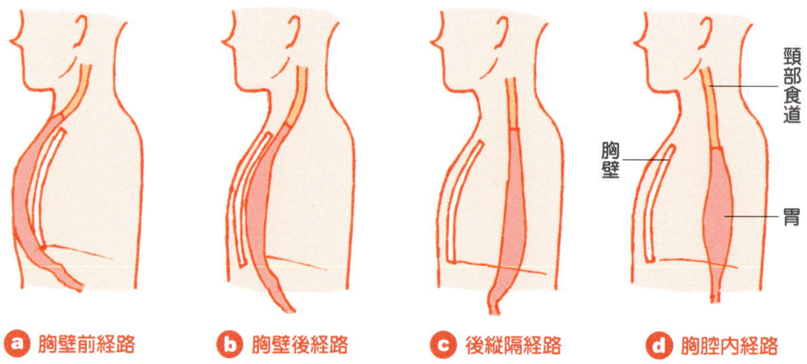

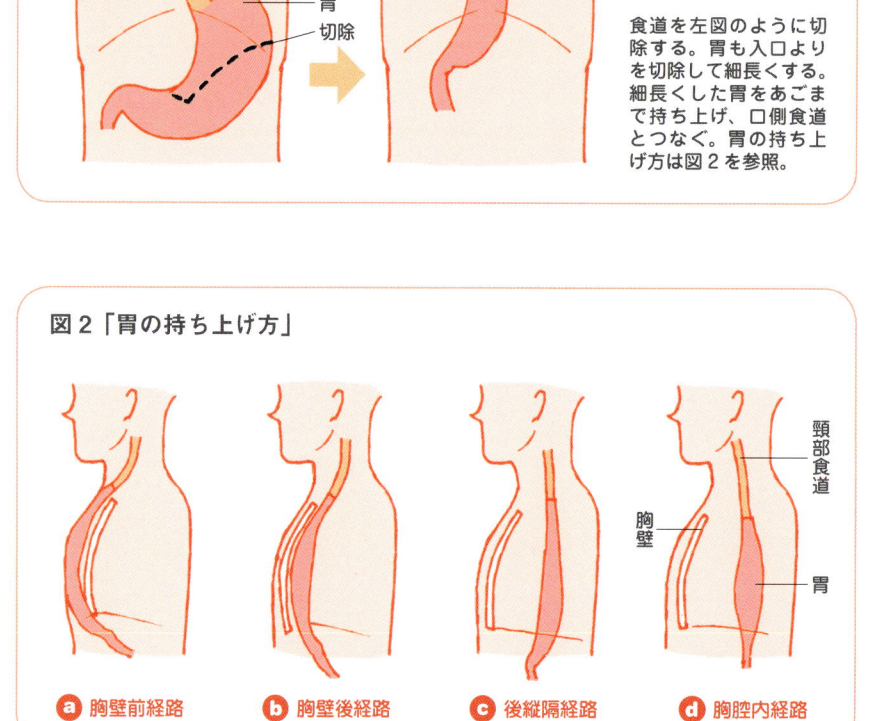

食べ物が小腸へ送られるには、まず胃を通過することが必要です。手術で一番ダメージを受けるのは胃です。おなかにあるときは血流も豊富で神経の支配も受けています。しかし、頸部まで持ち上げるため、神経が切られ、血管もかなり減らされます。その結果、手術後の胃は非常によくない状態に陥ります。

具体的にいうと、食べ物を十二指腸へ押し出す働きが非常に弱くなります。ふくらめなくなったところに加え、食べ物を送り出す働きも非常に悪くなるので、手術後は驚くほど食べられる量が少なくなるのです。

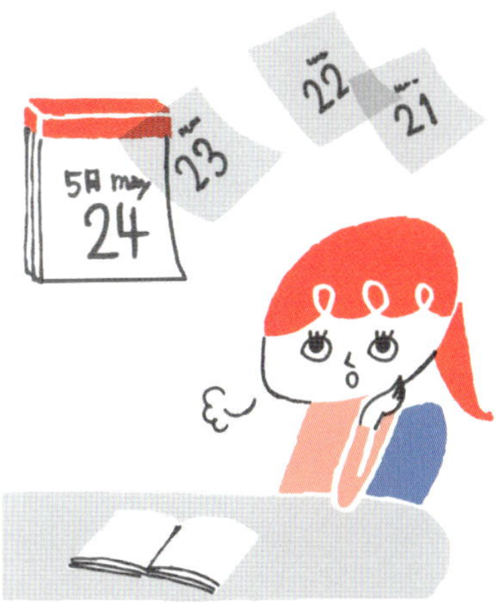

手術後2～3週間から3か月

普通に食べられるようにならないのですか？

手術後1～2か月は、ほんとうに少ない量しか食べることができません。それでも、時間がたつとかなり食べられるようになります。それは、手術で胃を全部切除した人でも、あたかも胃があるかのように食べられるのと同じです。

どうして、胃が非常に小さくなったのに、同じように食べられるようになるのでしょうか？　それは、胃が使えない状況に小腸が適応するからです。

人の体はじつによくできていて、病気さえ治っていれば、少しでもよくなろうと順応します。ただ、そうなるには、ある程度の時間が必要です。

胃の働きが回復するには、3～6か月かかります。順調な人なら、3か月を過ぎたころ、突然お腹がすくようになります。「なんとなく食欲が出てきた」、こういう言葉が聞かれるようになるのは、3か月を過ぎてからです。徐々に食べられる量が増えるというより、階段を上るようによくなります。急にちょっとよくなって、その状態がしばらく続きます。そしてしばらくすると、またちょっとよくなって、その状態が続く……このようにして徐々に元の状態に戻っていきます。

新しい胃とじょうずにつき合うコツを教えてください

最初の3か月間は、とにかく、辛抱する時期です。食欲すら出ない人が多く、時間が来たから仕方なく食べているとおっしゃる患者さんがほとんどです。この時期の食事のコツは、「口で胃のかわりをする」ことです。

胃の働きは、大きく2つあります。1つは、食べ物をよくこねること。いろいろな食物を胃の中でこねてドロドロにします。もう1つが、少しずつ十二指腸に送り出すこと。この2つの働きが、術後少なくとも3か月間は非常に悪くなります。

そこで、最初の働きを補うため、口でよくかみましょう。一口30回以上、よくかんで、口の中でドロドロにします。第2の働きを補うには、少量ずつ食べることがたいせつです。一度にたくさん飲み込んでも、すぐ胃がいっぱいになって、とても入りません。こみ上げてきて誤嚥を起こす可能性もあります。「胃に入ったことがわかったら、次の一口を口に運ぶ」。これがポイントです。

1回に食べられる量にはどうしても限界があるので、食事の回数を増やすことも必要です。おやつの時間などを作って、少々意地汚く食べて下さい。私が患者さんによくお話しするのが、「健康なときは働くためにごはんを食べますが、術後しばらくは食べることが仕事です」ということです。一生続くわけではありません。この3か月間は、そういう気持ちでとり組んでください。

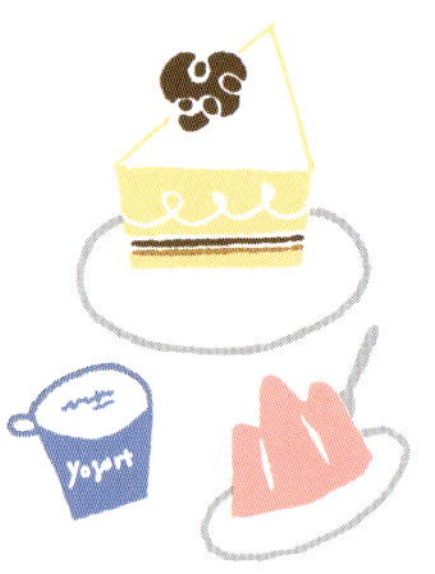

また、少量でなるべく栄養価の高い食品を摂取することもたいせつです。普段はあまり食べないアイスクリームや甘いものなども、カロリー補給の点からはプラスです。現在は、さまざまな栄養補助食品も手に入ります。自宅では作れないような高カロリーの製品もあります。食事量に限度がある人は、利用をおすすめします。

まったく食べられない場合はどうしたらよいのですか？

私は、手術後の栄養補給のため、手術時に腸ろうを作っています。これは、腹壁を貫いて腸の中にチューブを入れたもので、腸の中に直接栄養剤を注入することができます。胃を通さないので、手術後5日目には２０００ ml以上注入することができます。このようなチューブが留置されている場合は、自宅でも利用できます。入院中と同じように、専用の栄養剤をチューブに接続し、適当な速さで注入します。口から食べなくてすむ分、精神的な負担が少ないようです。体重の増減を目安に、適切な量を注入しましょう。

たいせつなことは、腸ろうに頼りすぎないこと。「食べなくてすむから楽だ」こう思ってはいけません。一番たいせつなことは、口から食べることです。なるべく口から食べるよう頑張って、それでも不足するとき、その分を腸ろうから補うようにしましょう。口からしっかり食べられる人は、あえてこの腸ろうを利用する必要はありません。

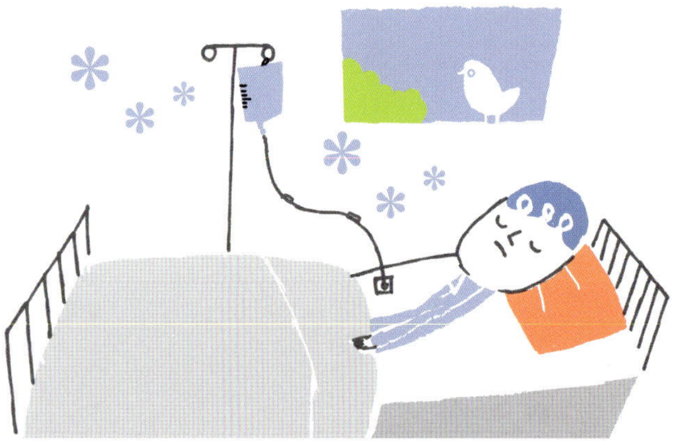

医療Column

胃ろう・腸ろうの造設と役割

外村修一

　食道がんでは、病気が進行すると食べ物が食道を通らなくなり、口から摂取することが非常にむずかしくなります。手術後もまた、一時的に口から食べることがむずかしくなります。しかし、「食べられないのは仕方ない」とあきらめていると、栄養状態がどんどん悪くなります。手術前なら、十分な手術が受けられなくなります。手術後にそういう状態が続くと、合併症が多くなったり、場合によっては再発しやすくなったりすることもあるかもしれません。

　口から栄養を十分摂取できないときに補う手技が、「胃ろう」や「腸ろう」です。いずれも、栄養を直接消化管の中に注入するくふうです。食道がんでは、胃より下の消化管が正常なことが多いので、こうした手技での栄養管理が行いやすいといえます。

　胃ろうと腸ろうの違いは、消化管に栄養を入れるためのチューブが入っている場所の違いです。胃を通して入っていれば胃ろう、腸を通して入っていれば腸ろうといいます。

　生き物は栄養を摂取して生きるようにできています。食べないと、それだけで生きる力を損ないます。口から食べられないときでも、なるべく腸を使って栄養補給することがたいせつです。管理の面でも、点滴よりは胃ろうや腸ろうのほうがはるかに簡単です。自宅での生活を考えるなら、胃ろうや腸ろうが有利です。

　胃ろうと腸ろうには、もう1つ違いがあります。腸ろうは、字のごとく小腸の中に直接チューブなどが入っています。そのため、栄養剤も小腸の中に直接投与されます。小腸は、胃のように食物をためる働きがなく、また消化の働きがまったく異なるため、一度に大量の栄養剤を注入することはできません。ある程度、時間をかけて注入する必要があります。

　胃ろうは、チューブなどの先端が胃にある場合と、腸にある場合とがあります。腸の中にあれば、腸ろうと同じように注入します。胃の中にあれば、胃の働きが利用できるので、短時間にかなりの量の栄養剤を注入することができます。胃ろうのほうが、より使いやすいといえます。チューブなどの器具の先端がどこにあるかを確認して、それに合った使い方をしましょう。

PART 2-1

退院から1～2週間
安全に食べられる方法を見つけましょう

食事と生活のポイント

体のペースに合わせて食べましょう

退院したら自分の好きな食べ物を選べるから、入院中よりたくさん食べられる、と思うかたが少なくありません。でも意外に、入院中と同じか、むしろそれ以下の量しか入らないケースが珍しくありません。あまり食べられない場合は、なべ焼きうどんや丼物のように、いろいろな食材を一皿に集めてしまうのもやり方です。たくさん食べられなくても焦らず、自分のペースで進めていきましょう。

栄養補助食品もじょうずに使いましょう

食事が十分にとれないときは、栄養補助食品を活用しましょう。栄養補助食品は、飲料やゼリーなど、さまざまな形態があり、味や種類も多岐にわたっています（P19参照）。甘い味のおやつとして食べられるタイプが多いので、間食としてとると、とりやすいでしょう。

水分を十分にとりましょう

水分補給は生きる上で最もたいせつです。人は食事をとらなくても、水と塩分があれば週単位で生きられますが、水がなければ数日で脱水により衰弱してしまいます。食事があまりとれないときは特に、水分摂取を怠らないよう注意しましょう。1日の水分摂取の目安量は、体重60kgのかたなら2リットル前後です。通常、その半分近くを食事からとるので、食事が十分にとれない場合はその分だけ多く飲む必要があるわけです。飲みやすいものを手元に置いて、こまめに口に運ぶように心がけましょう。

（ポイント解説／松原弘樹）

退院後すぐは、入院中の食事をお手本にしますが、
あまり食べられないのが普通です。
回復のスピードは人それぞれです。
したがって、退院後1～2週間に限らず、1か月でも2か月でも、
食べる状況に応じて活用してください。

体を動かすこともたいせつです

安静にしてばかりいると、筋力が衰えて、階段を上るのもひと苦労になってきます。また、体を動かすことは、精神上よい気分転換となります。まずはベッド上でできる運動などから始めて、家や病院の中を歩いてみましょう。疲れたと思ったらすぐに休み、無理のない運動を心がけてください。

食後しばらくは体を起こして安静に

食後はすぐに横にならず、上半身を起こした姿勢を保ち、食事が逆流しないようにしましょう。本来は、食べ物が食道に入ると、入り口がしっかり閉じて、逆立ちしても食事が逆流しないしくみになっています。でも、術後しばらくは、この機能が正常に働いてくれないことが多々あります。食事をすると疲れてしまって、すぐに横になりたいかもしれませんが、食後30分くらいは、背もたれに寄りかかったりして、安静に過ごしてください。

人肌程度の食事をよくかんでゆっくり食べましょう

手術によって再建された消化器の働きはまだ十分ではありません。少しずつよくかんでゆっくり食べるという原則を厳守しましょう。また、熱いものや冷たいものを控えましょう。熱さや冷たさは、辛いものなどと同じように粘膜を刺激するからです。常識の範囲であればかまいませんが、刺激の感覚はエスカレートしやすいので注意してください。

手術後

退院から１～２週間

献立例

食べるリハビリのスタートです

「やわらか食」をベースに、同じ料理を飲み込みやすくした「嚥下《えんげ》困難食」も紹介します。まずは入院中の食事に近いほうを選び、自分に合う調理レベルを探してみましょう。

やわらか食

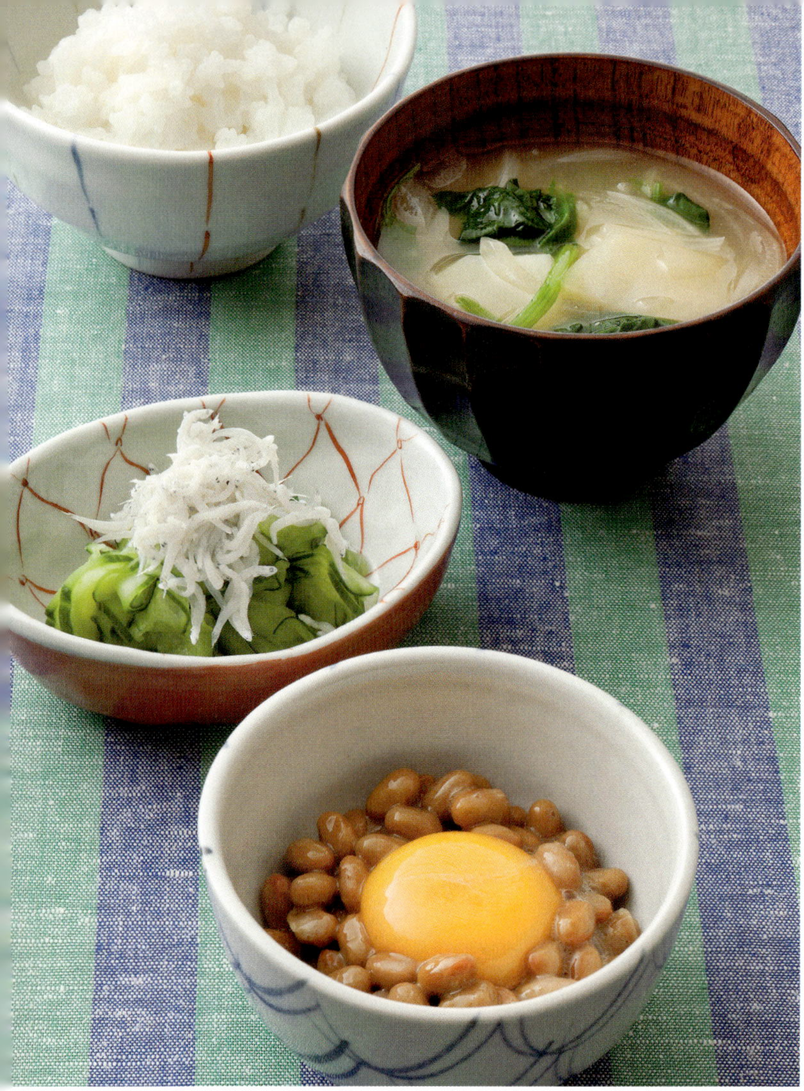

朝食 menu

- 納豆の卵黄のせ
- きゅうりとしらす干しの酢の物
- じゃが芋と玉ねぎのみそ汁
- ごはん（軟飯）

１食分465kcal　塩分2.6g

主菜は、良質たんぱく質とビタミン、ミネラルの宝庫、卵と納豆の名コンビです。卵白は除いて卵黄だけのせます。副菜とみそ汁は野菜たっぷりに。よくかむ練習台にしてください。

● 納豆の卵黄のせ

材料［1人分］

納豆 ……………… 1パック（40g）
卵黄 ………………………… 1個
しょうゆ ……………… 小さじ1/2

1 納豆はよく混ぜて粘りを出して器に盛り、卵黄をのせる。

2 食卓でしょうゆをかけて全体によく混ぜて食べる。

● きゅうりとしらす干しの酢の物

材料［2人分］

きゅうり ……………………… 1本
塩 ………………………… 小さじ1/4
しらす干し ……………… 大さじ2
a［酢・だし ………… 各大さじ1
　 砂糖 …………… 大さじ1/4

1 きゅうりはごく薄切りにして塩をまぶし、しんなりしたら水けをかたく絞る。

2 aを合わせてきゅうりを漬けてしばらくおき、器に盛ってしらす干しをのせる。

● じゃが芋と玉ねぎのみそ汁

材料［2人分］

じゃが芋 …………… 小1個（80g）
玉ねぎ …………… 小1/2個（70g）
ほうれん草 ………………… 1株
だし …………………… 2カップ
みそ …………………… 大さじ1

1 じゃが芋と玉ねぎは4～5mm厚さに切る。

2 ほうれん草は熱湯でゆでて水にとって絞り、2cm長さに切る。

3 だしで**1**をやわらかく煮てみそをとき入れ、ほうれん草を散らす。

● ごはん（軟飯）［3食分］

米 ……………………… 1カップ
水 ……………… 1½～2¼カップ

米を洗って水けを切り、分量の水に30分浸してから普通に炊く。

MEMO

水1½カップで炊くと、少しやわらかめのごはんになり、水2¼カップで炊くと、歯茎でもつぶせるくらいになる。

朝食 menu

- ひき割り納豆のおろしきゅうり添え
- くずし豆腐のじゃが芋すり流しみそ汁
- おかゆ

1食分318kcal　塩分1.8g

主菜は、丸大豆より納豆菌が多く、より消化のよいひき割り納豆を使います。薬味がわりに添えたおろしきゅうりのすがすがしい香りが食欲をそそります。みそ汁はくずした豆腐を具にし、おろしじゃが芋でとろみをつけて。

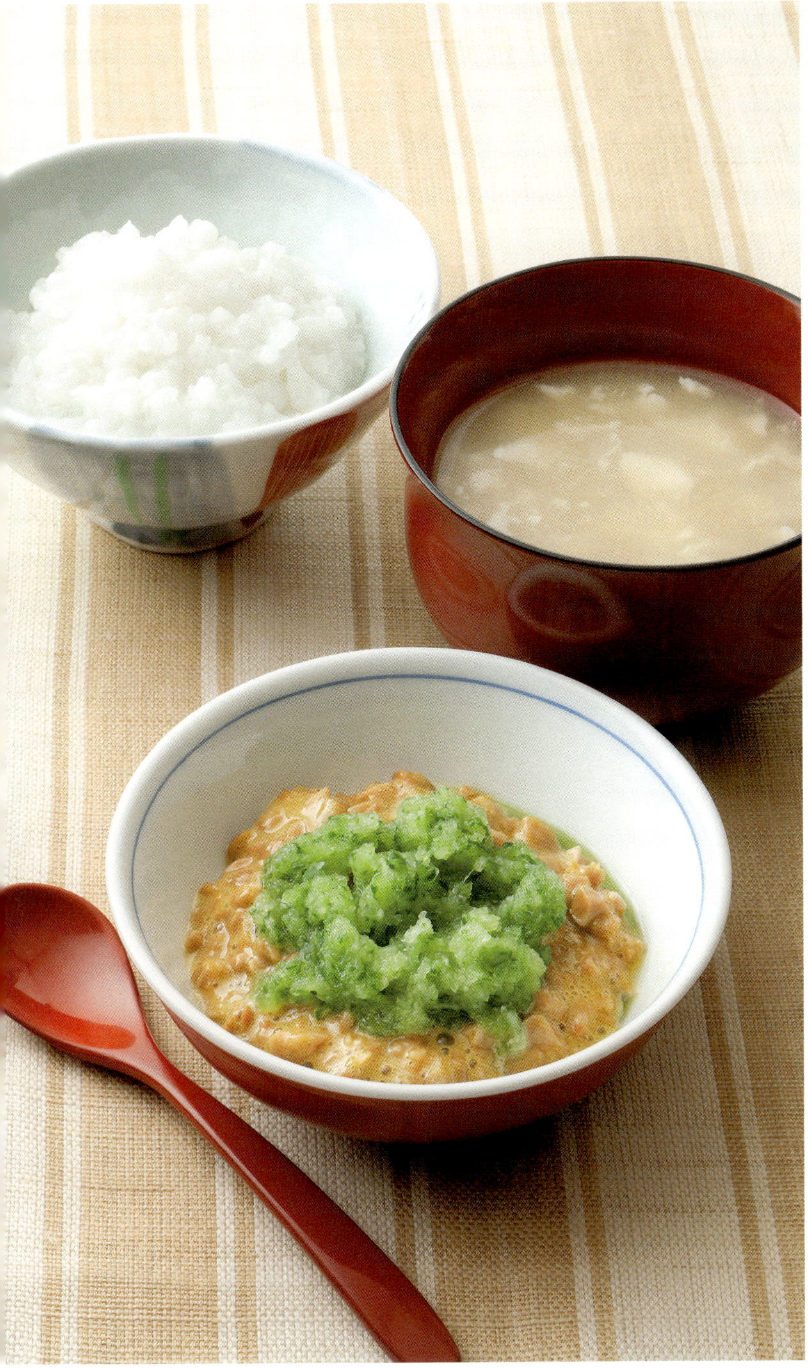

嚥下困難食

ひき割り納豆のおろしきゅうり添え

材料［1人分］

ひき割り納豆……1パック（40g）
卵黄……1個
きゅうり……1/4本
しょうゆ……小さじ1/2

1 納豆はよく混ぜて粘りを出し、卵黄を混ぜて器に盛る。

2 きゅうりはすりおろして水けをきり、**1**にのせる。食卓でしょうゆを落として全体によく混ぜて食べる。

くずし豆腐のじゃが芋すり流しみそ汁

材料［2人分］

絹ごし豆腐……50g
だし……1½カップ
みそ……大さじ1
じゃが芋……1個

1 なべにだしを入れて火にかけ、煮立ったら火を弱め、皮をむいたじゃが芋をすりおろしながら直接入れる。

2 じゃが芋に火が通って透き通ってきたらみそをとき入れ、豆腐を指先で小さくくずして加え、ひと煮立ちさせる。

MEMO

じゃが芋のとろみだけではうすすぎるようなら、とろみ剤か水どきかたくり粉を加える。

おかゆ［1人分］

全がゆ（作り方P36）……100g

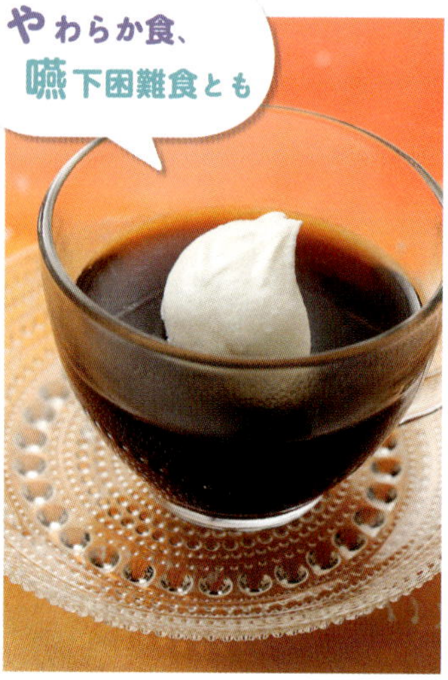
やわらか食、
嚥下困難食とも

10:00

ゆっくりとけるかんてん仕立て。

● コーヒーゼリー ［2人分×2回分］

水 ························ 460ml
粉かんてん ······················ 2g
インスタントコーヒー ········· 大さじ2
砂糖 ························ 60g
a ┌ 生クリーム ················ 50ml
　 └ 砂糖 ················· 小さじ2

1 なべに水と粉かんてんを入れて火にかけ、かき混ぜながら煮る。1分半くらい煮たらコーヒーと砂糖を加えて煮、とけたら火を止める。
2 器4個に流し、冷やしかためる。
3 aを泡立て、2にのせる。

1人分126kcal　塩分0.0g

MEMO
残りはラップをかけて冷蔵庫に。
翌日までおいしく食べられる。

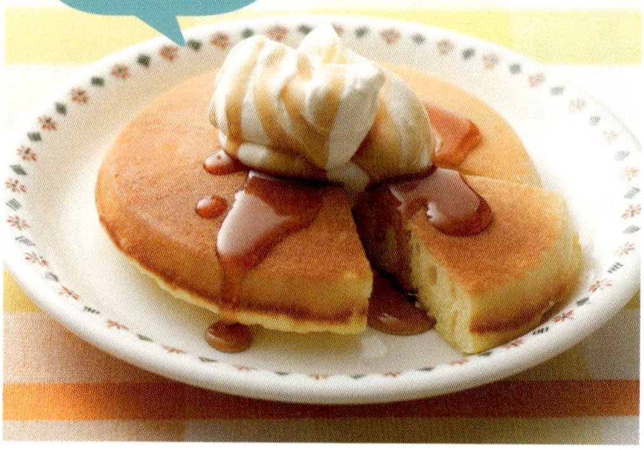
嚥下困難食に

15:00

乳製品を加えてしっとりと。

● ヨーグルトパンケーキ ［2人分］

ホットケーキミックス ··100g
牛乳 ················ 75ml
卵 ················ 1/2個
プレーンヨーグルト　大さじ3
a ┌ 生クリーム ····· 大さじ1
　 └ 砂糖 ······· 小さじ1/2
メープルシロップ（または
　はちみつ）····· 大さじ1/2

1 ホットケーキの作り方1と同様に生地を作り、ヨーグルトを加えてさらによく混ぜる。
2 ホットケーキの作り方2と同様に焼き上げ、器に盛る。
3 乾いたボウルにaを合わせてこんもりと泡立てて2にのせ、シロップをかける。

1人分291kcal
塩分0.6g

冷凍OK
パンケーキも、ホイップした生クリームも冷凍できる。

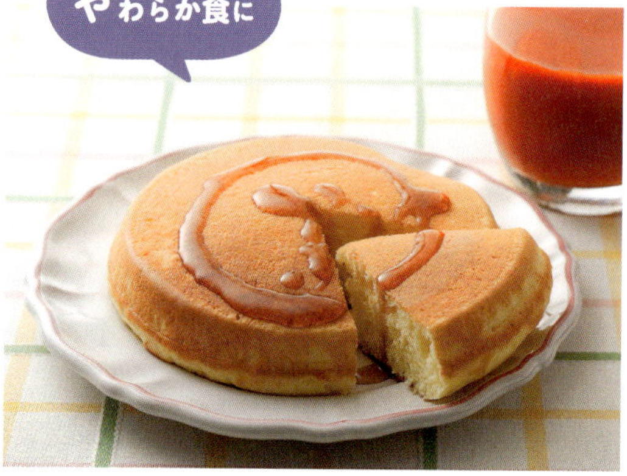
やわらか食に

15:00

野菜ジュースを添えて。

● ホットケーキ ［2人分］

ホットケーキミックス ··100g
牛乳 ················ 75ml
卵 ················ 1/2個
メープルシロップ（または
　はちみつ）····· 大さじ1/2

1 ボウルに卵を割りほぐして牛乳を加えてよく混ぜ、ホットケーキミックスを一度に入れてなめらかに混ぜ合わせる。
2 フッ素樹脂加工のフライパンを熱して1を玉じゃくし1杯とって丸く流し、弱火にして両面をきつね色に焼く。残りも同様に焼く。
3 器に盛り、シロップをかける。

冷凍OK
焼いたホットケーキは冷凍できる。自然解凍して、電子レンジで温めればアツアツの味になる。

● 野菜ジュース ［1人分］

野菜ミックスジュース
················ 小1缶

1人分319kcal
塩分0.8g

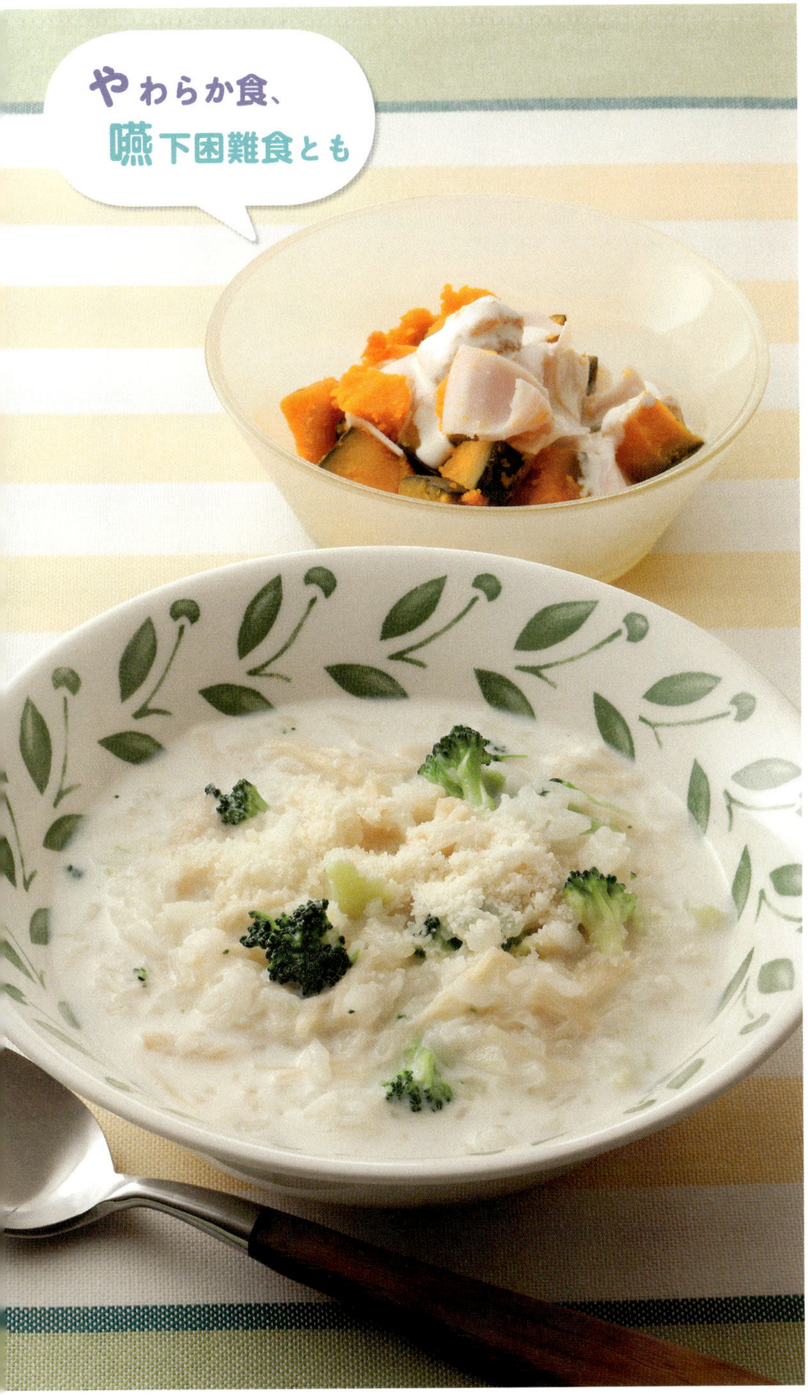

昼食 menu

- ホタテ缶のミルクリゾット
- かぼちゃのサラダ

1食分349kcal　塩分2.0g

ホタテ缶のミルクリゾット

材料［2人分］

ごはん	100g
ホタテ貝柱の水煮缶	小1缶（80g）
ブロッコリー	2房（30g）
玉ねぎ	1/4個
バター	小さじ1
牛乳	1カップ
固形ブイヨン	1/4個
塩	少量
粉チーズ	小さじ1

1 ブロッコリーは小房に分けてやわらかくゆで、さらに小さく切る。玉ねぎはみじん切りにする。

2 なべにバターをとかして玉ねぎを入れ、弱火で焦がさないようにいためる。しんなりしたら牛乳とブイヨン、ホタテ貝柱を加えて煮る。煮立ったらごはんを加え、もう一度煮立ったら塩で味をととのえ、ブロッコリーを散らす。

3 器に盛って粉チーズを振る。

※残ったら冷蔵庫に入れ、翌日、電子レンジで温めて食べるとよい。

かぼちゃのサラダ

材料［2人分］

かぼちゃ		125g
ロースハム		3枚（45g）
a	マヨネーズ	大さじ1/2
a	プレーンヨーグルト	大さじ1/2
a	塩	少量

1 かぼちゃはわたを除き、ラップに包んで電子レンジで3分加熱する。

2 冷めたら1～2cm角に切る。ハムも1cm角に切る。

3 ボウルにaを合わせてなめらかに混ぜ、2をあえる。

リゾットは洋風おかゆ。牛乳で炊くと、ごはん粒が1粒ずつ牛乳に包まれ、のどや胃の粘膜にやさしく、栄養価も満点です。かぼちゃも消化がよく、この時期のビタミン補給に最適。ヨーグルトのほのかな酸味がきいたサラダなら、甘煮が苦手な男性にも喜ばれます。

夕食 menu

- 豚肉の野菜巻き
- 春菊とにんじんの白あえ
- 白菜のとろとろ煮
- ごはん（軟飯）

1食分548kcal　塩分3.0g

豚肉の野菜巻きは、
ごく薄い豚肉で巻くので、
見た目より軽いかみごたえ。
かむ練習に最適です。白あえは
豆腐がとろみ剤に。とろとろ煮は
汁物がわりになります。

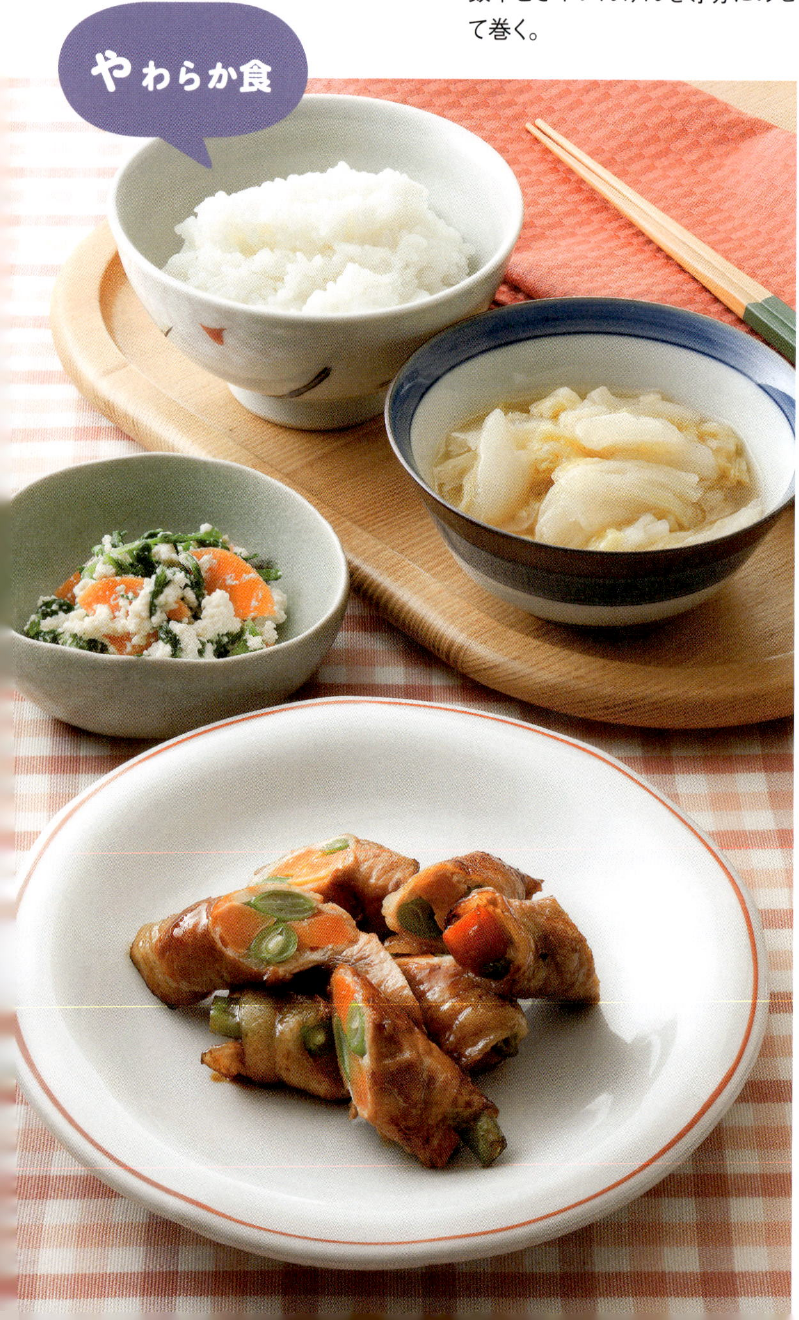

豚肉の野菜巻き

材料［1人分］

豚ももしゃぶしゃぶ用薄切り肉……4枚（70g）
にんじん……40g
さやいんげん……4本
油……小さじ1
a［酒・みりん……各小さじ1
　しょうゆ……小さじ2

1 にんじんは3～4mm角の棒状に切り、水から入れてゆでる。煮立ったらさやいんげんを加え、いっしょにやわらかくゆでる。

2 豚肉を1枚ずつ広げ、にんじん数本とさやいんげんを等分にのせて巻く。

3 フライパンに油を熱し、**2**を入れて転がしながら焼く。

4 肉の色が変わったら**a**を加えて汁けがなくなるまでいり煮にする。食べやすく切って器に盛る。

春菊とにんじんの白あえ

材料［2人分］

春菊……180g
にんじん……20g
木綿豆腐……100g
b［白練りごま……大さじ1
　砂糖……小さじ2
　しょうゆ……小さじ2/3
　塩……少量

1 春菊はかたい軸は除き、熱湯でやわらかくゆで、水にとって絞り、2～3cmに切る。にんじんは薄いいちょう形に切ってやわらかくゆで、湯をきる。

2 豆腐は水から入れて1～2分ゆで、水けをよくきる。

3 すり鉢かボウルに豆腐を入れてすりこ木または木べらですりつぶし、**b**を加えてすり混ぜる。

4 **3**に**1**を入れてあえる。

白菜のとろとろ煮

材料［2人分］

白菜……150g
だし……1カップ
塩……少量
c［かたくり粉……小さじ1/2
　水……小さじ1
卵……1/2個

1 白菜は小さめに切ってなべに入れ、だしを加えて火にかけ、煮立ったらふたをして火を弱め、4～5分煮る。

2 やわらかくなったら塩で調味し、**c**を流してとろみをつける。

3 卵をときほぐして**2**が煮立っているところに少しずつ回し入れ、火を止めてふたをし、1分蒸らす。

ごはん［1人分］

軟飯（作り方P56）……1食分

夕食 menu

- 豚肉の野菜巻き・あんかけ
- 春菊とにんじんの白あえ
- 白菜のとろとろ煮
- おかゆ

1食分450kcal　塩分2.8g

主菜の野菜巻きは、豚肉をやわらかいロースにかえて小さく切り、あんをからめます。白あえも、野菜を小さく刻み、衣を増やします。とろとろ煮の白菜は、やわらかな葉先だけを使って、文字通りとろとろに煮ます。

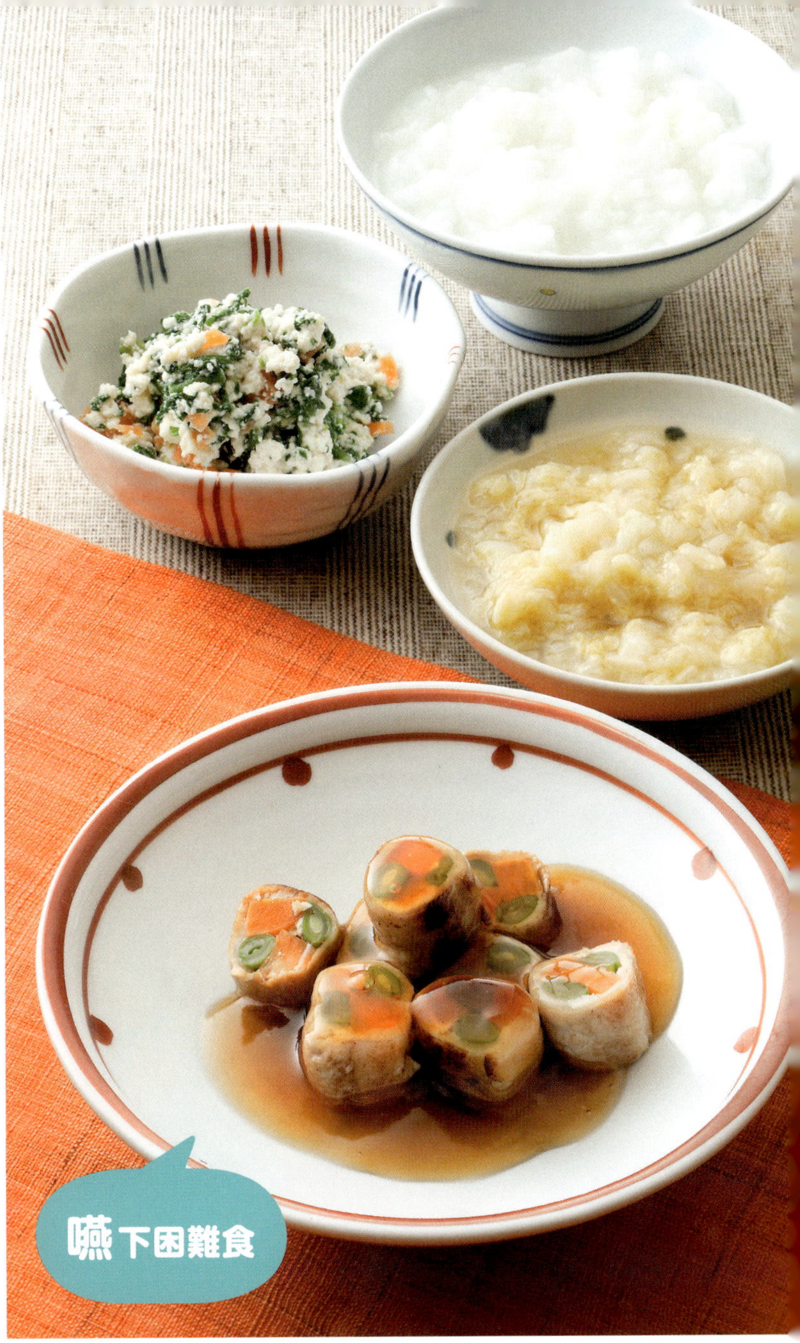

● 豚肉の野菜巻き・あんかけ

材料［1人分］

豚ロースしゃぶしゃぶ用薄切り肉……2枚（50g）
にんじん……20g
さやいんげん……2本
油……小さじ1
d
- 酒、みりん……各大さじ1
- しょうゆ……小さじ2
- かたくり粉……小さじ1/2
- 水……大さじ1

1 豚肉の野菜巻きの作り方**1**～**3**（P60）と同様に、やわらかくゆでたにんじんとさやいんげんを豚肉で巻いてフライパンで焼く。
2 1.5cm幅に切って器に盛る。
3 あいたフライパンに**d**を合わせて混ぜながら煮立て、とろみがついたら**2**にかける。

● 春菊とにんじんの白あえ

材料［2人分］

春菊の葉先……80g
にんじん……20g
木綿豆腐……100g
衣
- 白練りごま……大さじ1
- 砂糖……小さじ2
- しょうゆ……小さじ2/3
- 塩……各少量

1 春菊の葉は熱湯でやわらかくゆでて水にとって絞り、にんじんは薄切りにしてやわらかくゆで、ともに小さく刻む。
2 白あえの衣は、やわらか食の白あえの作り方（P60）の**2**、**3**と同様に作り、**1**をあえる。

MEMO
白あえの衣は、冷蔵庫で2日は保存できるので、多めに作っても。野菜をあえてしまうと水けが出るので、必ず衣だけを保存する。

● 白菜のとろとろ煮

材料［1人分］

白菜の葉先……75g
だし……1/2カップ
塩……少量
e
- かたくり粉……小さじ1/4
- 水……小さじ1/2

卵……1/2個

1 白菜はやわらかい葉先を小さく刻み、だしでやわらかく煮る。
2 塩で調味して**e**を流してとろみをつけ、とき卵を回し入れて火を止め、1分蒸らす。

● おかゆ ［1人分］

全がゆ（作り方32P）……150g

栄養とおいしさと、手間も一皿に集めます

ワンプレートメニュー

丼物やめん類など、主食とおかずを一皿にセットしたメニューを紹介します。
何品も作るより手間がかからず、一皿に栄養が凝縮しているので、
少ししか食べられない場合も栄養バランスよく食べられます。

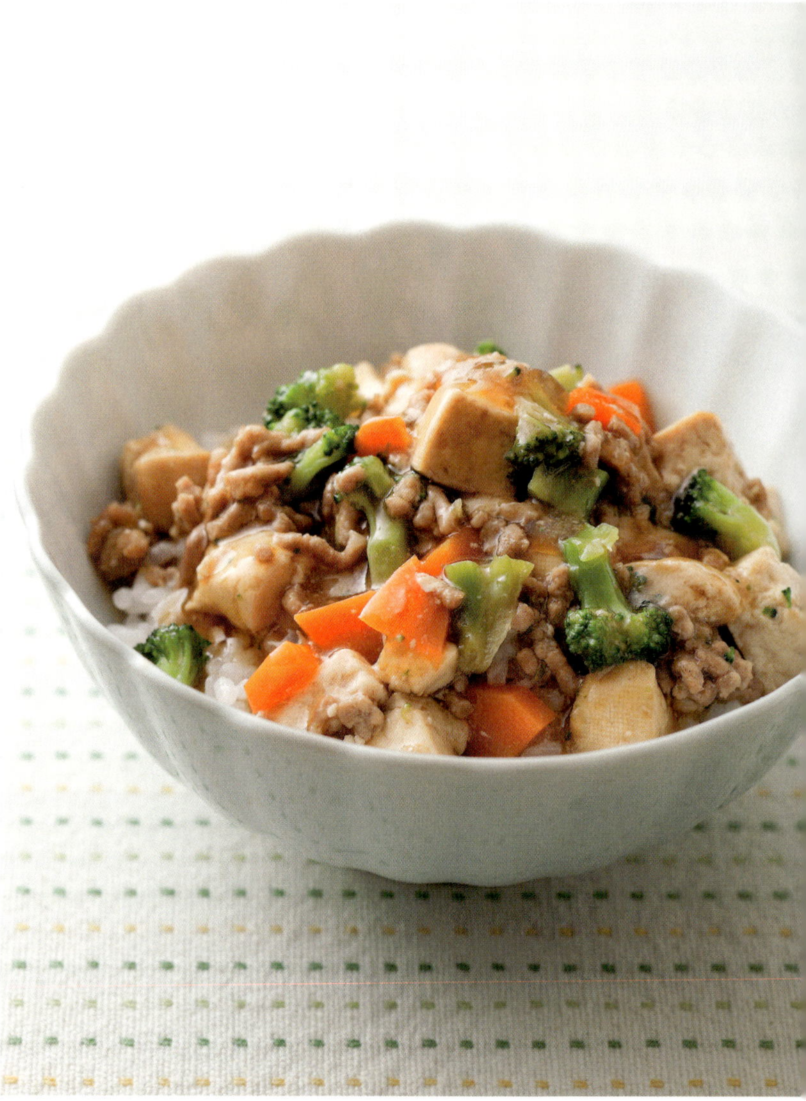

材料［1人分］

ごはん	150g
豚ひき肉	50g
木綿豆腐	80g
ブロッコリー	25g
にんじん	15g
めんつゆ（3倍希釈）	大さじ1½
水	1/2カップ
a かたくり粉	小さじ1弱
a 水	小さじ2

1 ブロッコリーは小さく刻み、にんじんは薄いいちょう切りにする。

2 なべにめんつゆと水を入れて煮立て、**1**を入れてやわらかくなるまで煮る。

3 ひき肉を加えてほぐしながら煮、色が変わったら豆腐を1cm角に切って加える。

4 豆腐が浮いてきたら、煮立っているところに**a**を流し、とろみがつくまで煮る。

5 ごはんを器に盛り、**4**をかける。

1人分**464**kcal　塩分**2.5**g

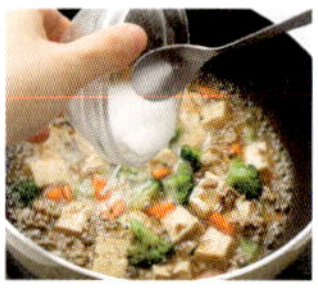

水どきかたくり粉は煮汁が煮立っているところに流す。火が通りにくいなべの中央から先に加えるとよい。

MEMO

軟飯やおかゆにかけても合う。むせる心配がある場合は、かたくり粉を多めにして、とろみを強めにするとよい。

野菜たっぷりマーボー豆腐丼

マーボーといっても、もちろん辛味は抜き。
にんじんの赤とブロッコリーの緑をきかせて、
彩りとビタミン豊かに仕上げます。マーボー豆腐のとろみを
からめることで、ごはんも飲み込みやすくなります。

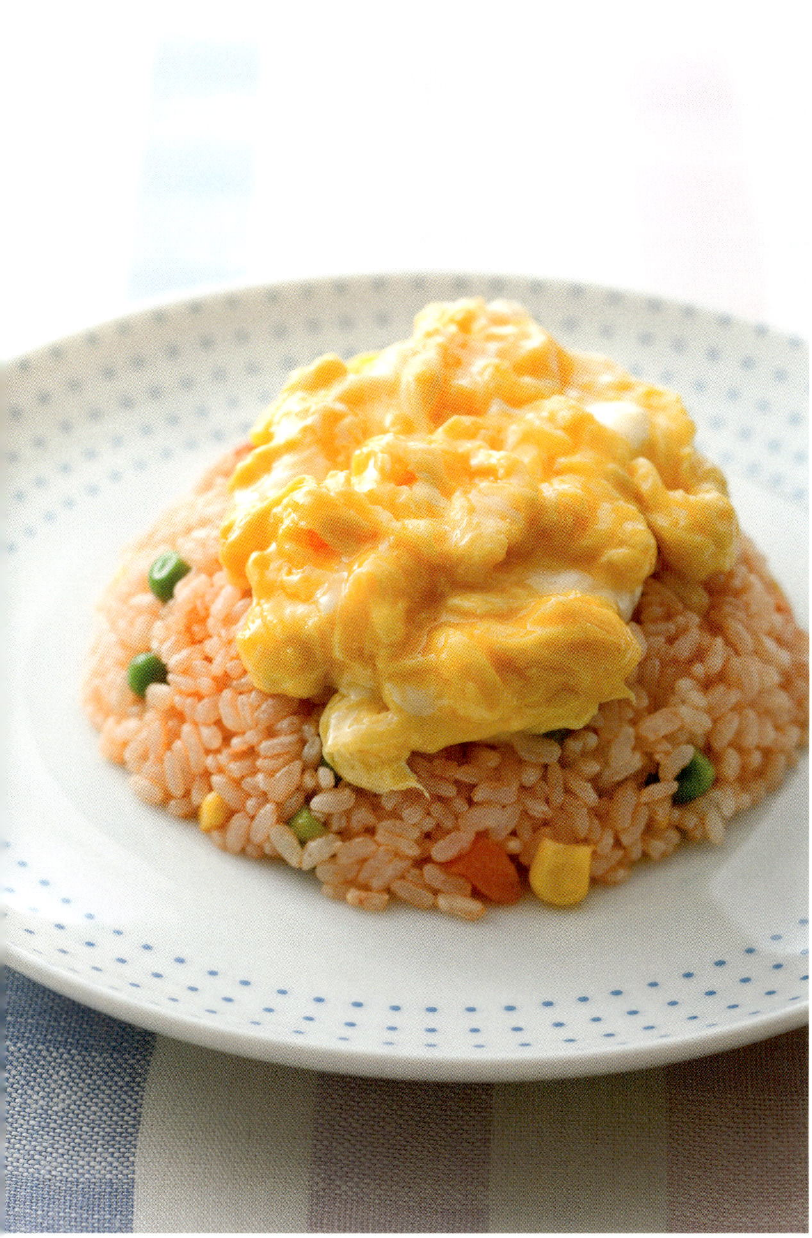

とろとろ卵のオムライス

パラリとかためにに仕上げたピラフを薄焼き卵で包むのが
定番ですが、ごはんはケチャップであえるだけだからしっとり。
とろとろの半熟に仕上げた卵がとろみ剤になり、
心地よくのどを通ります。

材料［1人分］

	ごはん	150g
	冷凍ミックスベジタブル	40g
a	バター	小さじ1
	トマトケチャップ	小さじ2
b	卵	1個
	塩	少量
	牛乳	大さじ1
	油	小さじ1

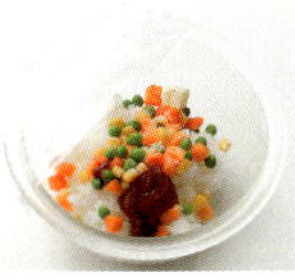

1 耐熱のボウルにごはんを入れて、凍ったままのミックスベジタブルと**a**をのせ、ラップをかけて電子レンジで1分加熱する。

2 熱いうちに全体をよく混ぜ合わせ、ごはん茶わんなどにきっちりと詰めて器にあけて盛る。

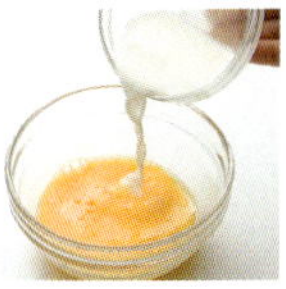

3 卵を割りほぐして塩と牛乳を加えてよく混ぜる。牛乳でのばすことで、卵白の粘りが弱くなり、きめこまかい生地になる。

4 フライパンに油を熱して**3**を流し、ゆっくりかきまぜて、かたまりかけたら**2**のごはんにのせる。

1人分**446**kcal　塩分**1.0**g

おすすめ食材 ▶▶

冷凍ミックスベジタブル

冷凍野菜は、下調理なしで使えるのがなにより。にんじん、グリーンピース、コーンのミックスは、カロテンやビタミンB群、たんぱく質や糖質の補給にも役立つ。

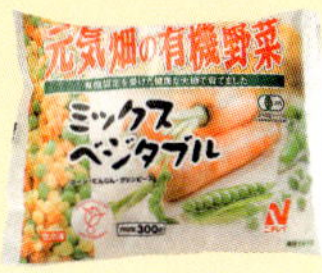

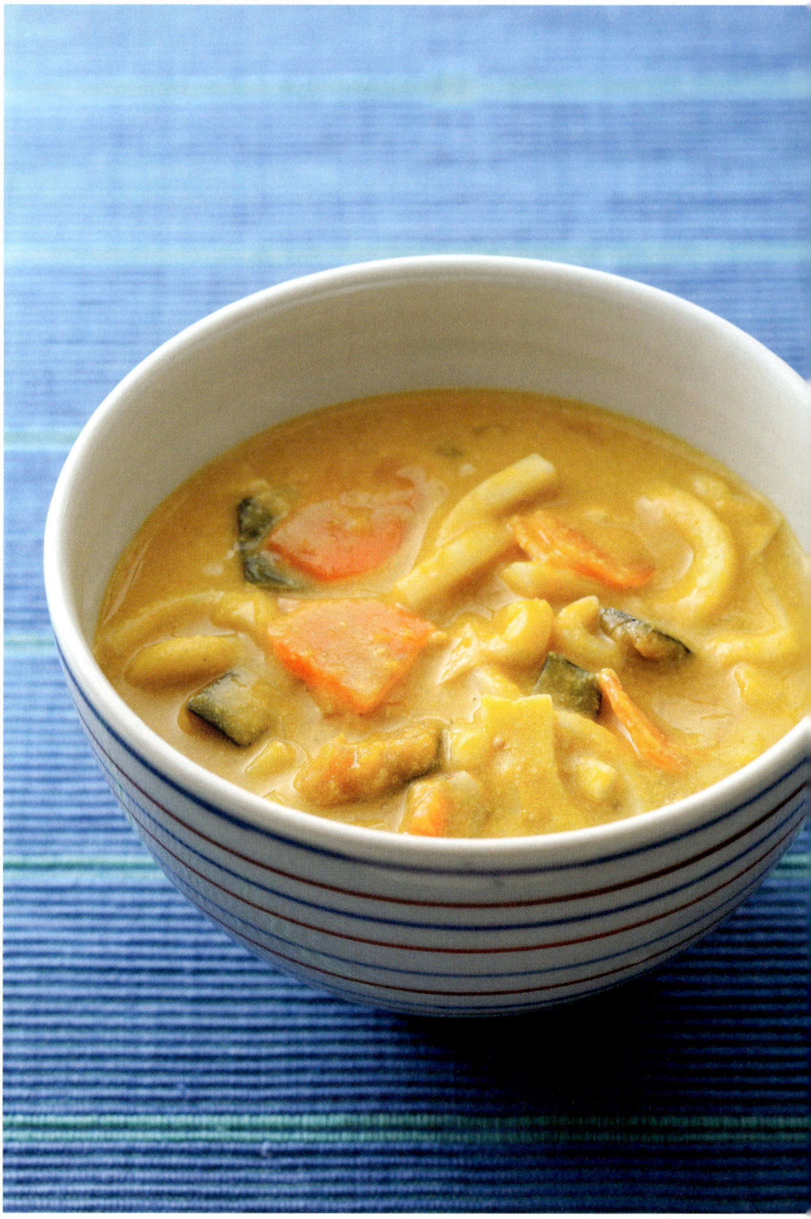

ほうとう風湯葉と豆乳のみそうどん

生うどんを煮たとろみを生かすのが本来ですが、
ゆでうどんでも、冷凍かぼちゃと豆乳、
みその相乗効果でとろみがつきます。
湯葉も加えて大豆たんぱく質満点。みその香りで、
かぼちゃの甘みが苦手な男性にも喜ばれます。

材料［1人分］

ゆでうどん …………1/2玉（100g）
乾燥巻き湯葉 ……………2個（5g）
冷凍かぼちゃ…………3切れ（70g）
にんじん ……………………………10g
だし ……………………………1カップ
豆乳…………………………1/2カップ
白みそ …………………………大さじ1

1 かぼちゃは室温に少しおくか、急ぐときはラップに包んで電子レンジで20秒ほど加熱し、包丁が通るようになったら1cm厚さに切る。

2 うどんはざっと切る。にんじんは薄いいちょう切りにする。

3 なべにだしを入れて湯葉、かぼちゃ、にんじんを加えて火にかけ、やわらかくなるまで煮る。

4 みそをとき入れてうどんを加え、うどんがやわらかくなるまで煮る。最後に豆乳を加え、煮立つ直前に火を止める。

※ みそは甘口の西京みそでも、信州みその白でも、好みでよい。

1人分**283**kcal　塩分**1.6**g

おすすめ食材 ▶▶

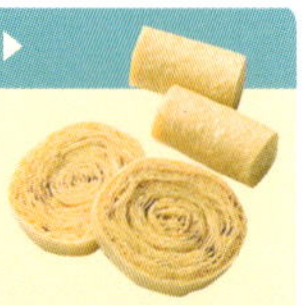

乾燥湯葉

湯葉は大豆の煮汁のたんぱく質と脂肪を集めた食品。独特の歯ごたえはあるが、消化吸収率は100%。栄養価が高く保存がきき、しっかりかむトレーニングにもおすすめ。

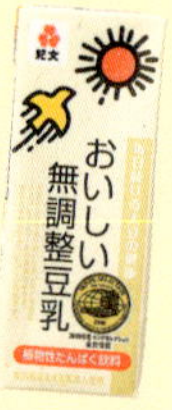

豆乳

豆乳は、大豆の煮汁をしぼった製品。食物繊維以外の大豆の栄養が消化吸収よくとれる。なお、ドリンク用の「調整豆乳」は油脂や糖類、塩などを加えたもので、調理には向かない。

材料［1人分］

ゆでそば……………1/2袋（85g）
卵………………………………1個
はんぺん……………………20g
冷凍ほうれん草……………20g
だしまたは水…………1½カップ
めんつゆ（3倍希釈）……大さじ2
a［かたくり粉…………小さじ2
　 水………………………小さじ4

1 そばは短く切る。はんぺんは一口大に切る。卵は割りほぐす。
2 なべにだしを温めてめんつゆで調味し、そばを入れてやわらかく煮、そばだけを器にとり出す。
3 なべに残ったつゆにはんぺんと凍ったほうれん草を加え、煮立ったら**a**を流して底からまぜる。
4 とろみがついたら卵を流し入れて大きくまぜ、半熟に煮えたら**2**のそばの入った器に汁ごと盛る。

1人分268kcal　塩分4.0g

おすすめ食材 ▶▶

ゆでそば

生そばや乾そばをゆでる場合よりやわらかく、手軽に使えるのもなにより。必ず短く切って、さらにやわらかく煮て食べること。

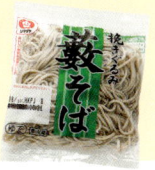

MEMO

冷凍のほうれん草（P69参照）は加熱済みなのでそのまま使えるが、なければ生のほうれん草をやわらかくゆでて散らす。暖かい季節に出回る品種ならアクが少ないので、葉先だけを生のままなべに入れてやわらかくなるまで煮るとよい。

あんかけかき玉そば

手術後はほとんどの人が、そばをすすり込むことができなくなります。でも、よくかんでこそ、そばの香りも楽しめるというもの。うっかりすすり込まないように、そばは短く切り、つゆにはとろみをつけます。

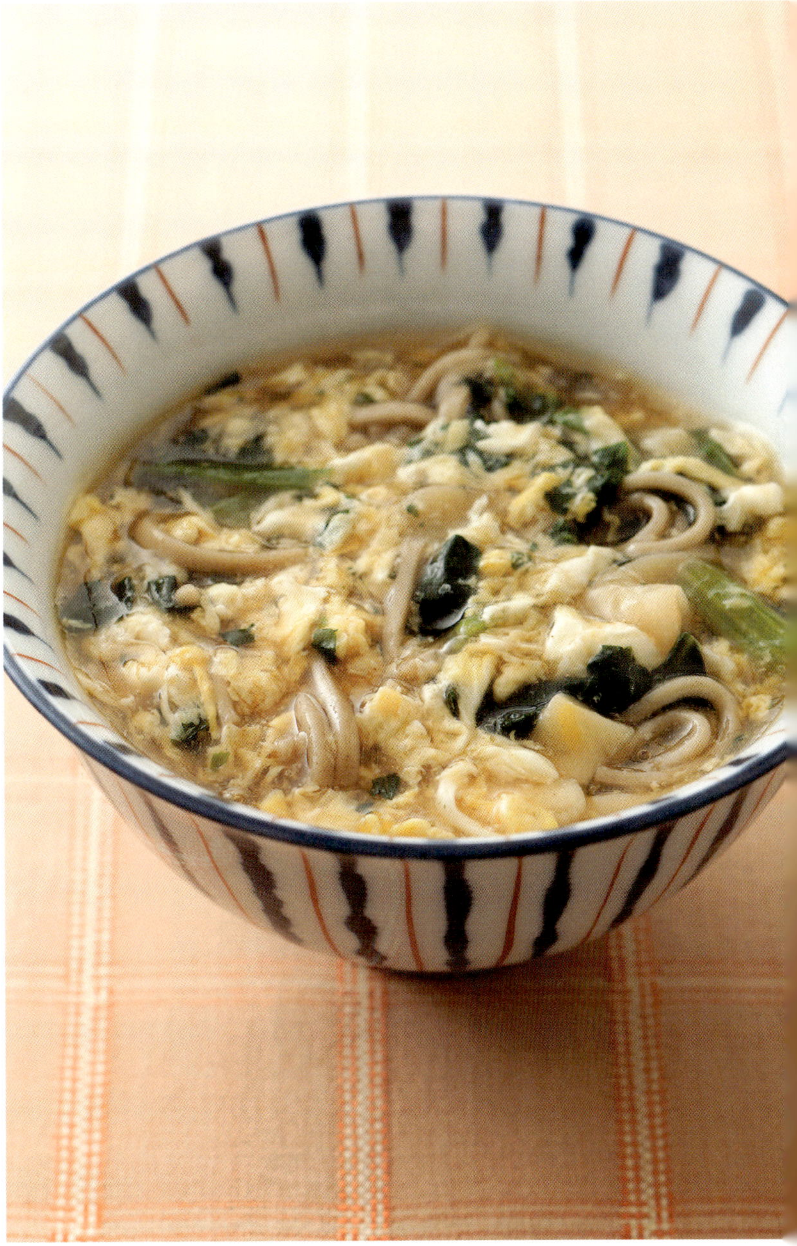

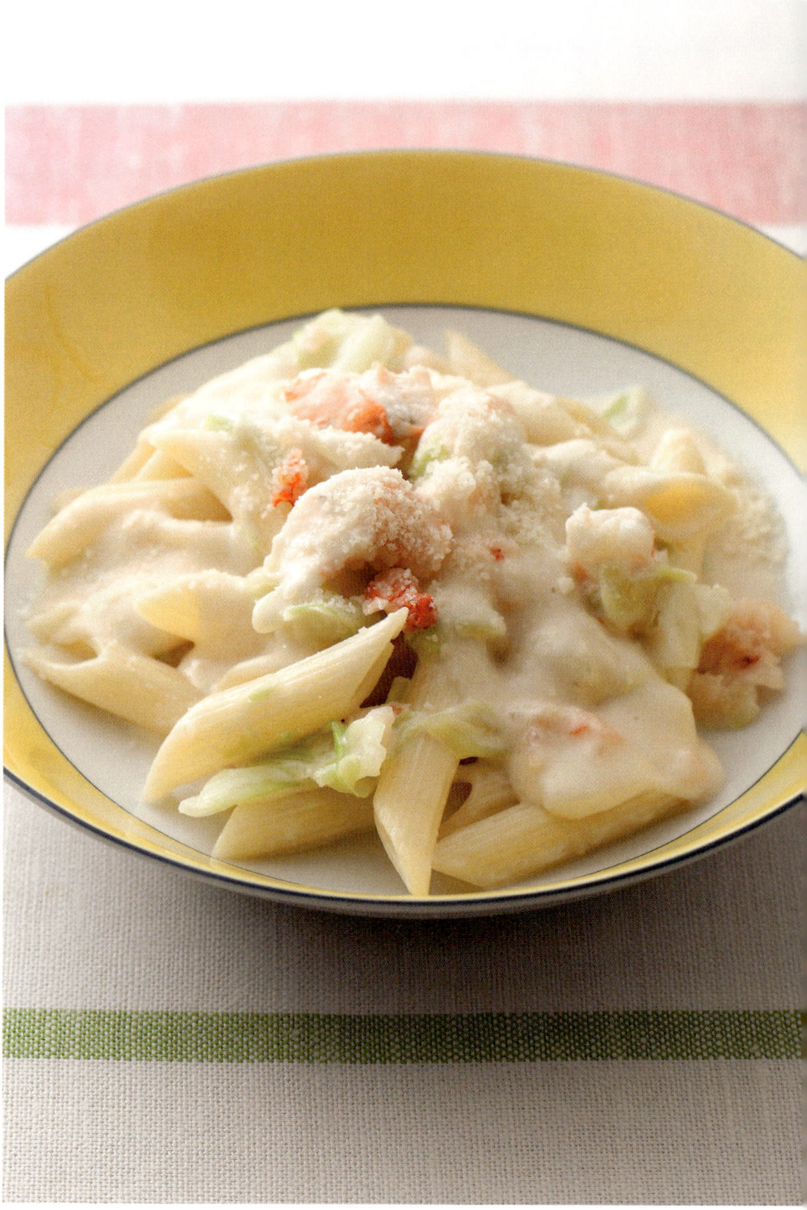

ペンネとキャベツのエビクリーム煮

スパゲティはそば以上にこしが強く、
かみにくく、のどにつまる心配があるのでタブーです。
かわりに楽しめるのはマカロニ類。
やわらかくゆでてよくかめばだいじょうぶ。

材料［1人分］

マカロニ（ペンネ）……50g
むきエビ……50g
キャベツ……小1枚
バター……小さじ1
白ワイン（あれば）……大さじ1
ホワイトソース（缶詰め）……1/3缶（100g）
生クリームまたは牛乳……大さじ1
粉チーズ……小さじ1

1 エビはあらみじんに刻む。
2 キャベツは1cm角に切る。
3 なべに湯1リットルを沸かして塩小さじ2（分量外）を入れ、ペンネを入れて表示のゆで時間の1分前にキャベツを加えていっしょにやわらかくゆで、ざるにとる。
4 フライパンにバターをとかしてエビを入れてさっといため、ワインをふる。ホワイトソースと生クリームを加え、温まったらペンネとキャベツを加えて味がなじむまで煮、最後に粉チーズを振る。
※ 生クリームはコーヒークリームでもよい。

1人分**461**kcal　塩分**1.8**g

おすすめ食材 ▶▶

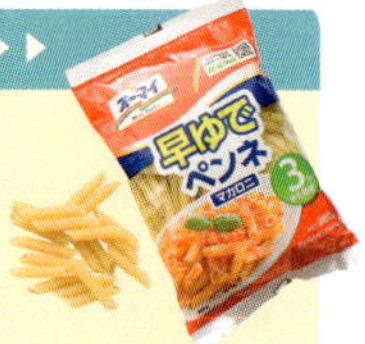

ペンネ

マカロニの中でも空洞が大きく、やわらかくなりやすく、かみやすい。ゆで時間が短いタイプは薄いのでさらにやわらかくなり、食べやすい。

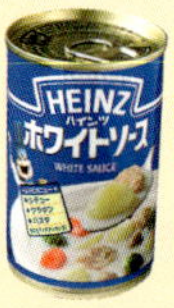

ホワイトソース缶

ホワイトソースは洋風料理のとろみ剤になる。缶詰めを使えば手軽。開封して残ったらポリ袋に移して冷凍しておくとよい。

豚ひき肉としらす干しのお好み焼き

お好み焼きは、肉も野菜もとろとろの生地にはさまれて
蒸し焼きになるのでやわらかくなります。
さらにふたをして蒸し上げ、よくかむことで、
嚥《えん》下《げ》力の落ちた人にも食べられます。
削りガツオはのどに詰まるおそれがあるので、
かわりにしらす干しをたっぷり加えて、うまみと風味を補います。

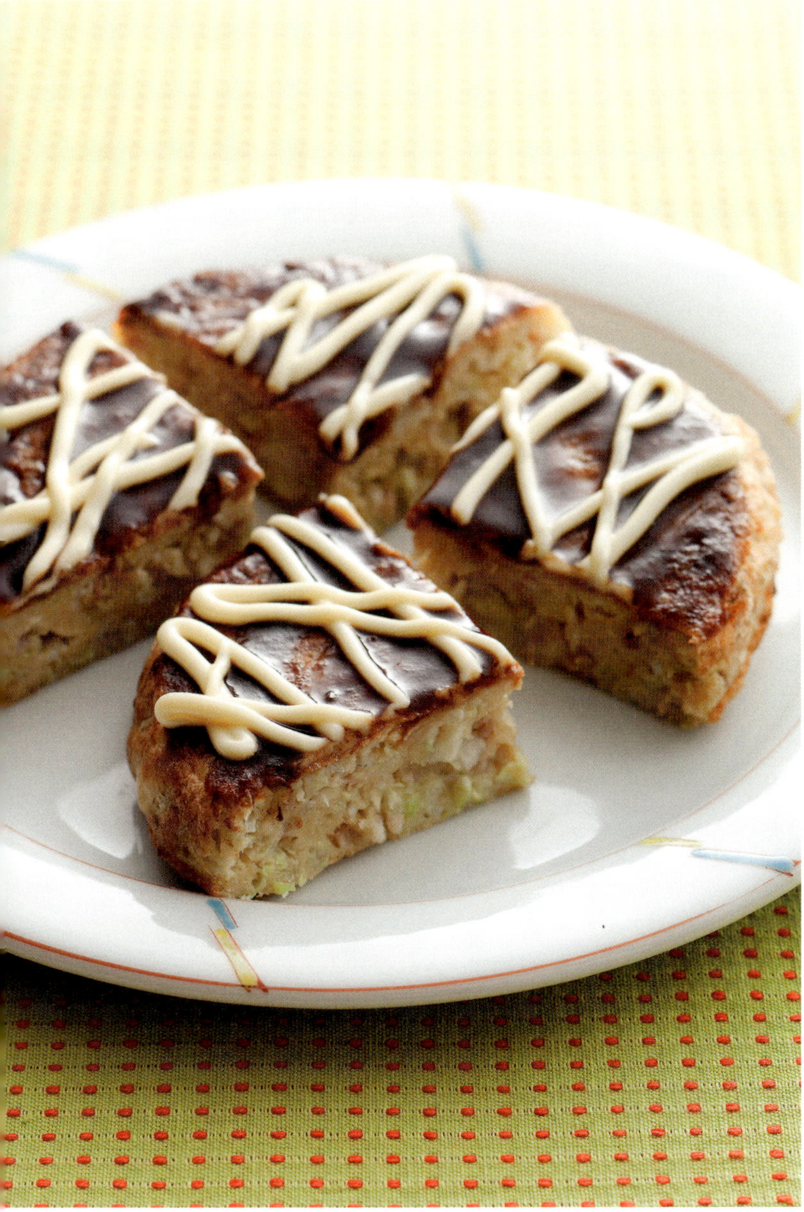

材料 [直径15cm × 1枚分]

豚ひき肉	50g
キャベツ	2枚 (90g)
しらす干し	10g
お好み焼きミックス粉	1/2カップ
水	60ml
卵	大1個 (60g)
油	小さじ1
お好み焼きソース	大さじ1
マヨネーズ	小さじ1

1 キャベツはせん切りにする。

2 ボウルに粉を入れて水を少しずつ加えてなめらかにとき、卵を加えてさらによく混ぜる。

3 **2**にキャベツとしらす干しを加えまぜ、最後にひき肉を加えてまんべんなく混ぜる。

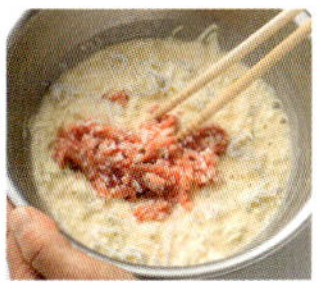

4 直径15〜18cmのフライパンをあたためて油をなじませる。**3**を一度に流して平らにならし、ふたをして弱火で蒸し焼く。焼き色がついたら返して同様に焼く。

5 器に盛ってソースを一面に塗り、マヨネーズをかけ、食べやすく切り分ける。

1枚分517kcal　塩分3.2g

冷凍OK

焼いたお好み焼きは冷凍できる。ソースとマヨネーズを塗る前にポリ袋に。室温で解凍する。

おすすめ食材 ▶▶

しらす干し

しらす干しは、うまみとほどよい塩味で食欲をそそる。削りガツオよりのどを通りやすく、消化もよく、栄養価も高い。冷蔵庫で1週間ほどもつが、冷凍すると安心。

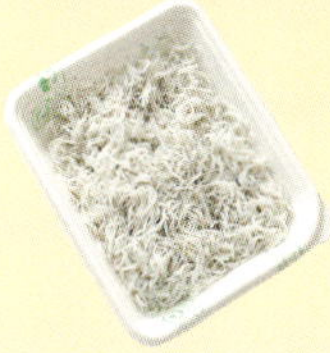

野菜畑のピザトースト

ピザトーストは、手軽にできるうえ、
栄養がコンパクトにとれる便利なメニューです。
ピザソースのかわりにフレッシュなトマトを使い、
ハムやベーコンをツナにかえれば、さらに食べやすくなります。

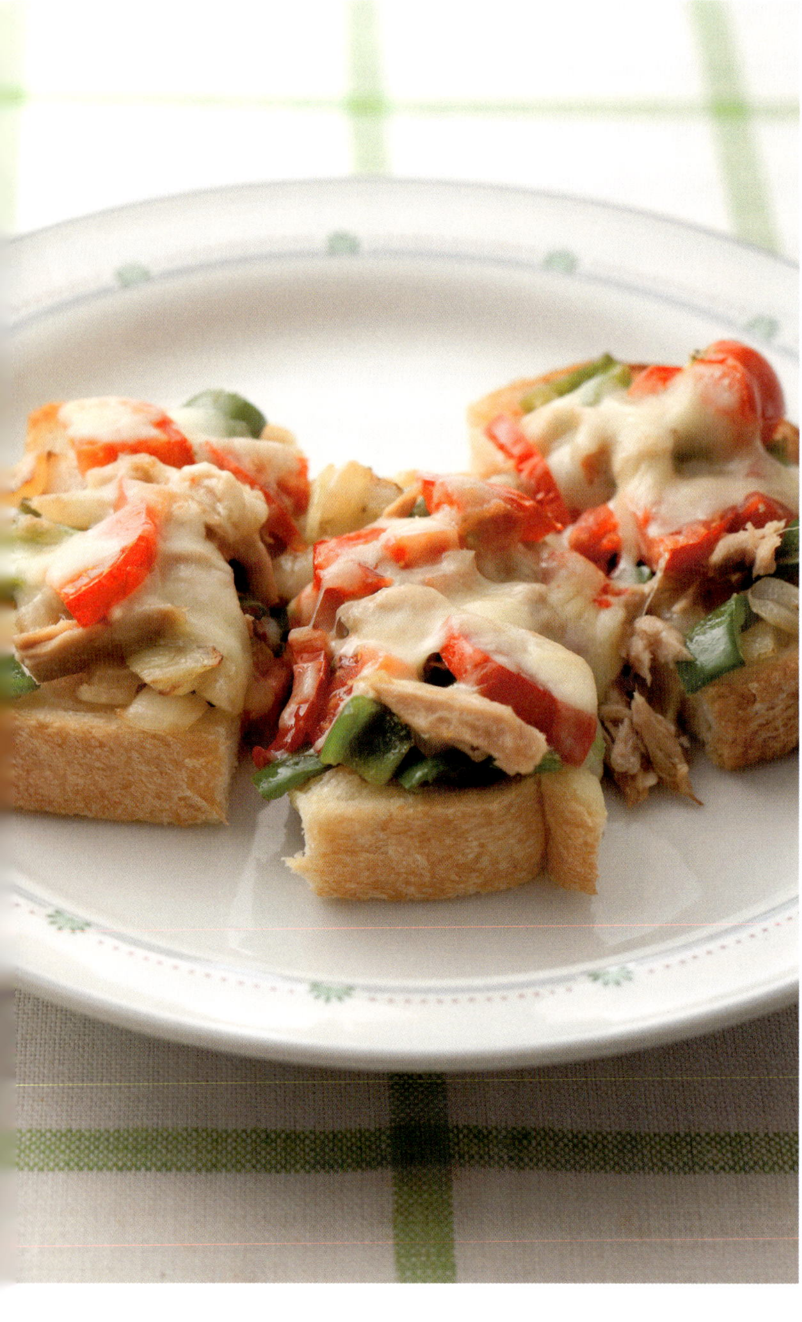

材料［1人分］

食パン（8枚切り）……………1枚
ツナのオイル漬け缶
………………小1/2缶（40g）
玉ねぎ…………小1/4個（30g）
ピーマン……………………1個
ミディトマト……… 小1個（30g）
とろけるチーズ……………25g

1 ツナは缶汁をきってほぐす。
2 玉ねぎとピーマンはそれぞれ1cm角に切り、耐熱皿に広げてラップをかけ、電子レンジで1分加熱してやわらかくする。
3 トマトは薄くいちょう切りにする。
4 食パンに**2**、ツナ、トマトの順に一面にのせ、一番上にチーズを散らし、オーブントースターでチーズがとけるまで焼く。

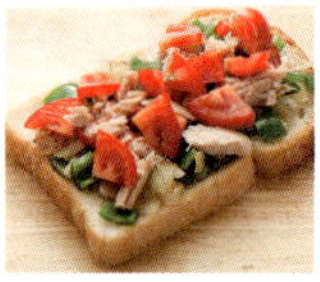

5 食べやすく切って器に盛る。

1人分339kcal　塩分1.4g

MEMO

食パンの耳は火がよく通っているので消化はよいが、よくかむことが条件。嚥下力が低下している場合は耳を落としてから焼くとよい。

おすすめ食材 ▶▶

ツナ缶

小1缶で魚1切れに匹敵するくらいのたんぱく質がとれ、消化もよく、用途が広く、常備しておくと便利な保存食品。残ったら缶のにおいがつかないよう、別の容器に移して冷蔵庫に。3〜4日はもつ。

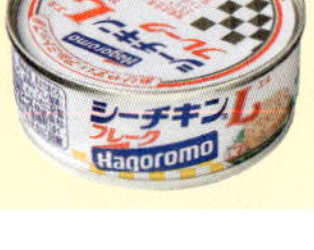

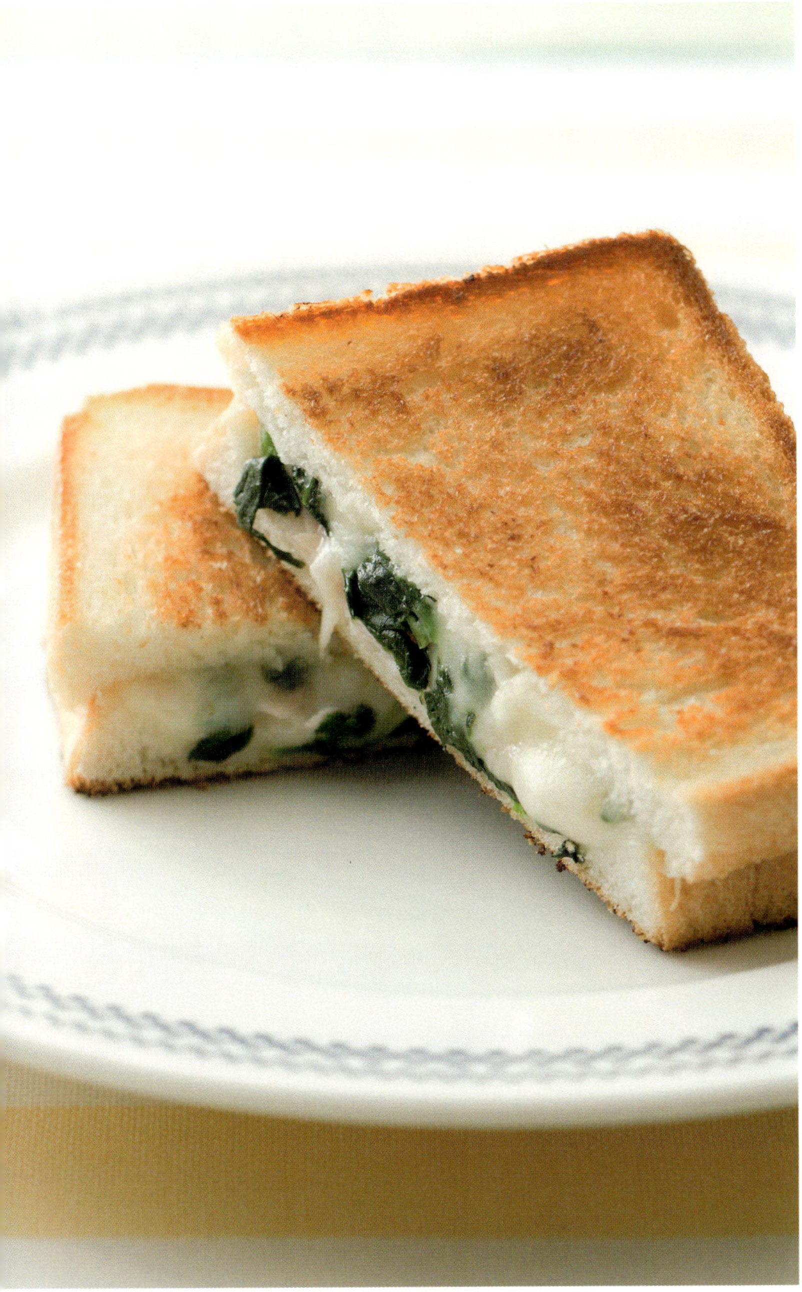

ほうれん草入りクロックムッシュ

クロックムッシュは、ハムとチーズのサンドイッチを両面から焼いたもの。ここにビタミン豊富なほうれん草をプラスすれば、栄養のバランス満点。ほうれん草は冷凍を使えばやわらかく、手間いらず。10分もかからずにできます。

材料［1人分］

食パン（8枚切り）……2枚
ロースハム（ごく薄切りのもの）……2枚（25g）
とろけるチーズ……30g
冷凍ほうれん草……20g
バター……小さじ2

1 ハムは短冊形に切る。

2 食パン1枚にチーズ、ハム、ほうれん草の順に一面に散らす。

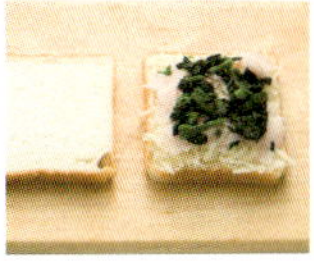

3 もう1枚のパンを重ね、皿などをのせて軽く押さえてなじませる。

4 フライパンにバターを溶かして3を入れ、弱火で両面をじっくりときつね色に焼く。

※ハムは刻んだシュレッドハムを使えば、包丁いらずでできる。

1人分**458**kcal　塩分**2.5**g

MEMO

嚥下《えんげ》力が低下している場合は、パンの耳を除いて具をはさみ、焼くときにふたをして蒸し焼きにすると、パンがしっとりと焼き上がる。

おすすめ食材 ▶▶

冷凍ほうれん草

冷凍技術の進歩で実現した冷凍素材の1つ。室温でもどせばそのままお浸しで楽しめるほどフレッシュで、旬の栄養が丸ごと詰まっている。
小松菜の冷凍品もある。

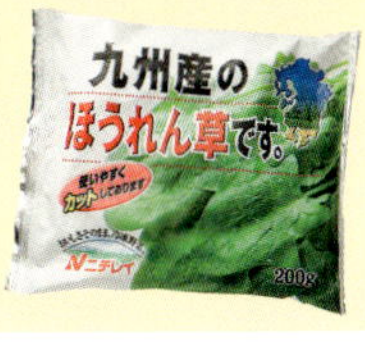

手軽に栄養バランスよく食べるコツ教えます

市販食品活用メニュー

一人暮らしなど、買い物や調理に手間をかけられない場合に
便利なのは缶詰めや冷凍、レトルト食品です。
魚介類と野菜を組み合わせたり、濃い味を利用するなど、
ちょっとしたコツで、栄養のバランスもおいしさもレベルアップします。

材料［2人分］

カニ缶…………小1/2缶（30g）
卵…………2個
小ねぎ…………2本
a［砂糖…………小さじ1/2
　 塩・こしょう…………各少量
油…………小さじ1

あん

［水…………1/4カップ
　砂糖…………小さじ1/2
　酒…………小さじ1/2
　しょうゆ…………小さじ1/4
　ごま油…………小さじ1/4
b［かたくり粉…………小さじ1
　 水…………小さじ2
グリーンピース（缶詰）…………5g

1 小ねぎは小口切りにする。
2 ボウルに卵を割りほぐして**a**で調味し、缶汁をきったカニと小ねぎを混ぜる。
3 フライパンに油を熱して**2**を一度に流し、大きくまぜて丸くととのえながら半熟状に焼く。縁がかたまってきたらフライ返しで裏返し、反対側も焼き、器に盛る。
4 小なべにあんの材料を合わせて煮立て、**b**を流してとろみをつけ、グリーンピースを散らしてカニたまにかける。

1人分125kcal　塩分0.8g

おすすめ食材 ▶▶

カニ缶

卵や豆腐などと組み合わせるなら、フレーク缶で十分。カニは低脂肪高たんぱく質で、免疫力の向上に欠かせない亜鉛も豊富。

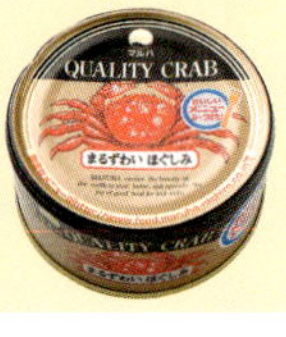

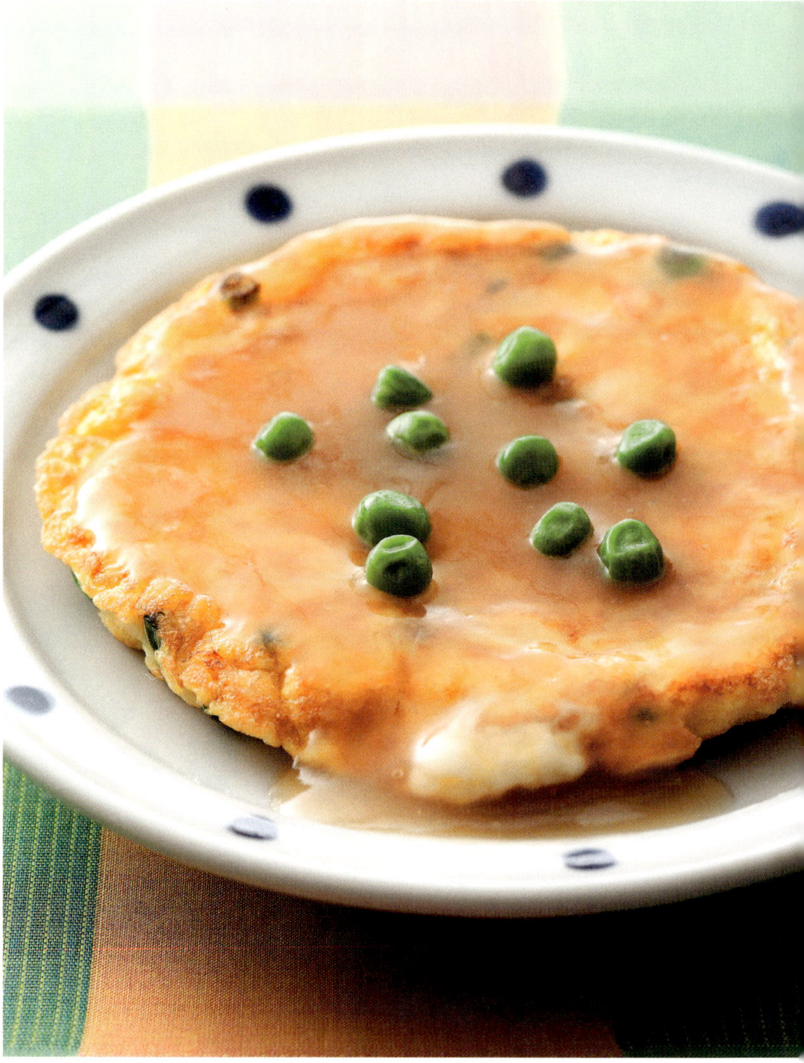

カニたま

手ごろなフレーク缶でも、卵に加えればボリューム、
おいしさ、たんぱく質が大幅アップ。小ねぎでカロテンを、
グリーンピースでビタミンB群を補い、栄養の代謝を促しましょう。
ツナ缶、ホタテ貝柱缶でもお試しください。

サバ缶と冷凍ポテトのマヨネーズ焼き

サバの水煮缶は意外にくせがないので、野菜と無理なく合わせることができます。
冷凍ポテトとマヨネーズを合わせたこの一皿は、エネルギーの補給にも最適です。

材料［1人分］

サバの水煮缶……1/2缶（75g）
冷凍ポテト……50g
マヨネーズ……大さじ2
牛乳……大さじ1

1 サバは缶汁をきって耐熱性の器に広げて盛り、冷凍ポテトを凍ったままのせる。

2 マヨネーズは牛乳を加えてなめらかにとき、**1**にまんべんなくかける。

3 オーブントースターで焼き色がつくまで焼く。

※ サケの水煮缶を使ってもおいしい。トマトの角切りを散らして、味にアクセントを加えても。冷凍ポテトのかわりに、冷凍ブロッコリーやミックスベジタブルを使っても合う。

1人分485kcal　塩分1.1g

おすすめ食材 ▶▶

サバの水煮缶

水煮缶は、食塩水とともに高圧加熱した食品なので、栄養も丸ごと含まれており、青背魚に豊富なn-3系脂肪酸や脂溶性ビタミン、ミネラルもとれる。

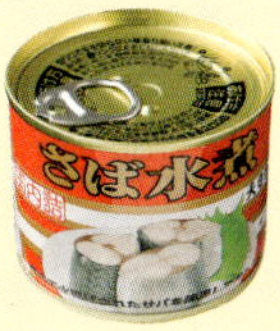

冷凍ポテト

加熱したポテトに油を吹き付けてあり、油で揚げなくても、電子レンジやオーブントースターで加熱するだけで、揚げた香ばしさが手軽に楽しめる。

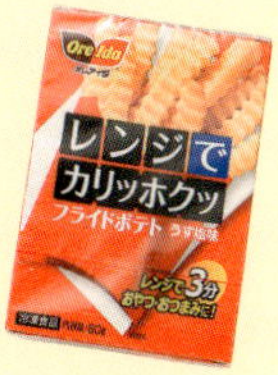

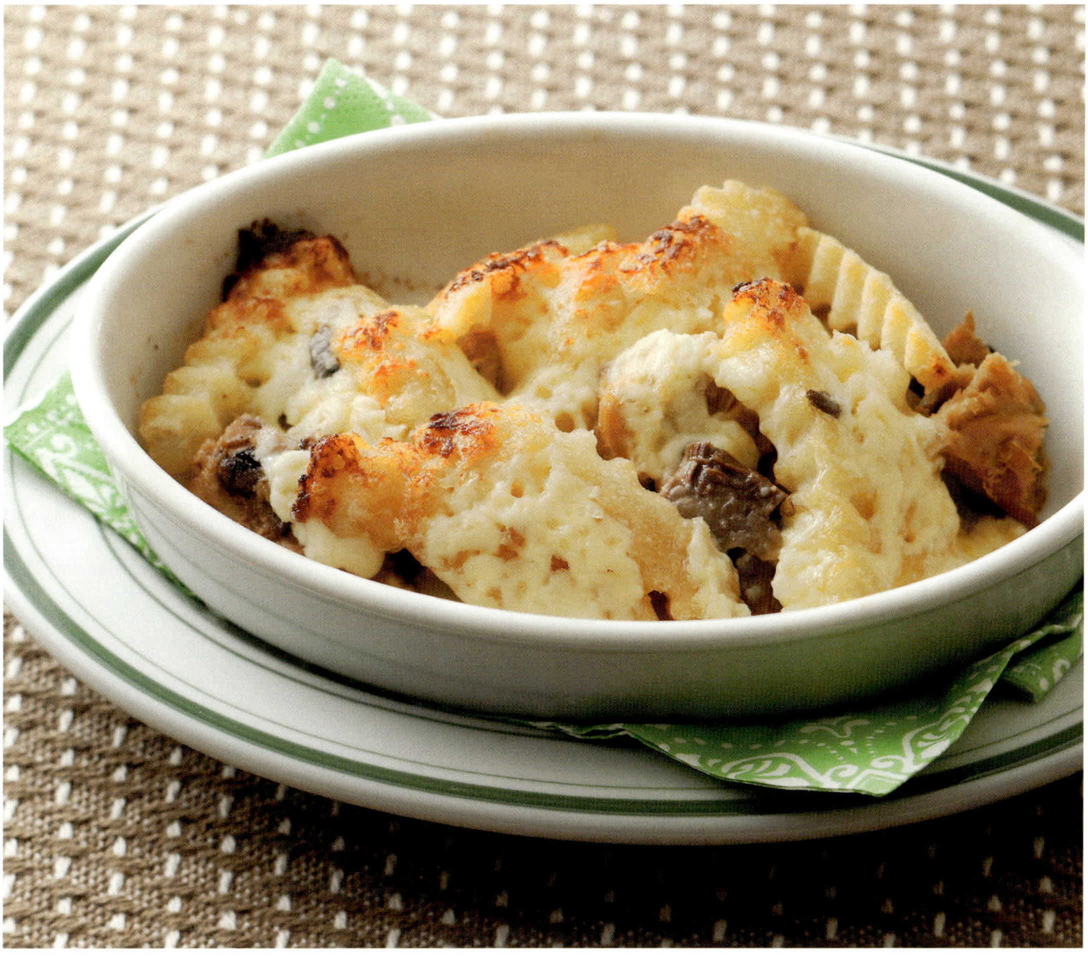

サンマのかば焼き丼

かば焼きの濃い味を生かして、冷凍ほうれん草も
いっしょに食べましょう。かば焼きの味だけで調味は十分。
ごはんさえあれば、5分もかからずにでき、
主食、主菜、副菜の3品がそろう栄養バランスのよい一皿になります。
ウナギのかば焼きでも、ぜひお試しください。

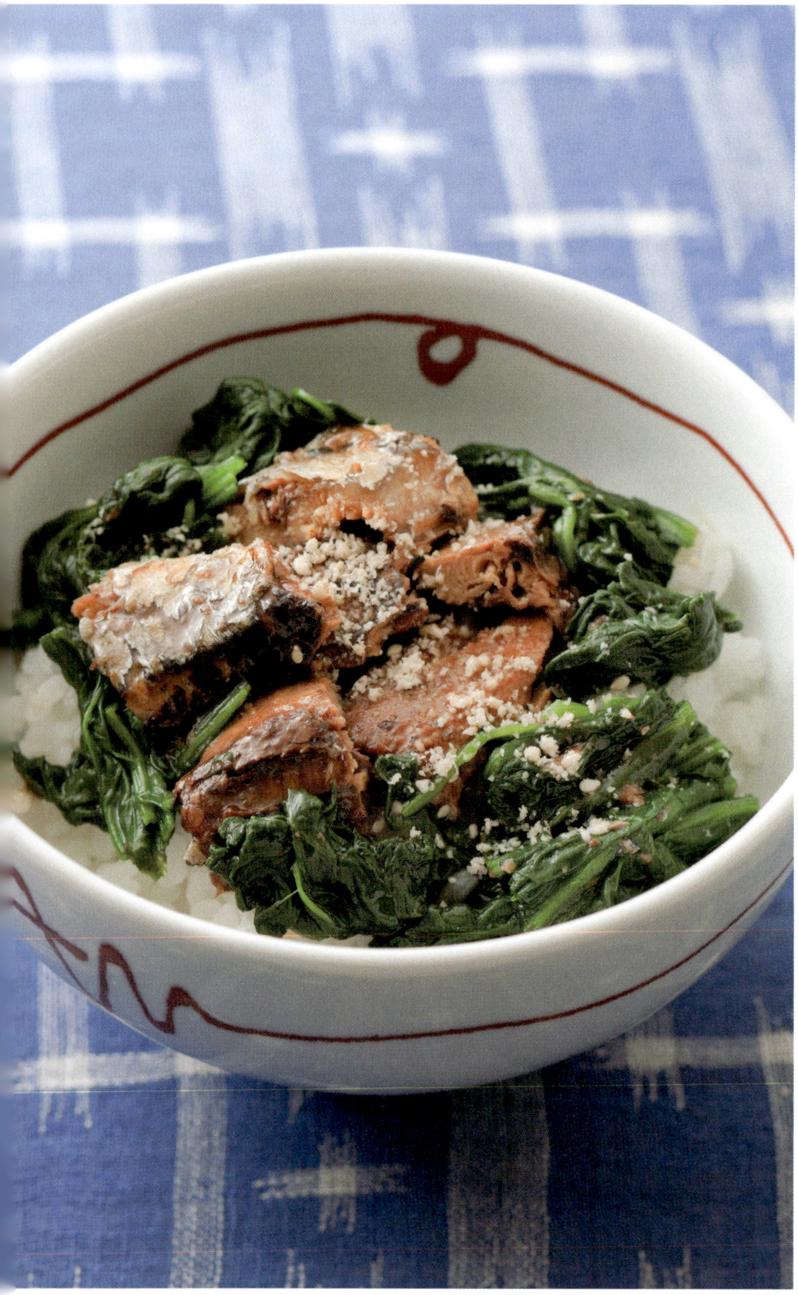

材料［1人分］

ごはん……150g
サンマのかば焼き缶…1/2缶（40g）
冷凍ほうれん草……30g
白すりごま……少量

1 サンマは缶からとり出して食べやすく切る。

2 ほうれん草は凍ったまま耐熱皿に広げ、かば焼き缶の缶汁を回しかけ、ラップをかけて電子レンジで1分加熱する。

3 どんぶりに温かいごはんを盛り、**2**のほうれん草を一面にのせ、サンマをのせ、ごまをふる。

1人分**351**kcal　塩分**0.7**g

MEMO

嚥下《えんげ》力が落ちている場合は、ごはんを全がゆにして、ほうれん草を刻んでかゆの炊き上がりに加えてやわらかく煮、かば焼きを小さく切ってのせるとよい。

おすすめ食材 ▶▶

サンマのかば焼き缶

生サンマの塩焼きよりも、栄養成分が丸ごととれる。小骨もいっしょに食べられるのでカルシウムも豊富。ただし、味が濃いので、調味料を足さずに食べること。

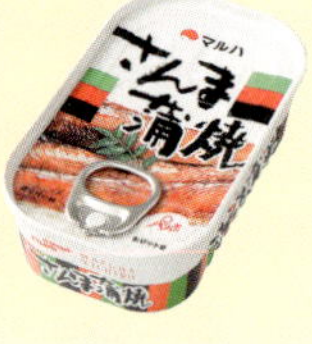

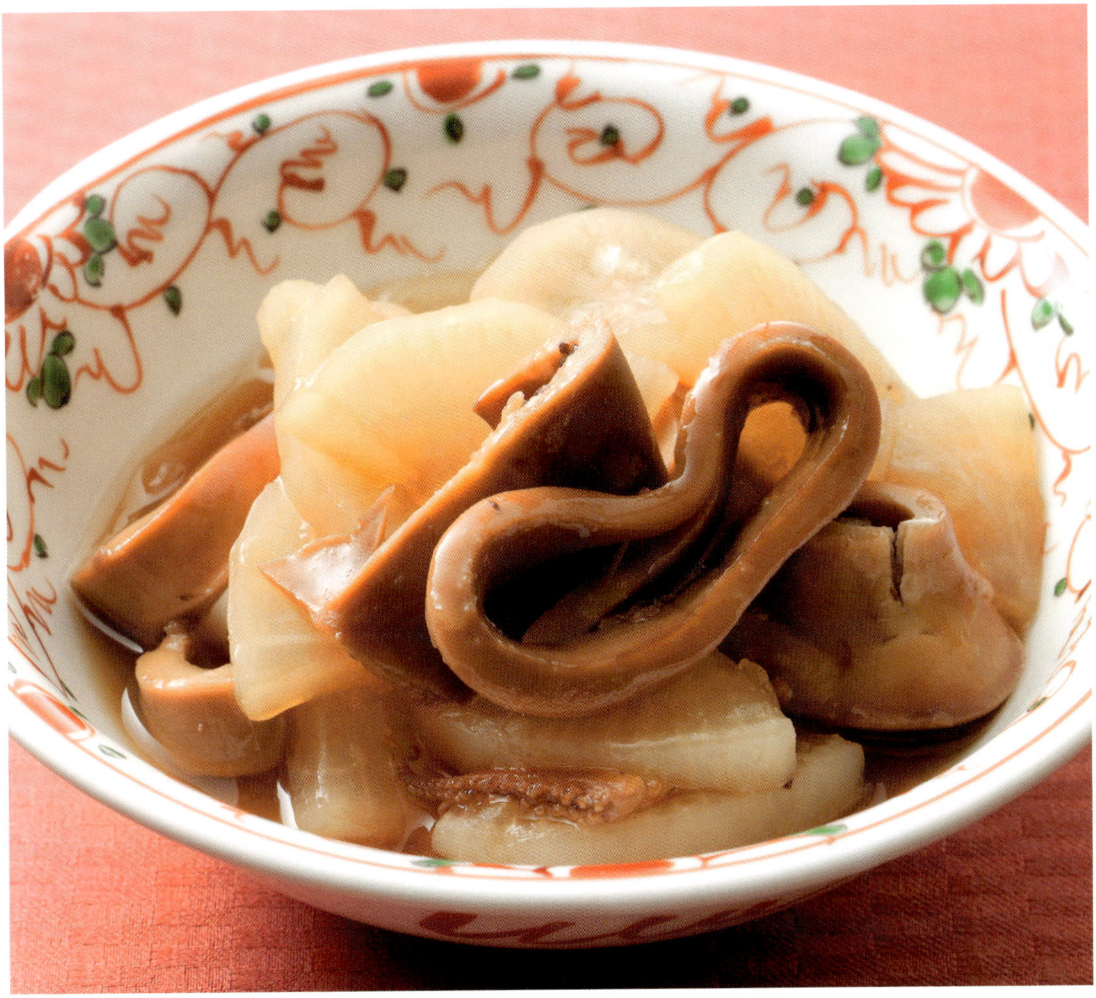

イカの味つけ缶と大根のべっこう煮

イカは手術後には注意しなければならない食品の１つですが、缶詰めならだいじょうぶ。イカのうまみが出た缶汁を利用して大根を煮れば、定番のイカ大根があっという間にできあがります。

材料 [2人分]

イカの味つけ缶…… 小1缶（120g）
大根……250g
だし……1カップ
しょうゆ…… 大さじ1/2

1 大根は4mm厚さのいちょう形に切る。

2 なべに大根とだしを入れて火にかけ、煮立ったらイカを缶汁ごと加える。再び煮立ったら火を弱めて10～15分煮る。

3 大根がやわらかくなったらしょうゆを加え、さらに汁けがなくなるまで煮る。

1人分**107**kcal　塩分**1.8**g

MEMO

大根のかわりに冷凍里芋や冷凍いんげん、ブロッコリーなどを使うと、より短時間に煮える。

おすすめ食材 ▸▸

イカの味つけ缶

イカをおろす手間と煮る時間が省けるうえ、圧力なべで煮たやわらかさが楽しめる。缶汁はイカのうまみが出ているので活用したい。

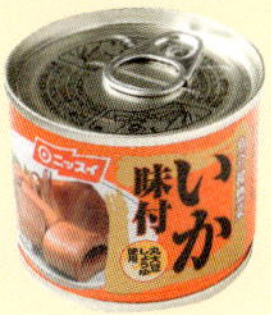

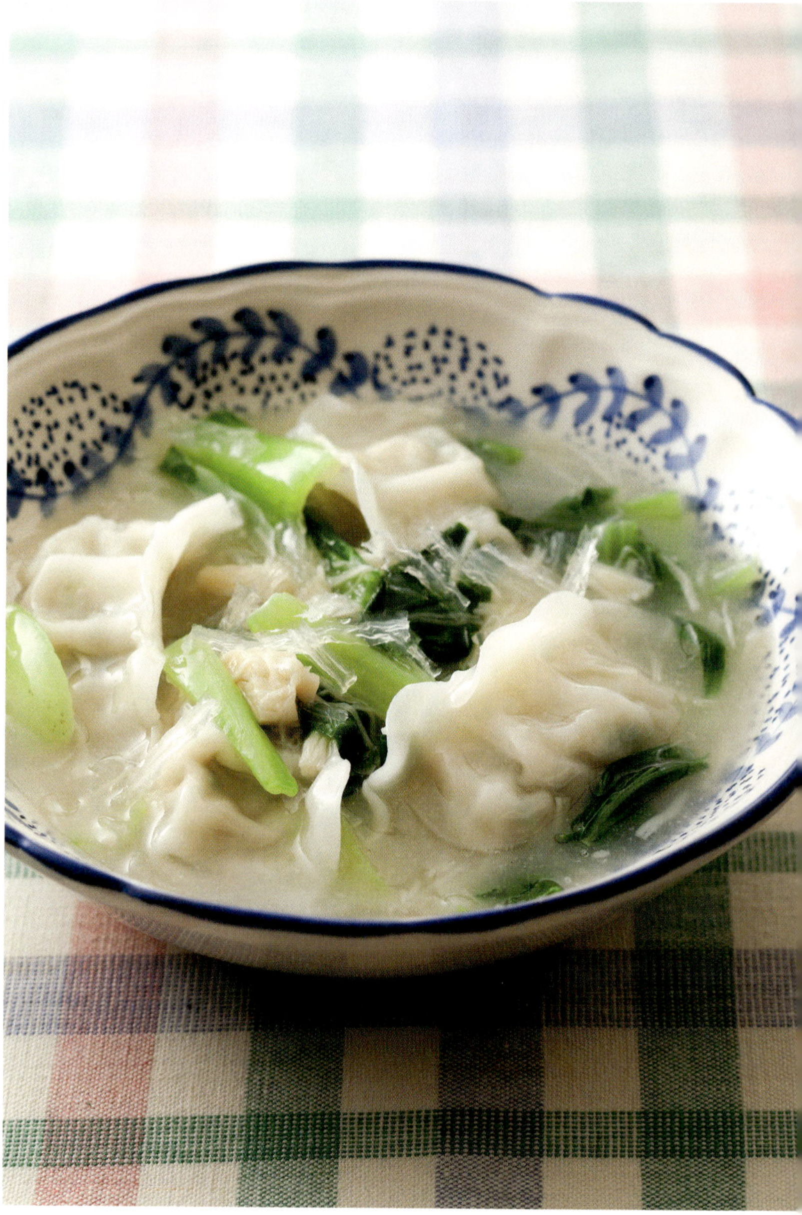

ギョーザとホタテ缶のスープ

市販のギョーザを主役に、ホタテ貝柱でたんぱく質とうまみを、
青梗菜で野菜を補います。
さらに、はるさめのかわりに糸かんてんをプラス。
とろりと煮とかせば、さめてもかたくならないので、
ゆっくり楽しむことができます。

材料［2人分］

ギョーザ（市販品）……8個（160g）
ホタテ貝柱の水煮缶…小1缶（80g）
青梗菜……1株（100g）
湯……1½カップ
塩……少量
a ┌ かたくり粉……小さじ1
　└ 水……小さじ2
糸かんてん……4本（1g）

1 青梗菜は食べやすい大きさに切る。糸かんてんも長い場合は3cmくらいに切る。

2 なべに湯を沸かしてギョーザを入れ、貝柱を缶汁ごと加える。煮立ったら味をみて塩を足し、青梗菜と糸かんてんを散らす。

3 かんてんが好みのかたさになったら、**a**を流してとろみをつける。

1人分205kcal　塩分1.7g

MEMO

水分にむせやすい人は、糸かんてんを加えたら、形がなくなるくらいまで煮とかすと汁にとろみがつく。少しさめてとろりとしたところを食べるとよい。

おすすめ食材 ▶▶

ギョーザ

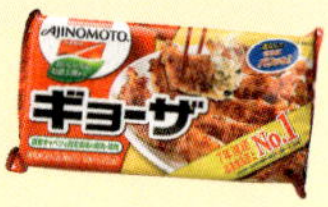

肉と野菜、炭水化物も一度にとれて便利な食品。

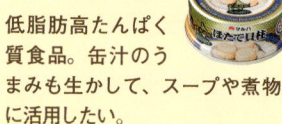

ホタテ貝柱の水煮缶

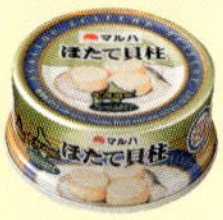

低脂肪高たんぱく質食品。缶汁のうまみも生かして、スープや煮物に活用したい。

糸かんてん

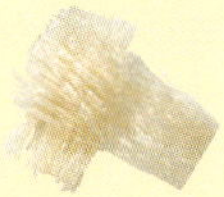

粉かんてんと同じく、2分で完全に煮とける。形が残る程度に煮て、歯ごたえを楽しんでもよい。

豆腐とブロッコリーのミートソースあんかけ

市販のミートソースの甘辛味ととろみを豆腐のあんかけに
生かします。豆腐はかたくり粉をつけてソテーしておけば、
ソースがからみやすく、のどの通りもスムーズです。
ミートソースにはブロッコリーを加えて、塩味をやわらげ、ビタミンを補います。

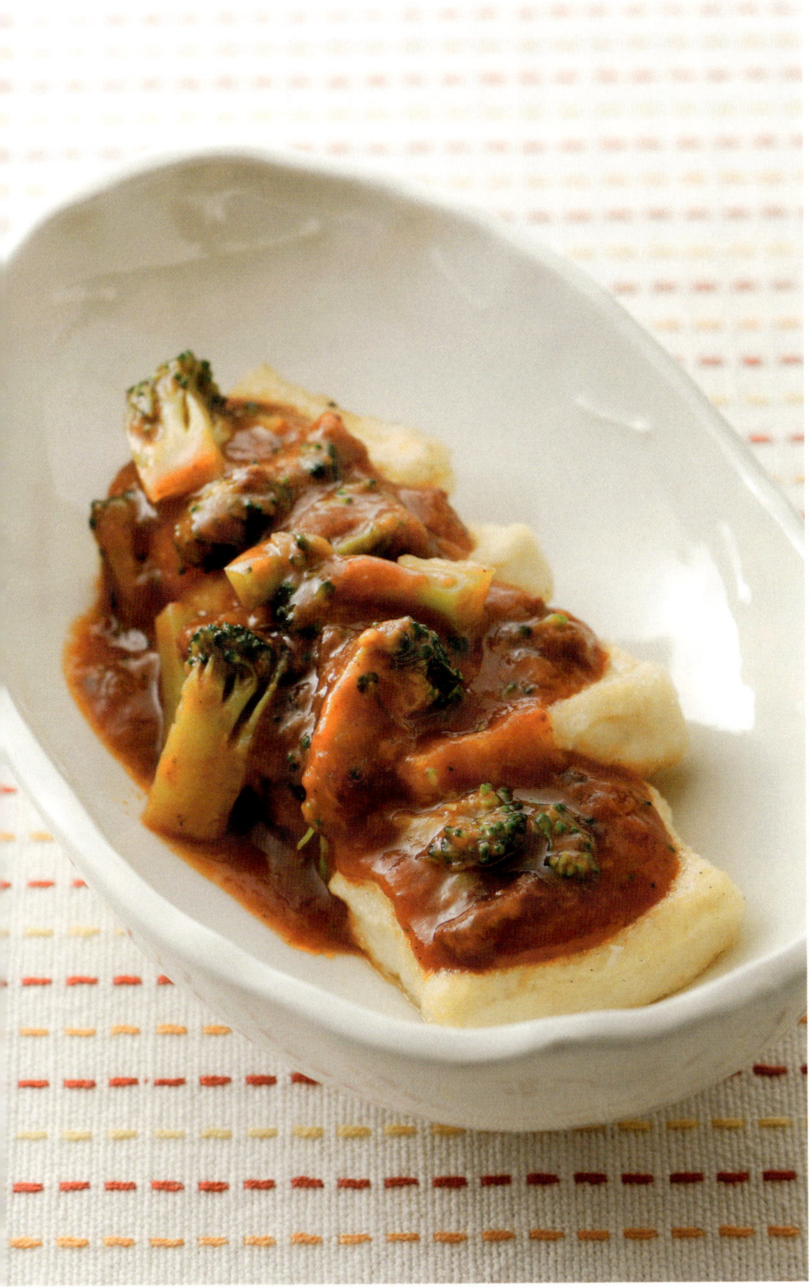

材料［1人分］

- 木綿豆腐……100g
- かたくり粉……適量
- 冷凍ブロッコリー……2房
- 油……小さじ1
- ミートソース缶……80g

1 豆腐は7～8mm厚さに切って水けをふき、かたくり粉をまぶす。

2 ブロッコリーは室温に出してしばらく置き、包丁が通るようになったら小さく刻む。

3 フライパンに油を熱して豆腐を入れ、両面をきつね色に焼く。

4 **3**にミートソースとブロッコリーを加え、ひと煮立ちさせる。

※ 野菜は、さやいんげん、ほうれん草、ミックスベジタブルなどでもよい。

1人分**224**kcal　塩分**1.3**g

おすすめ食材 ▸▸

ミートソース

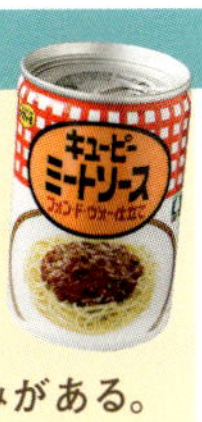

缶詰め、レトルト、冷凍と、いろいろな製品がある。うまみとこくが強く、とろみがある。豆腐や野菜、芋、かぼちゃなど、淡白な味の食材に添えると、食欲増進に役立つ。

冷凍ブロッコリー

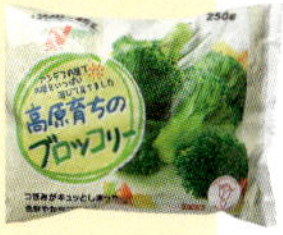

ブロッコリーは栄養価が高く、やわらかく、嚥下力が落ちていても食べやすい。冷凍品は割高だが、1房ずつ使えて重宝する。

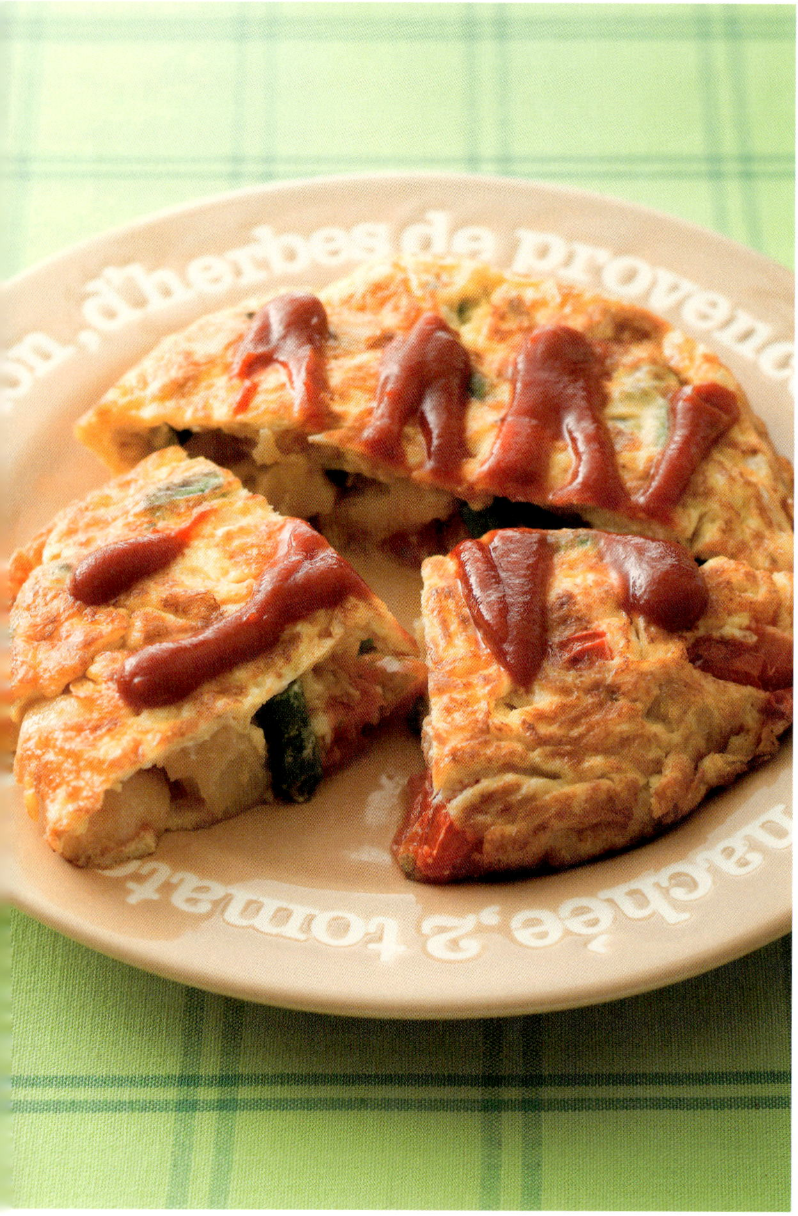

サケ缶と冷凍野菜のスペイン風オムレツ

ベーコンとじゃが芋をベースに、
夏野菜を加えて焼くのが本来ですが、
ベーコンをサケ缶にかえ、冷凍野菜を活用します。
さめてもおいしいので、大きく焼きましょう。
そのほうが中がしっとり口当たりよく焼き上がります。

材料［直径15cm1枚分　2人分］

サケの水煮缶	1/2缶（45g）
トマト	50g
冷凍ポテト	50g
冷凍ほうれん草	10g
卵	2個
油	小さじ1½
トマトケチャップ	大さじ1

1 サケは缶汁をきってほぐす。トマトは1cm角に切る。ポテトとほうれん草は長さを半分に切る。

2 ボウルに卵を割りほぐし、**1**を加えて混ぜ合わせる。

3 直径約15cmのフライパンに油を熱し、**2**を一度に流し、大きくまぜて平らにととのえ、ふたをして弱火にして蒸し焼く。

4 焼き色がついて縁に火が通ってきたら裏返して同様に焼く。

5 指で押さえて弾力があったら器にとり、ケチャップをかける。

1人分**214**kcal　塩分**0.7**g

作りおき OK

残りは冷蔵庫で保存し、翌日には食べきる。

おすすめ食材 ▶▶

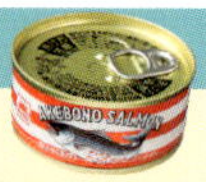

サケの水煮缶

ツナより肉質がやわらかく、サバ缶より脂肪が比較的少なくて味にくせがない。栄養的にも、ビタミンB群やD、n-3系脂肪酸などが豊富。うまみを生かして、おろしあえや酢の物に。野菜といためたり煮たりしてもおいしい。

肉だんごと白菜の煮物

市販の肉だんごのあんの濃厚な味を生かして、
白菜やにんじんなどの野菜をいっしょに食べます。
手間いらずで、主菜と副菜が一度にできあがります。

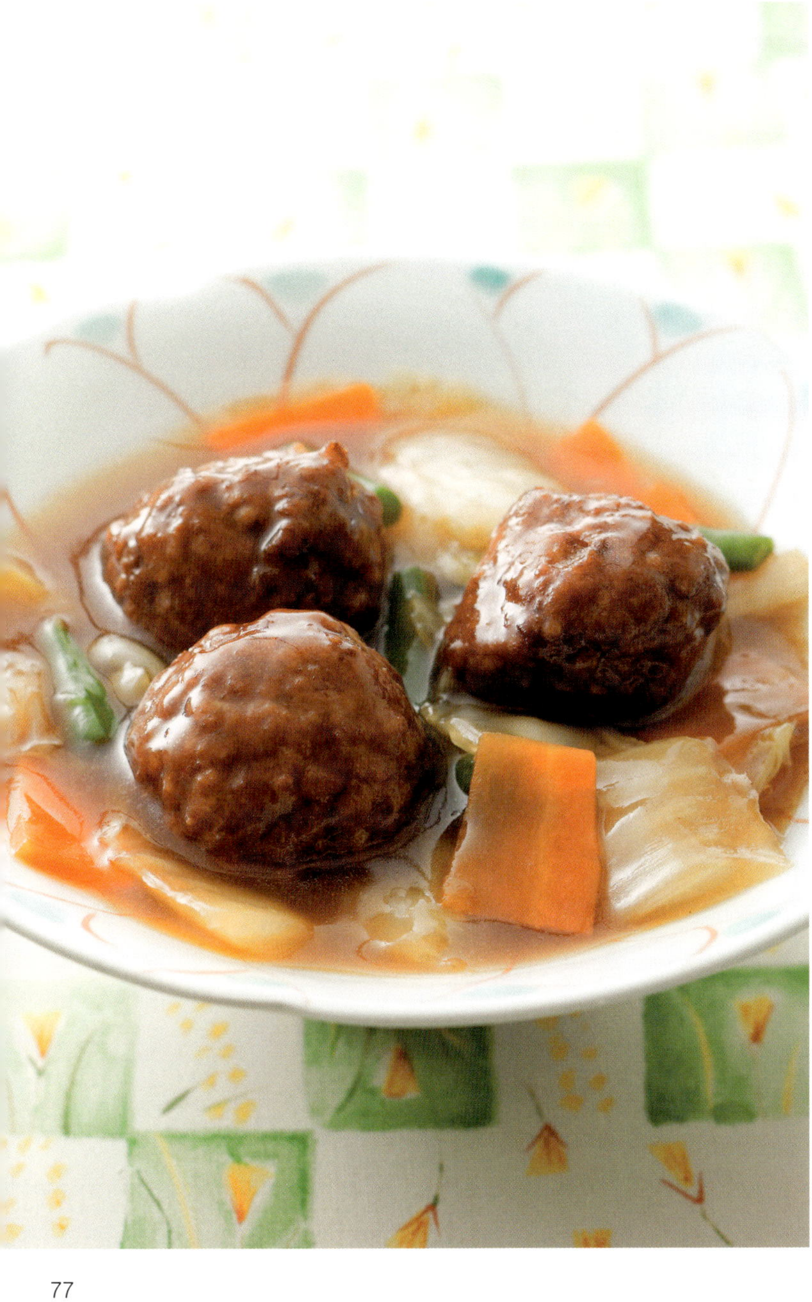

材料［1人分］

- 肉だんご（冷凍またはレトルト）……3個（120g）
- 白菜……1枚
- にんじん……10g
- 冷凍さやいんげん……4本（15g）
- 湯……1/2カップ
- めんつゆ（3倍希釈）……大さじ1/2〜1
- 塩・かたくり粉……各少量

1 肉だんごは冷凍なら解凍しておく。

2 白菜の軸は一口大にそぎ切り、葉は小さめに切る。にんじんは薄い短冊形に切る。

3 なべに湯を沸かして白菜とにんじんを入れてやわらかくなるまで煮、凍ったままのさやいんげんを短く折って加える。

4 肉だんごをあんごと加え、ひと煮立ちしたら味をみて塩とめんつゆで調味する。とろみが薄いようならかたくり粉を倍量の水でといて流し、とろみを補う。

1人分**328**kcal　塩分**2.7**g

MEMO

野菜から出る水分によって味もとろみも変わる。調味料は野菜がやわらかくなってから、加減して加える。

おすすめ食材 ▶▶

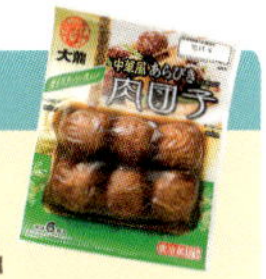

肉だんご

冷凍やレトルト食品で多いのは、しょうゆ味ベースの甘辛あんや中国風の甘酢あんをからめたタイプ。手作りよりつなぎのでんぷんが多い分だけたんぱく質が少ないものの、やわらかくてのどの通りがよい。

冷凍さやいんげん

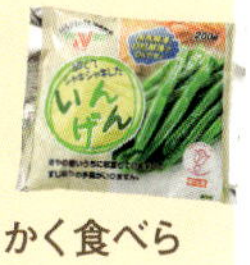

ブロッコリーよりビタミンは少なめだが、繊維が少なく、やわらかく食べられる。ストックしておける冷凍品は便利。

PART 2-2

退院から3か月まで
新しい体にゆっくりつき合いましょう

食事と生活のポイント

1日5〜6回に分けて少しずつ、よくかんで食べましょう

まだまだ胃腸の機能は十分ではありません。一度にたくさん食べると、むせたり逆流したりして誤《ご》嚥《えん》する危険もあります。食事は1日5〜6回に分けて、少しずつよくかんで食べましょう。朝、昼、夕食を2回ずつとるより、朝昼夕の3食に間食を2〜3回プラスするように考えると、食事がととのえやすいでしょう。

1食に、主食、主菜、副菜をそろえましょう

主食、主菜、副菜の3種類を組み合せて食べることが、術後の回復にはきわめて重要です。ただ、きちんとやろうとすると、品数が多くて作るのがたいへんですし、そんなに何品も食べられない、と感じるかたも多いでしょう。3種類を一皿に集めるワンプレートメニュー（P62）にしたり、主菜と副菜を1品にするなど、品数を少なくするくふうをすれば、作る手間も少なくてすみます。

少量で栄養価の高い食事を心がけましょう

少量で栄養価の高い食事とは、卵、牛乳、豆腐、芋、バナナのような食材を使用したものです。逆に、食べたわりに栄養価が低いのは、葉もの野菜やきのこ、おかゆなど、カサや水分が多くてすぐに満腹するような、いわゆるダイエットに適している食事です。もちろん野菜もおかゆも食べるとしても、少量で栄養価の高い食材を組み合わせることで、胃腸の負担がより軽くなり、体力の回復に役立ちます。

（ポイント解説／松原弘樹）

胃の容積が小さく、排泄機能が低下している状況に
かわりはありませんので、焦りは禁物。
ゆっくりじょうずに食べるリハビリを続けられるよう、
食材や料理の種類を少しずつ増やしましょう。
ここでは、おすすめ食材とともに、
料理初心者でも作りやすいメニューや保存法も紹介しています。

便利なコンビニ食は選び方をくふうして

コンビニなどで売られている調理済み食品は、手軽に食事がとれて便利です。ただ、カップめんは、飲み込みの機能が落ちている場合には注意が必要です。細いめんを選び、具を入れずに湯を注ぎ、規定の時間以上にやわらかくして、短くちぎってゆっくり食べるようにします。カップめんをはじめ、サンドイッチやおにぎりなど、穀物中心の食品を手にとりがちですが、栄養のバランスを考えて選びましょう。最近は写真のように、卵料理や豆腐料理、具だくさんの汁物や煮物など、おかず類も増えています。こうした商品にも目配りをして組み合わせてみましょう。

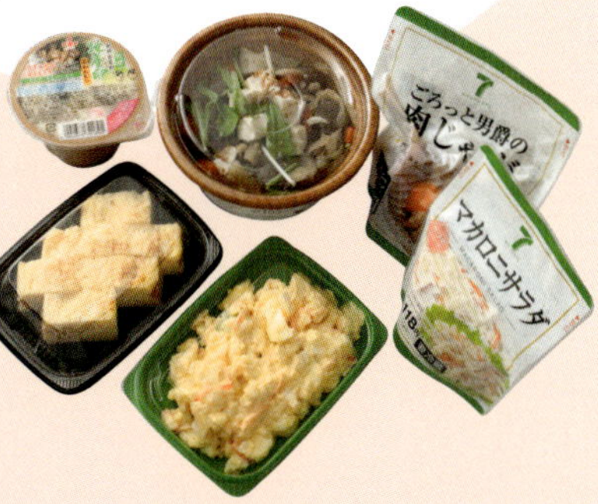

市販の調理済み食品もじょうずに選んで組み合わせましょう

冷凍やレトルト、缶詰めなどの市販の調理済み食品も、調理の手間が省けて便利です。やわらかく加熱したものが多く、飲み込みやすいことも大きなメリットです。ただ、味が濃いものが多く、こればかりでは新鮮な野菜がとれません。うす味の水煮缶詰めを使ったり、生鮮品と同じように使える冷凍野菜を利用するなど、手軽にバランスよく栄養がとれる食材を活用しましょう。これを機会に料理をやってみようというかたも、調理済み食品なら気軽にチャレンジできるでしょう。

献立例

よくかんでゆっくり食べ、レパートリーを増やしましょう

朝食 menu

- コーンのオムレツ・アスパラのソテー添え
- トースト
- ミルクティー

1食分372kcal　塩分2.1g

パン中心の献立は、作るにも食べるにもラクですが、よくかんでもらうために、オムレツにコーンを加えました。トーストは耳つきです。耳は最もよく火が通っているので消化がよく、よくかむ練習にもってこいです。

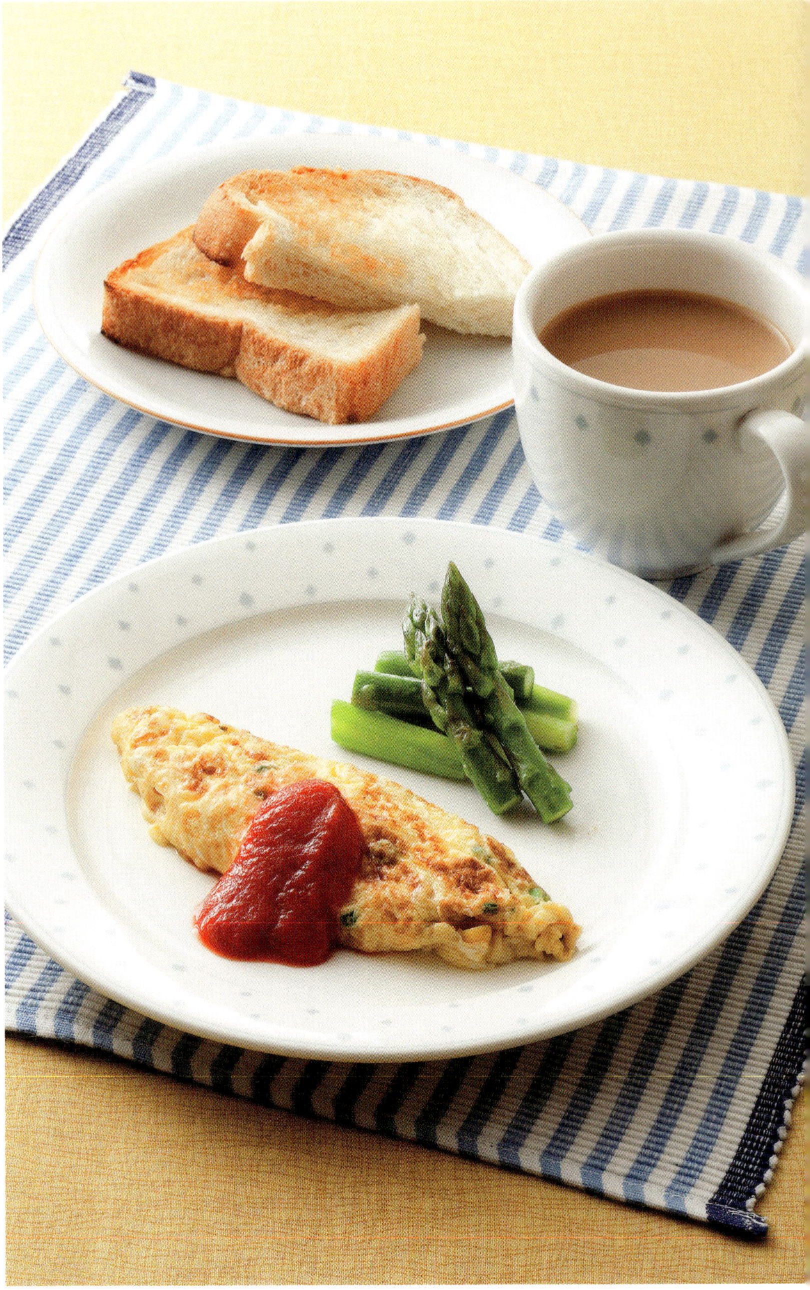

● コーンのオムレツ・アスパラのソテー添え

材料［1人分］

卵……1個
スイートコーン（缶詰めまたは冷凍）……大さじ1
あさつきの小口切り……大さじ1/2
牛乳……大さじ1/2
バター……5g
グリーンアスパラガス……2本（40g）
塩……少量
トマトケチャップ……小さじ2

1 コーンは缶詰めなら缶汁をきり、冷凍なら熱湯でさっとゆでて湯をきる。

2 アスパラガスは根元のかたい皮をむき、熱湯でやわらかくゆでてざるに上げ、3～4cmに切る。

3 ボウルに卵を割りほぐして塩少量を混ぜ、コーンと、あさつき、牛乳を加える。

4 フライパンにバターをとかし、**3**を一度に流して大きく混ぜ、オムレツ形にまとめながら半熟状に焼き、器に盛る。

5 あいたフライパンにアスパラを入れて軽くいため、塩を振り、オムレツに添え、好みでオムレツにケチャップをかける。

※冷凍コーンとアスパラは同じ湯でゆでてよい。

● トースト［1人分］

食パン（8枚切り）……1枚
バター……小さじ1

● ミルクティー［1人分］

紅茶……適量
牛乳……1/2カップ

昼食 menu

- 豚肉とフジッリのミネストローネ
- パン（バゲット）
- ぶどう

1食分248kcal　塩分1.9g

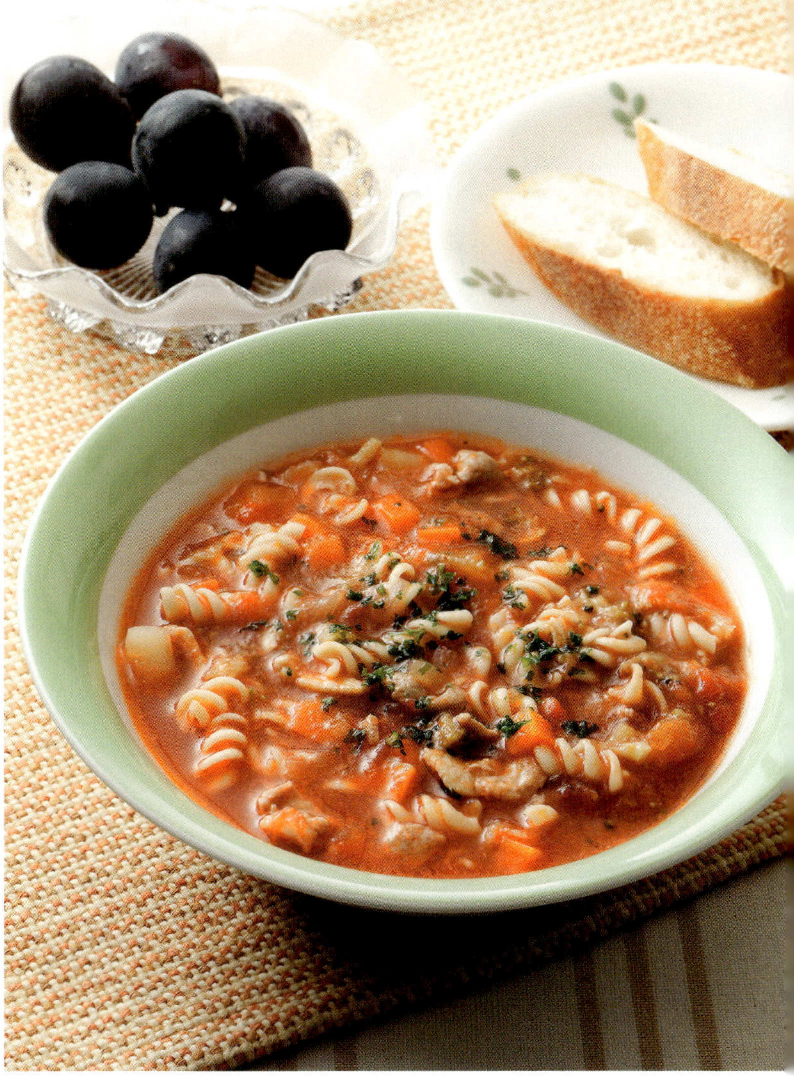

ミネストローネは、トマトのうまみと甘酸っぱさが食欲をそそるイタリア風具だくさんスープ。ベーコンを豚肉にかえて主菜も兼ねる１品に仕立て、マカロニはかみやすい形のフジッリを選びます。もう１品はさっくりと焼けたバゲット。果物のデザートで後味すっきりと。

豚肉とフジッリのミネストローネ

材料［2人分×2回分］

マカロニ（フジッリ）	50g
豚もも薄切り肉	50g
玉ねぎ	1/2個
にんじん	1/3本（50g）
ブロッコリー	4房（60g）
トマトの水煮缶（カットタイプ）	大1缶（400g）
バター	大さじ1/2
水	3カップ
固形チキンブイヨン	1個
ローリエ	1/2枚
塩	少量
こしょう	少量

1 マカロニは塩少量を加えた熱湯でやわらかくゆで、ざるにとる。

2 豚肉は1cm幅に切る。玉ねぎとにんじんは1cm角の薄切りにする。ブロッコリーも小さく刻む。

3 なべにバターをとかして玉ねぎとにんじんをいため、つやが出たら豚肉を加えていためる。豚肉の色が変わったらブロッコリーを加えていため合わせる。

4 水とブイヨンを加えて煮立て、アクをすくってローリエを加え、トマトを缶汁ごと加える。再び煮立ったら火を弱め、10分煮る。

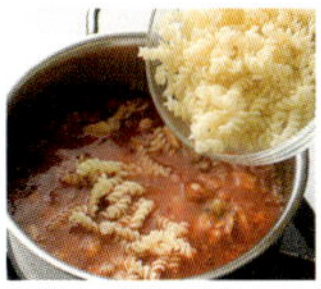

5 野菜がやわらかくなったら**1**を加え、好みのかたさまで煮て、塩とこしょうで味をととのえる。

MEMO

フジッリはかみ切りやすく、スープといっしょにのどにすべり込む心配がない。リボン形のファルファリーナもおすすめ。

作りおきOK

冷蔵庫で３～４日はもつ。

パン［1人分］

バゲット	30g

ぶどう［1人分］

巨峰	70g

MEMO

パンは、余分な油脂や甘みの入っていないバゲットが最も消化がよく、スープによく合う。浮き身として食べてもよい。果物は好みのものにかえても。

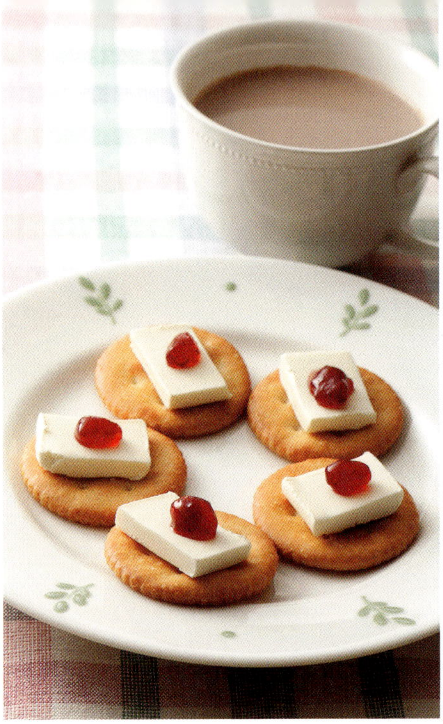

間食

10:00

サクサククラッカーも
クリームチーズといっしょなら安心です。

● クラッカーのクリームチーズのせ［1人分］

クラッカー…………5枚（17g）
クリームチーズ…………20g
好みのジャム…………大さじ1

クリームチーズは5等分に切り、クラッカー1枚ずつに重ねる。器に盛り、ジャムをのせる。

● ココア［1人分］

ココア（粉）…………大さじ1
砂糖…………小さじ2
牛乳…………1カップ

1 なべにココアと砂糖を合わせて牛乳を少し加えてねり混ぜる。
2 弱火にかけてよく混ぜ、なめらかになったら牛乳を少しずつ加えてとく。

1人分**360**kcal　塩分**0.2**g

15:00

食物繊維の多いさつま芋の一番安心メニューです。

● さつま芋の茶巾絞り［6人分］

さつま芋…………200g
砂糖…………60g
塩…………ひとつまみ
生クリームまたは牛乳……大さじ1

1 さつま芋は輪切りにして皮を厚めにむき、水にさらしてアクを抜く。
2 なべに入れてかぶるくらいの水を加え、やわらかくゆでる。
3 ゆで汁を捨てて熱いうちに木べらでなめらかにつぶし、砂糖と塩を加えてよく混ぜ、かたさをみながら生クリームを加える。
4 あら熱がとれたら6等分にして軽く丸める。
5 15cm角くらいのラップで1個ずつ包んで茶巾に絞り、ラップをはずして器に盛る。

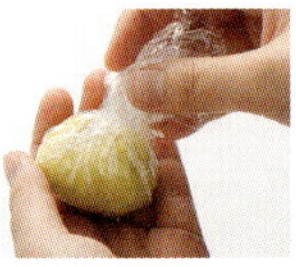

● ほうじ茶

1人分**93**kcal　塩分**0.1**g

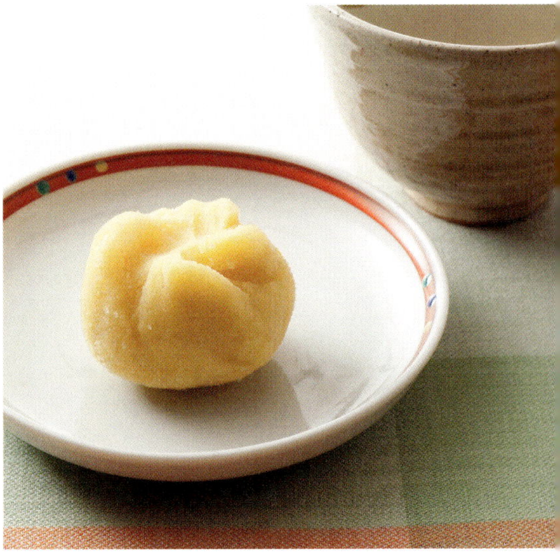

2 ラップに包んだままさまし、食べやすく切ってめんつゆであえる。好みでしょうがの搾り汁を加える。

● モロヘイヤと豆腐のすまし汁

材料［2人分］
モロヘイヤ…………1/2束（45g）
絹ごし豆腐…………50g
だし…………2カップ
塩…………小さじ1/4
しょうゆ…………小さじ1/2

1 モロヘイヤは葉を摘んで熱湯でやわらかくゆで、水にとって絞り、細かく刻む。
2 だしを温めて塩としょうゆで調味し、モロヘイヤを入れ、豆腐を1.5cm角に切って散らし、ひと煮立ちさせる。

● ごはん［1人分］

ごはん…………150g

夕食 menu

- エビと豚肉とキャベツの甘酢いため
- レンジなすのお浸し
- モロヘイヤと豆腐のすまし汁
- ごはん

1食分**580**kcal　塩分**4.3**g

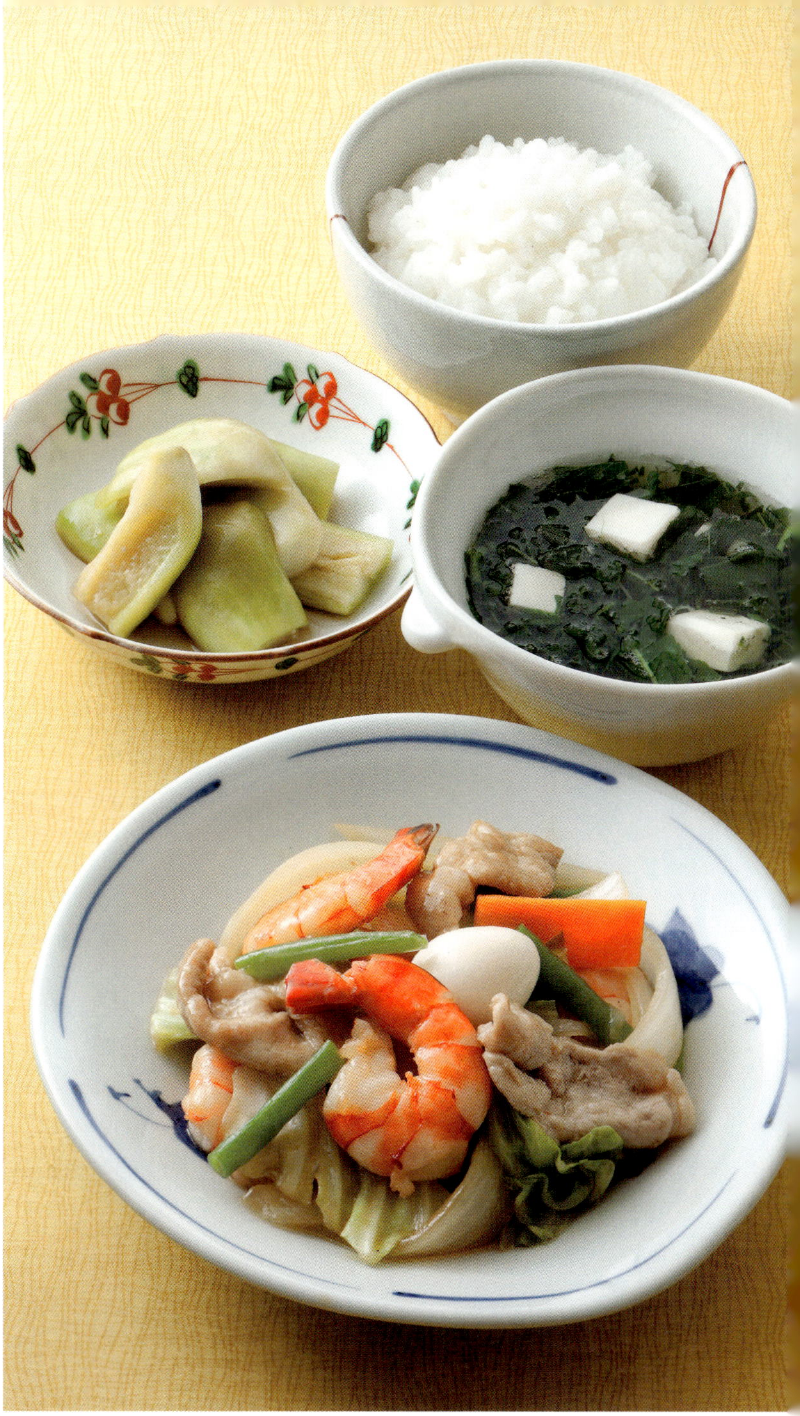

主菜は中国風のいため物ですが、副菜も汁物も和風です。だから、油は全体で1人分小さじ2杯ですみます。魚介、肉、大豆の良質たんぱく質食品がそろい、野菜の主役は、胃腸にやさしいキャベツとモロヘイヤ。消化力にまだ自信がないかたも安心の組み合わせです。

エビと豚肉とキャベツの甘酢いため

材料［2人分］

エビ（殻つき）	6尾（80g）
酒	小さじ1
豚もも薄切り肉	60g
塩・こしょう	各少量
うずら卵（水煮）	4個
キャベツ	2枚（100g）
玉ねぎ	1/2個（100g）
にんじん	30g
冷凍さやいんげん	4本
a にんにく・しょうが（各みじん切り）	各小さじ1
油	大さじ1
甘酢あん	
水	大さじ3
酒・しょうゆ	各大さじ1
砂糖・酢	各大さじ1
塩	小さじ1/4
かたくり粉	小さじ1/2
ごま油	小さじ1

1 エビは殻と背わたを除き、塩とかたくり粉各少量（各分量外）をまぶして、酒をふる。

2 豚肉は4cm幅に切り、塩とこしょうをふる。

3 キャベツは6～7cm角に切る。玉ねぎはくし形に切る。

4 にんじんは2～3mm厚さの短冊形に切り、ラップに包んで電子レンジで1分加熱する。

5 フライパンに**a**と油を合わせて火にかけ、香りが立ったら豚肉を入れていためる。肉の色が変わったらエビを加えていため、色が変わったら玉ねぎ、キャベツ、にんじん、さやいんげんの順に加えていため合わせる。

6 甘酢あんの材料を加え、大きく混ぜながらいため合わせ、最後にごま油を回しかける。

レンジなすのお浸し

材料［1人分］

なす	大1個
めんつゆ（3倍希釈）	小さじ1

1 なすは皮をむいてさっと洗い、水けを残したままラップに包み、電子レンジで4～5分加熱する。

調理力をつけてレパートリーを広げましょう

食材別おすすめレシピ集

「食べることが仕事」の３か月をじょうずに乗りきるには、調理力が不可欠です。
そこで、肉、魚、大豆製品、野菜からおすすめ食材を選び、手軽でおいしいレシピを紹介します。
栄養価や調理のコツ、保存法などの情報にも目を通してください。応用力の源になります。

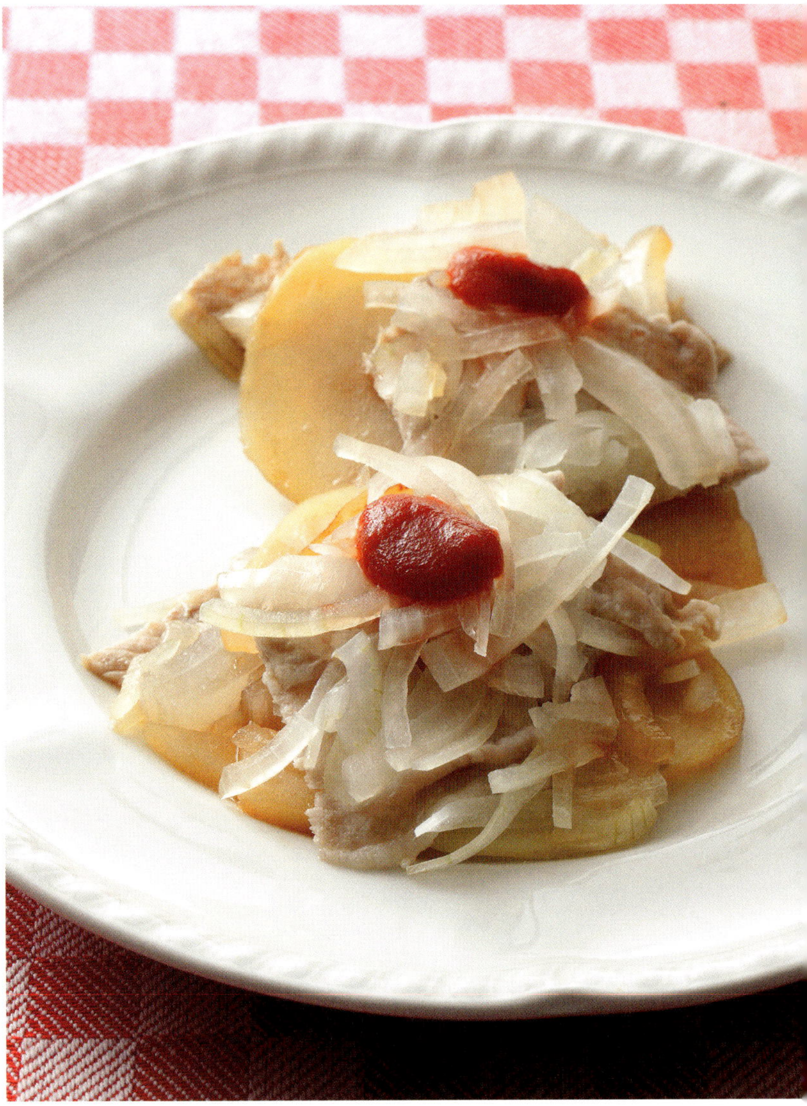

材料［1人分］

豚もも薄切り肉……50g
じゃが芋……小1個
玉ねぎ……1/4個
塩……小さじ1/5弱
こしょう……少量
酒（または白ワイン）……小さじ1
トマトケチャップ（好みで）……小さじ2

1 豚肉は一口大に切る。

2 じゃが芋は3mm厚さに、玉ねぎは薄切りにする。

3 フッ素樹脂加工のフライパンにじゃが芋を敷いて豚肉を一面にのせ、塩・こしょう各少量をふる。玉ねぎを一面に散らし、残りの塩とこしょう、酒をふる。

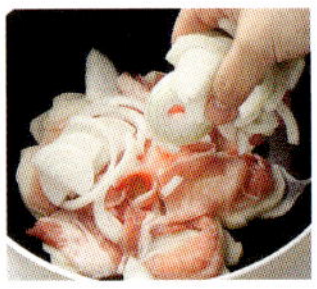

4 ふたをして火にかけ、湯げがおさまったら弱火にして7～8分蒸し煮にする。

5 じゃが芋に串がスッと通れば火が通っている。器に盛り、好みでケチャップをのせる。

1人分（ケチャップつき）**191**kcal
塩分**1.4**g

豚肉とじゃが芋と玉ねぎの重ね煮

じゃが芋と玉ねぎの間にはさんで蒸し煮にした豚肉は
しっとりやわらかく、肉のうまみを吸った
じゃが芋と玉ねぎはおいしさアップ。
赤身肉がおいしく食べられる手軽な１品です。

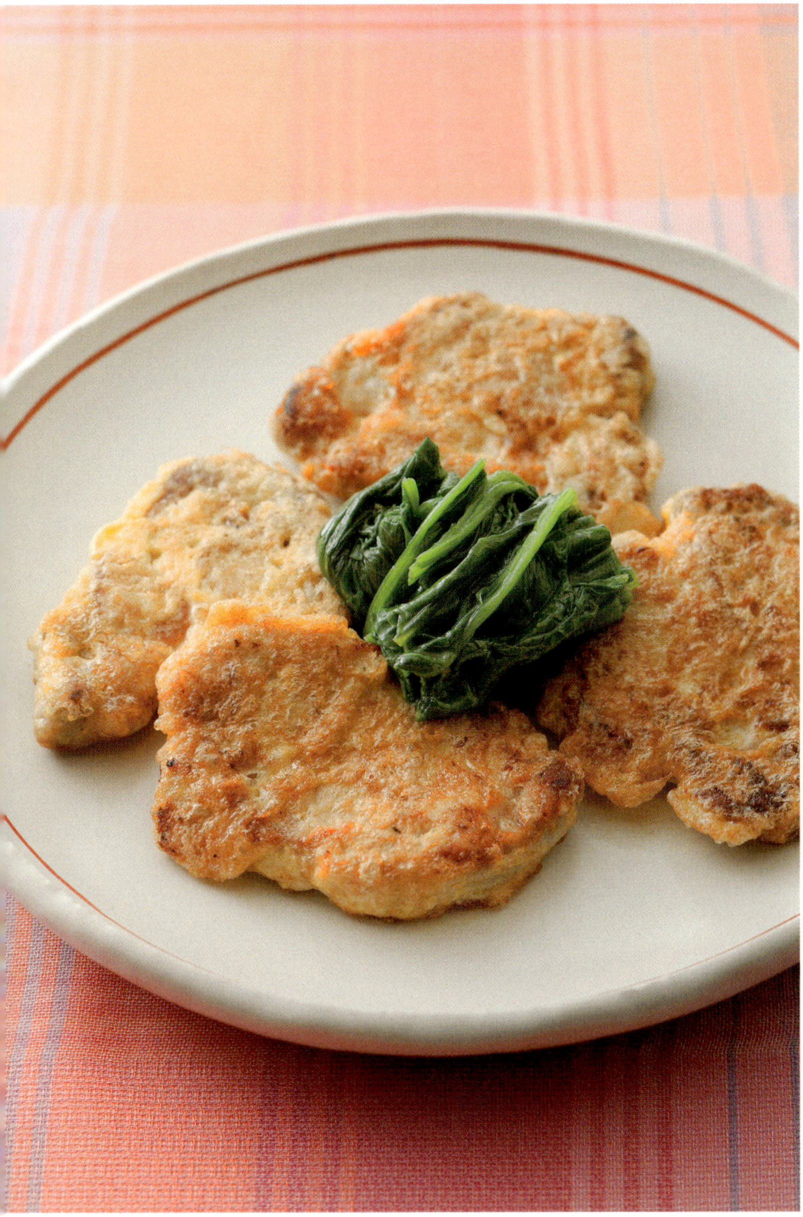

豚ヒレのピカタ

ヒレは、豚肉のなかで最も脂肪が少なくやわらかい部位。
カツが定番なのは、衣が肉汁を逃がさないため。
卵衣で包んで焼くピカタも同じです。さらに卵を二重にして、
ふっくら衣とジューシーな肉の歯ごたえを楽しみましょう。

材料［1人分］

豚ヒレかつ用切り身……4枚（80g）
塩……小さじ1/5
こしょう……少量
酒……小さじ1
小麦粉……少量

卵衣

- 卵……1個
- 粉チーズ……大さじ1/2

油……小さじ1

- 冷凍ほうれん草……30g
- 塩・こしょう……各少量

1 豚ヒレは塩とこしょう、酒をふってしばらくおき、水けをふいて小麦粉を薄くまぶす。

2 卵をボウルに割りほぐし、粉チーズを混ぜる。

3 フライパンに油を熱する。豚ヒレに**2**の卵衣をくぐらせ、もう一度粉をまぶしてから卵衣をくぐらせてフライパンに並べ、両面を焼く。

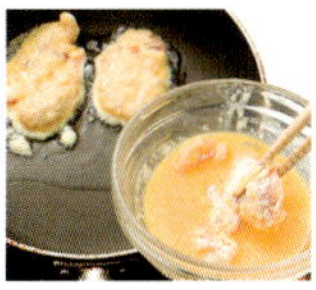

4 ふたをして弱火にして蒸し焼きにし、肉に火が通ったら、ふたをとって水けを飛ばして香ばしく焼き、器に盛る。

5 あいたフライパンにほうれん草を入れてさっといため、塩とこしょうをふり、ピカタにのせる。

1人分**258**kcal　塩分**2.2**g

おすすめ食材 ▶▶

豚肉

豚肉はビタミン B_1 の宝庫。もも、ヒレは特に豊富。主食や芋などといっしょにとるとエネルギー代謝が活発になり、元気が出る。

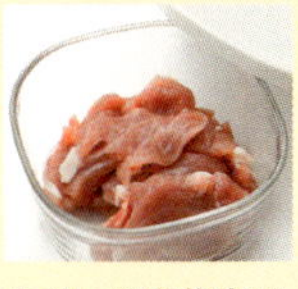

脂肪の少ないヒレは特にいたみやすいので、残りは塩・こしょう・酒をまぶして冷蔵庫に。2日はもつ。

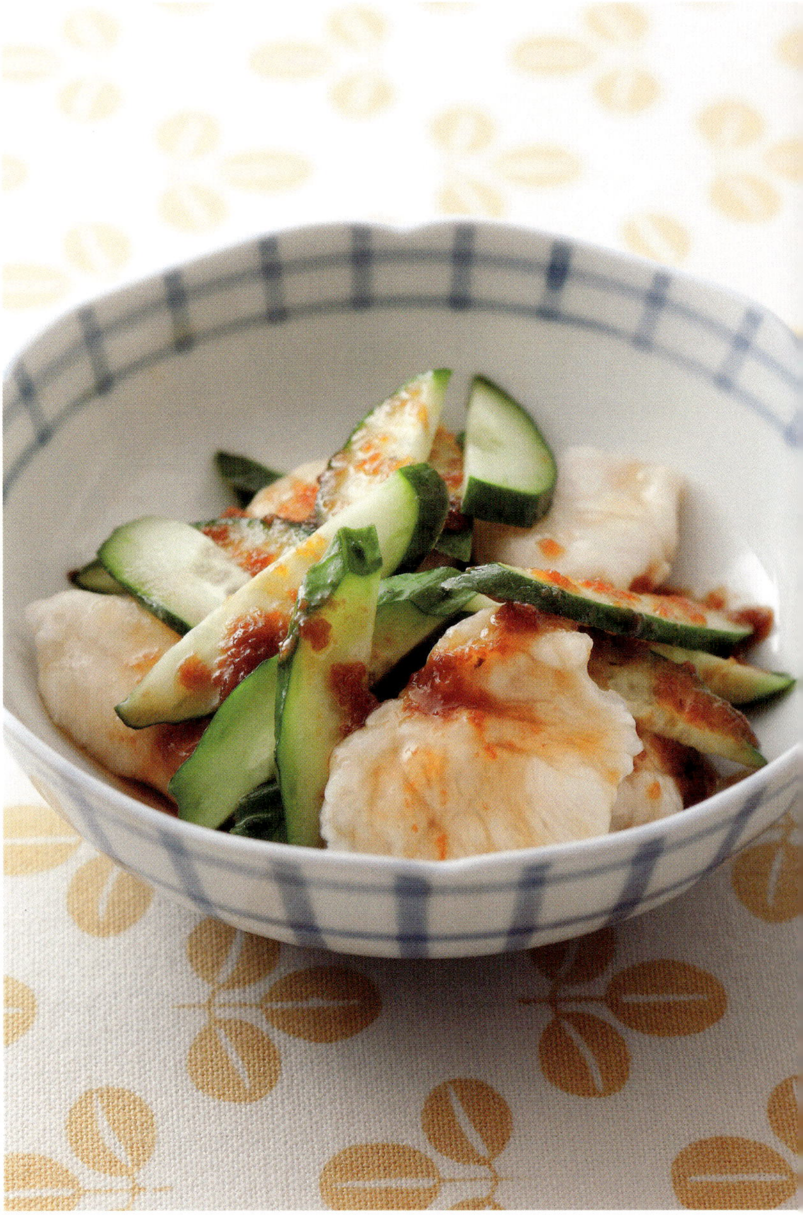

鶏ささ身のくずたたきときゅうりの梅肉あえ

やわらかな鶏ささ身を梅の酸味で包んださっぱりとした肉料理。
食欲がないときのたんぱく質補給におすすめです。

材料［2人分］

鶏ささ身（筋なし）……2本（130g）
かたくり粉……小さじ2
きゅうり……1本

梅肉じょうゆ

- 梅干しの果肉……1個分
- みりん……大さじ1/2
- 砂糖・酒……各小さじ1
- しょうゆ……大さじ1

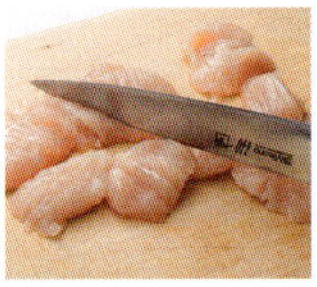

1 鶏ささ身は一口大にそぎ切り、さらに包丁の背で薄くたたきのばす。

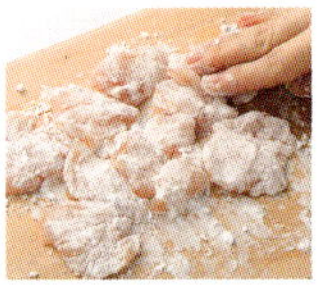

2 かたくり粉をふって手で軽くたたいてなじませる。

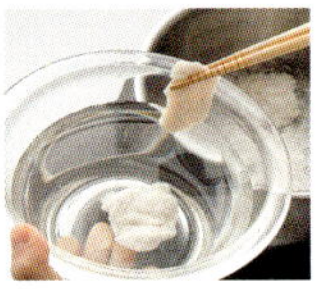

3 熱湯をたっぷり沸かし、**2**を1切れずつ入れて浮き上がったら水にとり、すぐにざるに上げて水けをきる。

4 きゅうりは縦半分に切り、斜めに薄切りにする。

5 梅干しの果肉はボウルに入れてスプーンの背などでつぶし、調味料と酒を加え、ささ身ときゅうりをあえる。

1人分**104**kcal　塩分**1.7**g

おすすめ食材 ▶▶

鶏ささ身

あらゆる肉のなかで最も脂肪が少ない。それだけ良質たんぱく質が多く、ビタミンB群やE、マグネシウムやカリウムなどのミネラルも豊富。火を通しすぎるとかたくなるので、新鮮なものを求めて、さっと火を通して食べるのがコツ。

鶏ささ身のインド風ソテー

鶏肉をスパイスをきかせたヨーグルトに漬けて焼く
タンドリーチキンをアレンジした１品です。ヨーグルト菌の
作用でやわらかいささ身がさらにやわらかくなり、
まろやかに香るカレー粉の香りが食欲をそそります。

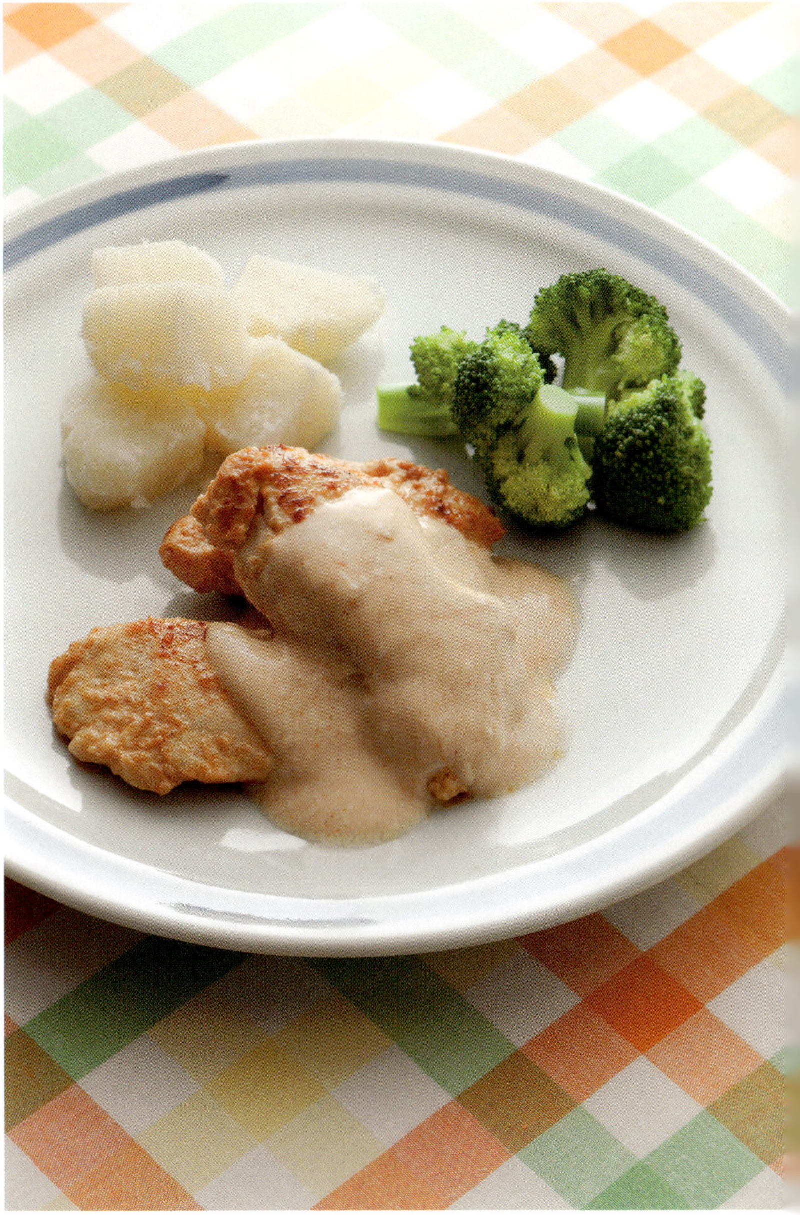

材料［2人分］

鶏ささ身（筋なし）……2本（130g）
塩……小さじ1/4
こしょう……少量

漬け床

- プレーンヨーグルト……75g
- カレー粉……小さじ1/4
- トマトケチャップ……小さじ2

油……小さじ1
じゃが芋……大1個
ブロッコリー……2房
塩……少量

1 ささ身は半分にそぎ切り、塩とこしょうをふる。

2 漬け床の材料をバットなどに入れてよく混ぜ、ささ身を漬けて1時間以上おく。

3 フライパンに油を熱し、**2**のささ身を入れて両面を焼き、器に盛る。

4 あいたフライパンに漬け床を全量入れてさっと温め、ささ身にかける。

5 つけ合せのじゃが芋は一口大に切って水から入れてゆでる。七分通り火が通ったら塩を加えてブロッコリーも入れ、いっしょにゆで上げ、水けをきって**5**に添える。

1人分**192**kcal　塩分**1.1**g

作りおきOK

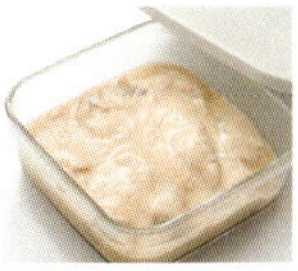

鶏ささ身は鮮度が落ちやすいので、あまりは漬けて保存しておくとよい。ヨーグルトの漬け床に漬けておけば、冷蔵庫で2日はもつ。時間がたっても味はあまり変わらない。

生ザケのちゃんちゃん風 ホイル焼き

北海道の郷土料理、ちゃんちゃん焼きをアレンジした
サケ料理ですが、隠れた主役はキャベツと玉ねぎ。
大量の野菜とサケが無理なく調和するのは、みそとバターの力。
卵黄も混ぜて、こくと栄養価をアップさせます。

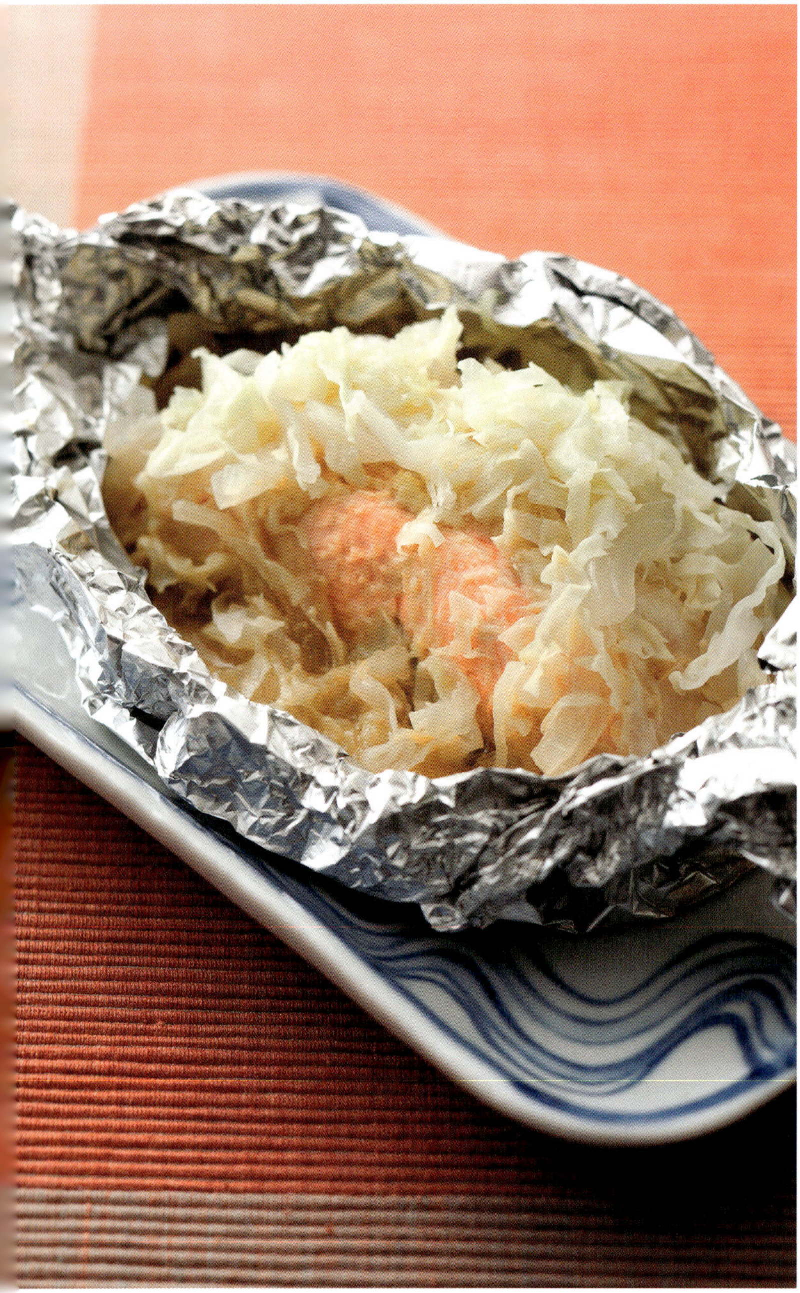

材料［2人分］

	生ザケ	2切れ（160g）
	塩・こしょう	各少量
	キャベツ	2枚（150g）
	玉ねぎ	1/2個（80g）
a	みそ	大さじ2
a	みりん	大さじ1½
a	酒	小さじ1
a	卵黄	1個
	バター	小さじ2

1 サケは塩とこしょうをふる。
2 キャベツはせん切りに、玉ねぎは薄切りにする。
3 **a**はよく混ぜ合わせておく。
4 15cm角くらいのアルミ箔《はく》2枚を用意し、それぞれの中央にサケを置き、**a**を塗る。玉ねぎとキャベツをのせてバターを置き、アルミ箔で包んで口を閉じる。

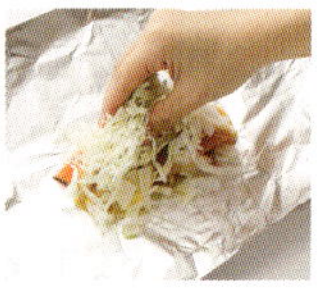

5 フライパンに並べて水1/2カップを注ぎ、火にかける。煮立ってきたら火を弱めてふたをして約15分蒸し焼きにする。
※生ザケのかわりに甘塩ザケを使っても。その場合は下味の塩は省く。

1人分**258**kcal　塩分**3.0**g

おすすめ食材 ▶▶

生ザケ

輸入品はイワシ並みに脂肪が多く、それだけたんぱく質が少ないが、国産品はアジ並みの脂肪で、たんぱく質が豊富。体細胞の新生に欠かせない核酸が多いうえ、タウリン、ビタミンD、赤い色素など、生活習慣病の予防に役立つ成分も豊富。

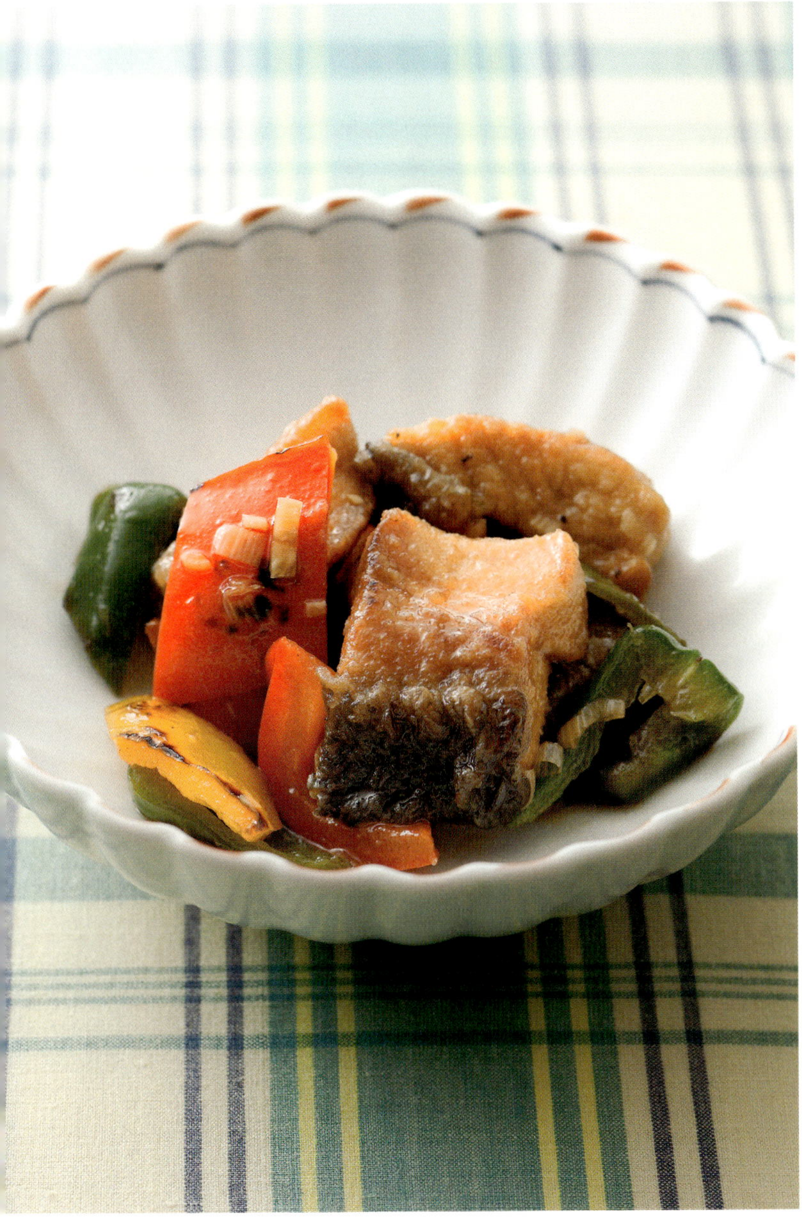

生ザケとパプリカの焼き南蛮

フライパンで焼いたサケを甘酢に漬けます。揚げて漬けるのが定番ですが、ムニエルなのでそれだけ油が少なく、胃腸に負担をかけません。抗酸化ビタミン満点のパプリカもたっぷり入れて、副菜を兼ねた1品に。作り置きにもおすすめです。

材料［2人分］

- 生ザケ……2切れ（140g）
- かたくり粉……大さじ1
- パプリカ（赤・黄）……150g
- ピーマン……50g
- ごま油……大さじ1

南蛮酢

- 水・しょうゆ……各大さじ3
- 酢・砂糖……各大さじ1
- ねぎ（白い部分）のみじん切り……大さじ2
- 赤とうがらしの輪切り……少量

1 サケはあれば骨を除き、一口大のそぎ切りにし、かたくり粉をまぶす。

2 パプリカとピーマンはそれぞれ2～3cm角に切る。

3 南蛮酢の材料をバットなどに合わせておく。

4 フライパンにごま油を熱してサケと**2**を並べ、両面を焼いて火が通った順から**3**の南蛮酢に漬けて味をなじませる。

1人分**217**kcal　塩分**2.6**g

作りおきOK

漬けて15分もすれば食べられる。冷蔵庫で2～3日はもつので、生ザケが安い日に作り置いても。

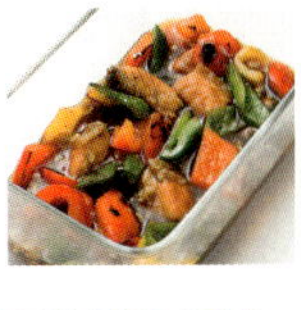

白身魚の和風野菜ソース煮

さっぱりしているはずなのに油っこい、身がしまっていて食べにくいなど、白身魚は品種によって肉質が大きく異なります。この料理は、そのどちらにもマッチするおいしさ。大根を主役にした野菜ソースが口当たりよく消化を促してくれます。

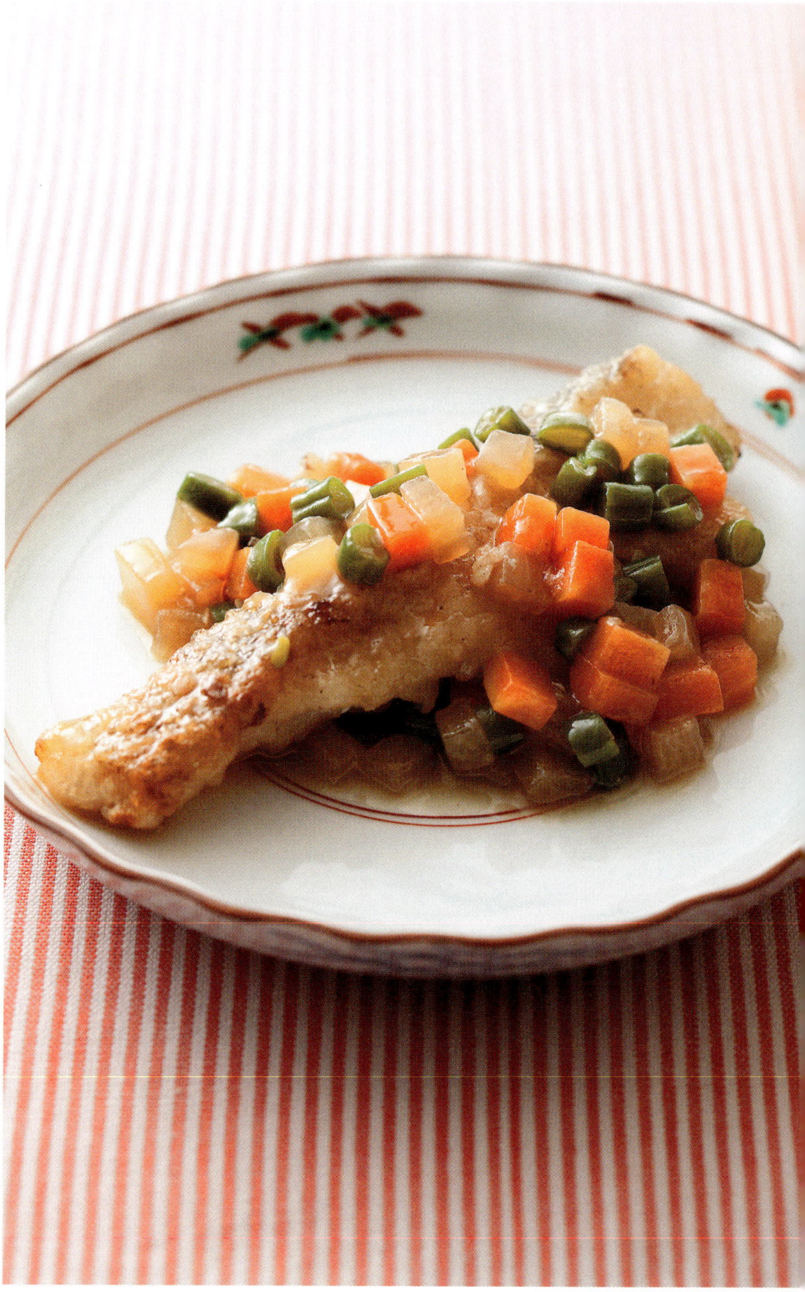

材料［2人分］

- 白身魚（生ダラ）……2切れ（140g）
- 酒……小さじ2
- 塩……小さじ1/5
- かたくり粉……適量

油……小さじ2

野菜ソース

- 大根・にんじん……各30g
- さやいんげん……20g
- だし……3/4カップ
- めんつゆ（3倍希釈）……大さじ1
- 酢……小さじ1

1 白身魚は塩と酒をふってしばらくおき、汁けをふいてかたくり粉をまぶす。

2 野菜ソース用の大根、にんじんは1cm角に、さやいんげんは1cm幅の小口切りにする。

3 フライパンに油を熱して**1**を並べ、両面を焼いて火を通し、とり出す。

4 あいたフライパンに**2**を入れていため、だしを加えてやわらかくなるまで煮、めんつゆと酢で調味し、煮立てる。

5 白身魚を戻し入れ、温めながら味をなじませる。魚を器に盛り、野菜ソースをかける。

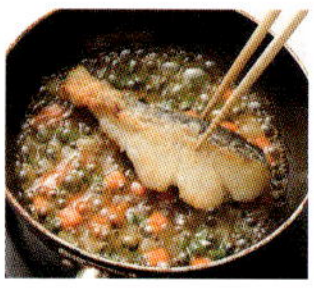

1人分**91**kcal　塩分**1.4**g

おすすめ食材 ▶▶

白身魚

低脂肪高たんぱく質という白身魚のイメージ通りなのは、写真のタラ、天然マダイ、ヒラメ、オヒョウなど。メロ、ムツ、カラスガレイ、ギンダラなどは脂肪が多く、それだけたんぱく質は少ない。ただ、肉質は脂肪が多いほうがやわらかく、のどの通りはなめらか。

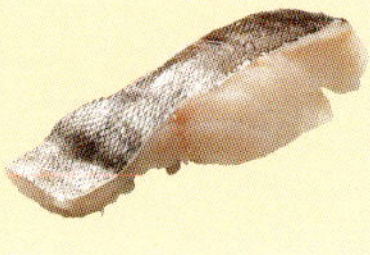

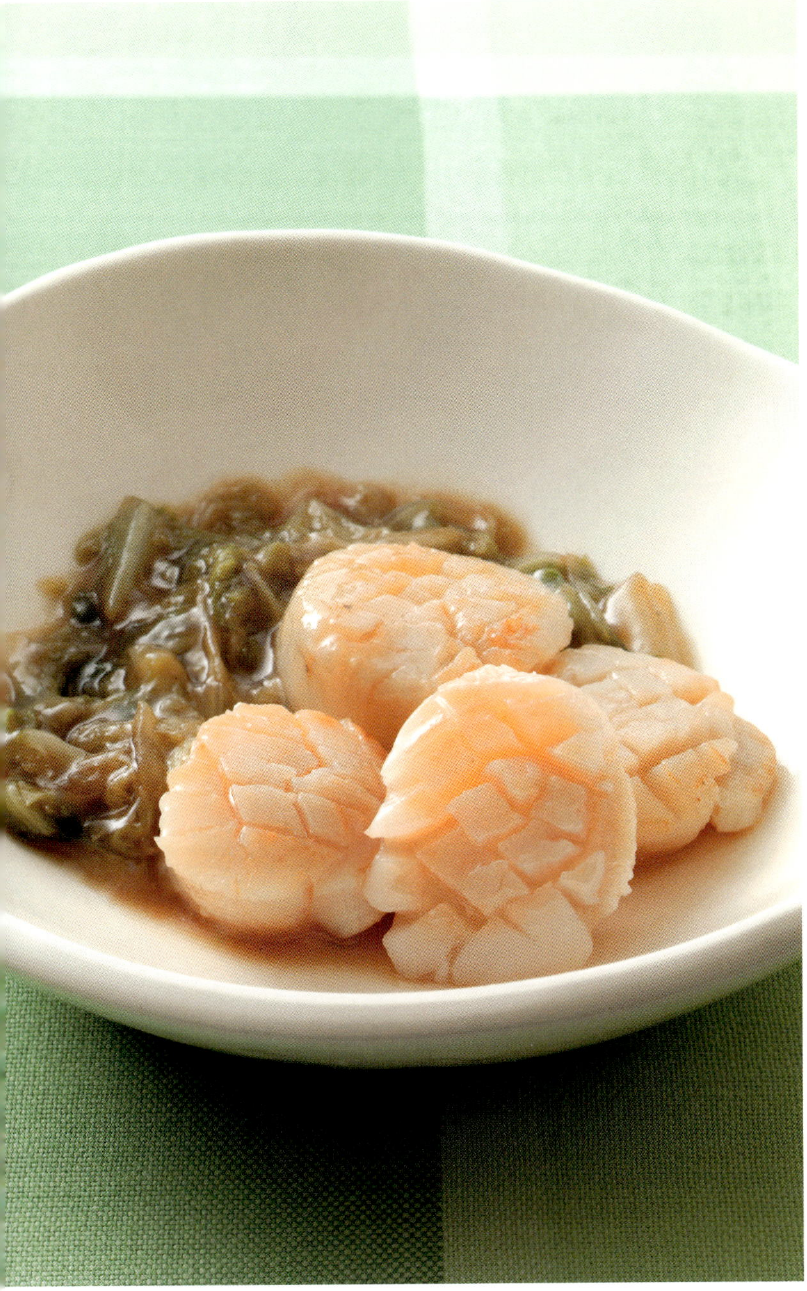

材料［2人分］

ホタテ貝柱		8個（160g）
白菜の葉先		6枚（250g）
ごま油		大さじ1
酒		大さじ1
a	顆粒鶏がらだし	小さじ1
	水	1カップ
オイスターソース		大さじ1
塩・こしょう		各少量
b	かたくり粉	小さじ1
	水	小さじ2

1 ホタテ貝柱は斜め格子状に切り目を入れる。

2 白菜は1～2cm幅に切る。

3 フライパンに油大さじ1/2を弱火で熱し、ホタテ貝柱の両面をさっといため、酒をふってアルコール分をとばし、一度とり出す。

4 あいたフライパンに残りの油を熱し、白菜をさっといためて**a**を加えて煮、白菜がやわらかくなったらホタテ貝柱を戻し入れる。

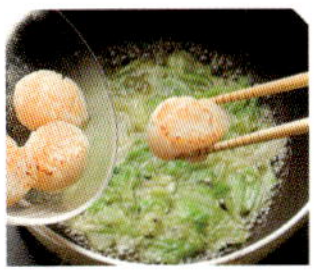

5 オイスターソースと塩、こしょうで調味し、煮立ったところに**b**を流してとろみをつける。

※ 白菜のほか、キャベツ、チンゲンサイ、かぶなどでもよい。

1人分**208**kcal　塩分**2.3**g

ホタテ貝柱と白菜の中国風いため煮

ちょっとぜいたくな1品。貝柱は火を通しすぎないよう、
大きいまま切り目を入れていためます。
貝柱の淡白な味にアクセントを添えるのは、
くったり煮た白菜にからんだオイスターソース。
白菜あんをからめながら、よくかんで召し上がれ。

おすすめ食材 ▶▶

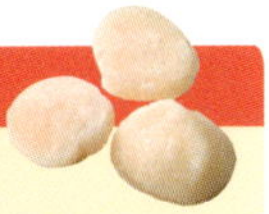

ホタテ貝柱

白身魚以上に低脂肪高たんぱく質、身はやわらかくて味にくせがなく、しかも、下調理なしで手軽に使える便利な食材。火を通しすぎるとかたくなるので、新鮮なものをさっと加熱して食べたい。

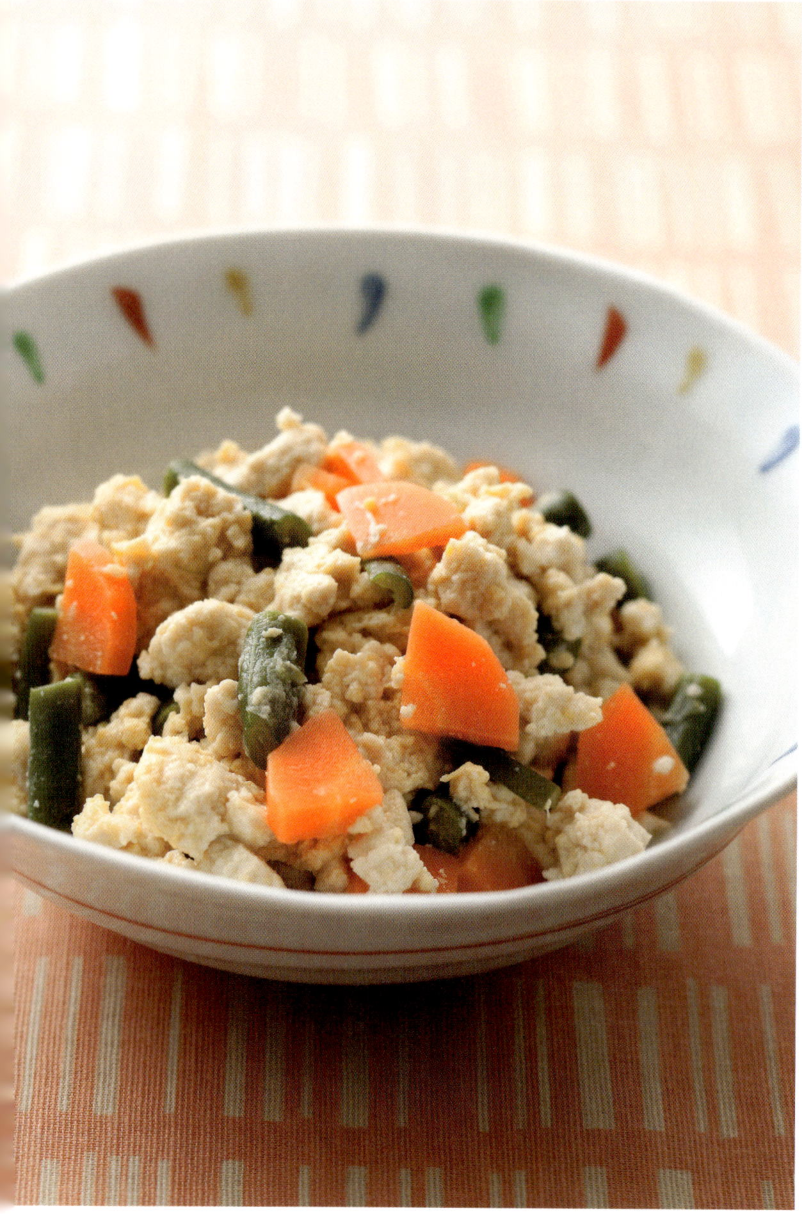

野菜たっぷりいり豆腐

豆腐のかさを減らし、動物性食品や野菜を加えた１品です。めんどうそうですが、野菜の種類を減らせばとても手軽。いためずに野菜と豆腐を煮て卵でまとめれば、口当たりがやわらかく仕上がります。

材料［2人分］

木綿豆腐……200g
にんじん……30g
さやいんげん……6本
だし……3/4カップ
めんつゆ（3倍希釈）……小さじ4
卵……1個

1 豆腐はペーパータオルに包んでしばらくおき、水けをきる。
2 にんじんは薄いいちょう切りにする。さやいんげんは1～2cm長さに切る。
3 なべに2とだしを入れて煮、野菜に火が通ったら豆腐を手でちぎって加える。

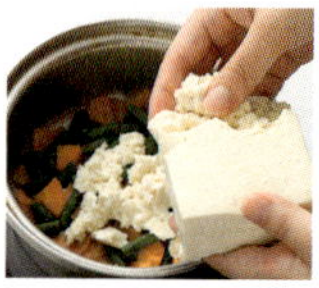

4 めんつゆで調味し、豆腐に味がなじむまで煮、卵を割りほぐして回し入れ、大きく混ぜて火を止める。

1人分131kcal　塩分1.2g

おすすめ食材 ▸▸

豆腐

豆腐は良質たんぱく質を含み、カルシウムや鉄なども多い。ただし、9割近くが水分なので、同じ100gでも、肉や魚の半分くらいのたんぱく質しかない。たくさん食べられない時期は、水分を除いてかさを減らしたり、肉や魚を加えて栄養価を高めるくふうが必要。

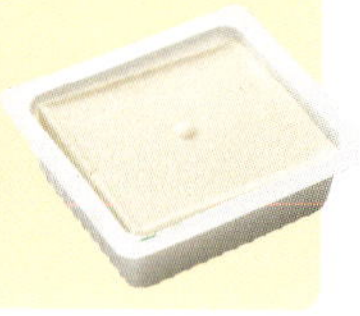

ポークビーンズ

和風の五目豆よりこの洋風煮豆をおすすめするのは、
味、栄養ともにバランスのよい組み合わせだから。
動物性たんぱく質とビタミン B_1 の豊富な豚肉、そのビタミンの効力を高めるにんにく、うまみ成分と抗酸化成分を含む玉ねぎとトマト。マカロニやパンを添えれば 1 食分の栄養がとれます。

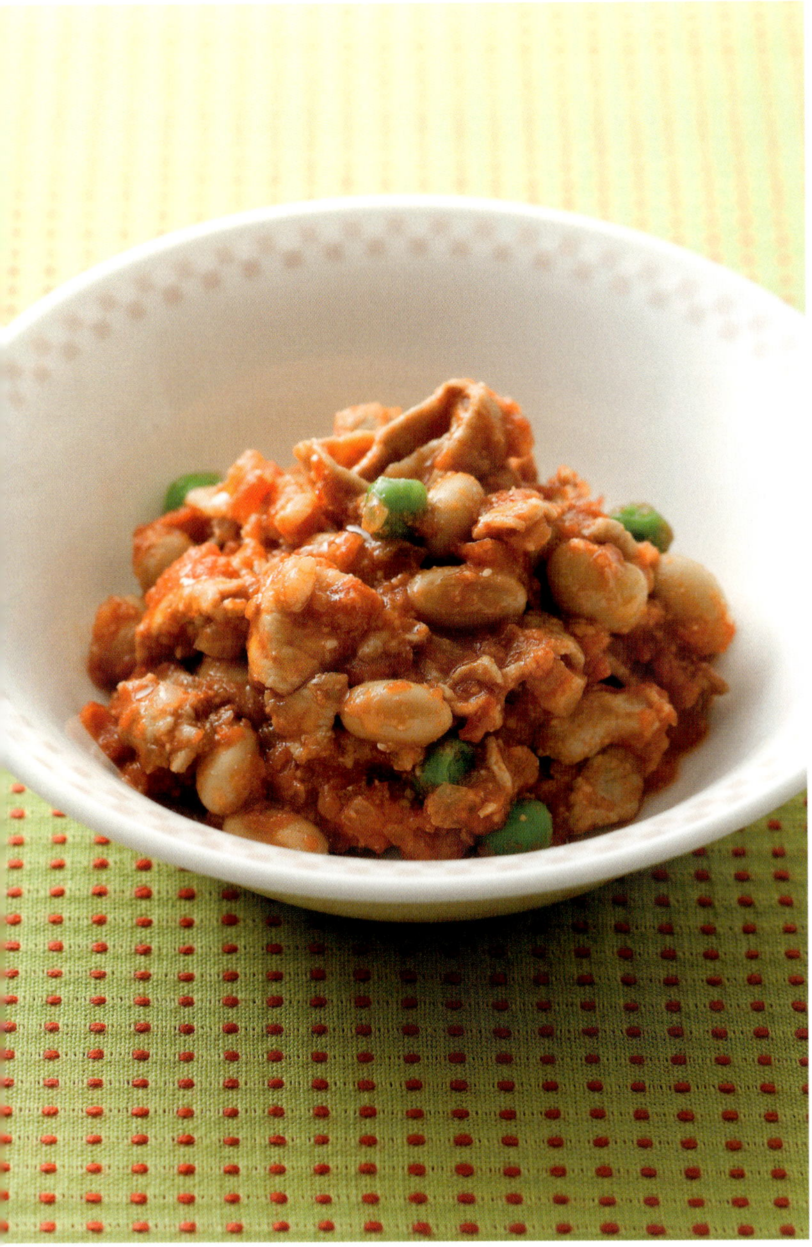

材料 [2人分×2回分]

大豆の水煮 ……… 130g
豚もも薄切り肉 ……… 100g
玉ねぎ ……… 1/2個（100g）
にんにく ……… 少量
油 ……… 小さじ1
トマトの水煮缶（カットタイプ） ……… 大1缶（400g）
塩・こしょう ……… 各少量
粉チーズ ……… 小さじ1
トマトケチャップ ……… 小さじ1
グリンピースの水煮缶 ……… 5g

1 豚肉は1cm幅に切る。玉ねぎとにんにくはみじん切りにする。

2 なべに油とにんにくを入れて熱し、香りが立ったら玉ねぎを加えていため、しんなりとしたら豚肉を加えていため合わせる。

3 豚肉の色が変わったらトマトを缶汁ごと入れ、大豆も加える。

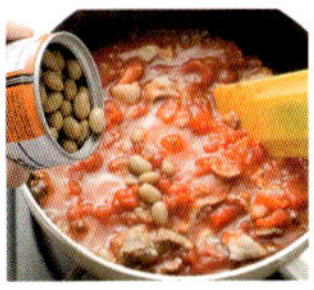

煮立ったら火を弱めて10分煮る。

4 味をみて塩とこしょう、チーズ、ケチャップで調味する。

5 グリンピースは薄皮をむき、火を止める直前に散らす。

※ 好みでパルメザンチーズをふっても。

1人分**149**kcal　塩分**0.9**g

作りおきOK

冷蔵庫で 3 ～ 4 日はもつ。冷凍保存もできる。

おすすめ食材 ▶▶

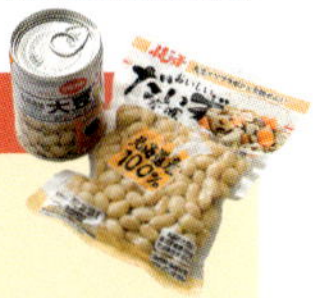

大豆の水煮

大豆は「畑の肉」といわれるように、動物性食品に劣らない栄養の宝庫。従来、煮豆は消化吸収率が低いとされていたが、近年の研究では 90%以上と、加工品と同等のレベルである。水煮が一般的だが、ボイル缶詰めもある。

さやいんげんとひき肉の中国風煮物

さやいんげんは彩りとしてわき役にまわりがちですが、
中国料理ではよくひき肉といためます。
そこで、香辛料を控え、スープを増やしてやわらかく煮、
かたくり粉でとろみをつけました。やさしい味で、
たんぱく質も補給でき、作り置きもきく便利な一皿です。

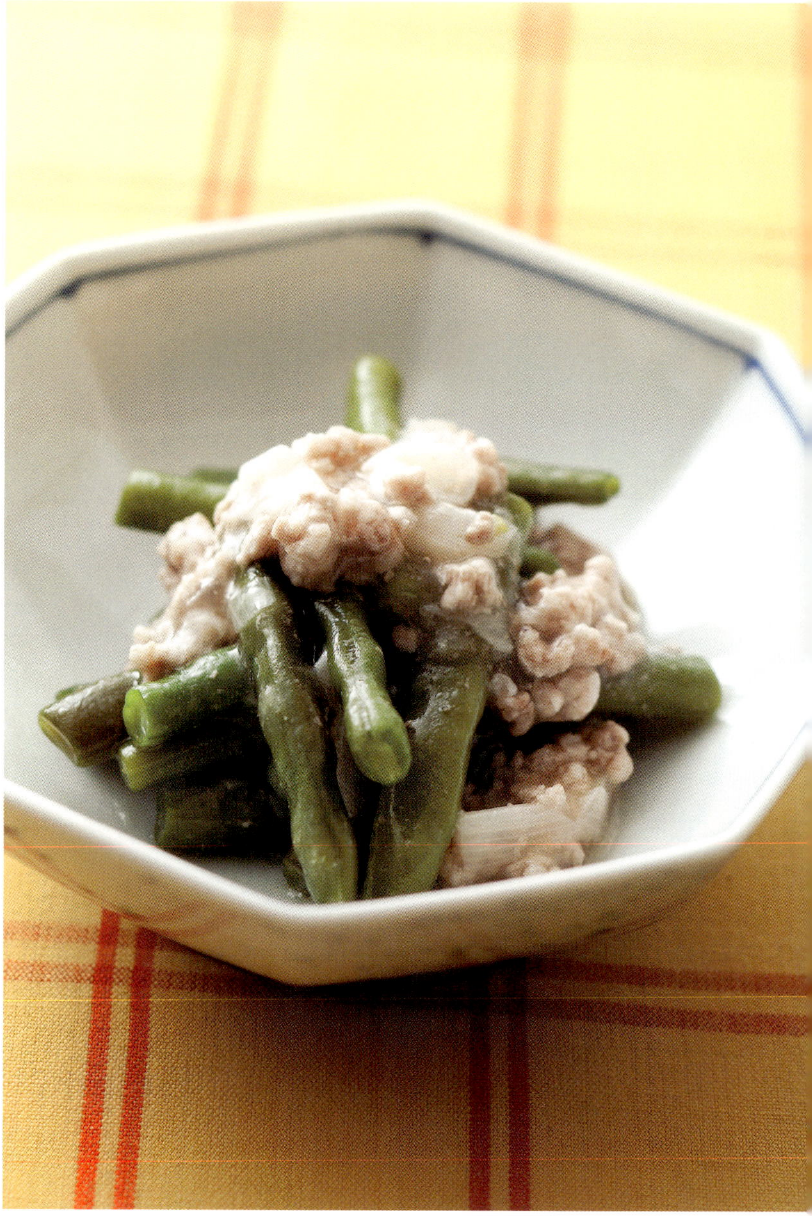

材料［2人分］

さやいんげん		100g
豚ひき肉		50g
ねぎ		20g
油		小さじ1
a	水	2/3カップ
a	顆粒鶏がらだし	小さじ1/2
しょうゆ・酒		各小さじ1
b	かたくり粉	小さじ1/2
b	水	小さじ1
ごま油		小さじ1

1 さやいんげんは長さを半分に切る。ねぎは斜め薄切りにする。

2 なべに油を熱してひき肉を入れてパラパラになるまでいため、**1**を加えていため合わせる。

3 **a**を加えて5〜6分、さやいんげんがやわらかくなるまで煮、味をみてしょうゆで調味する。

4 煮立ったところに**b**を流してとろみをつけ、最後にごま油を落とす。

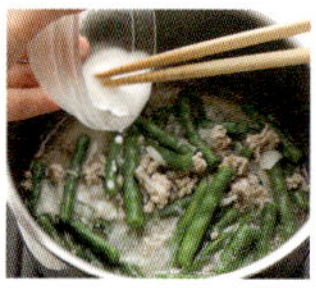

1人分**113**kcal　塩分**0.8**g

作りおきOK

冷蔵庫で2日はもつ。

おすすめ食材 ▶▶

さやいんげん

β-カロテンがトマトより多い緑黄色野菜である。マメ科の特徴としてビタミンB群も多く、カルシウムやマグネシウムも豊富。表皮も繊維もやわらかく、火の通りも早く、アクもないので、手軽に調理できる。

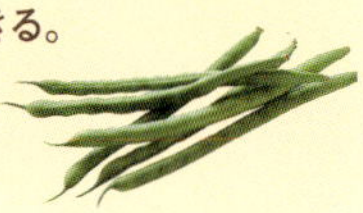

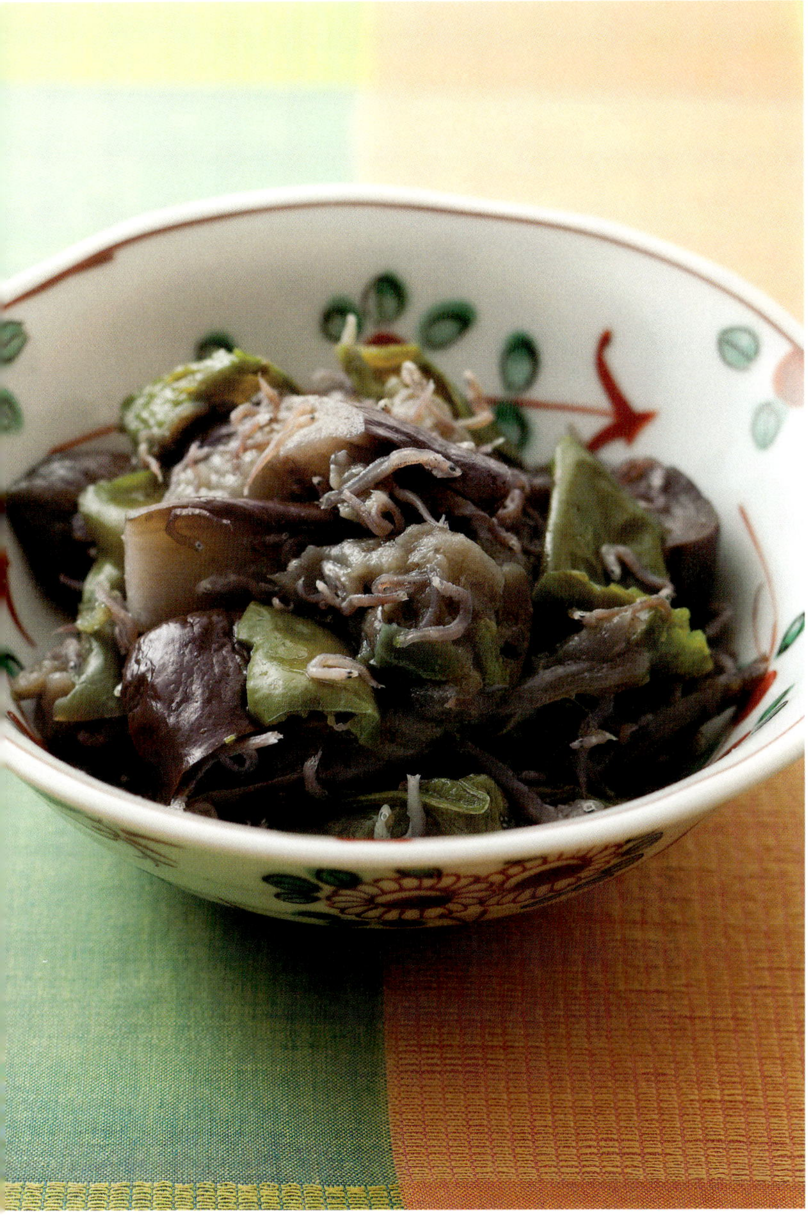

ピーマンとなすのじゃこ煮

ピーマンもなすもちりめんじゃこと相性がよく、
くったりとするまで煮ると、野菜の持つほのかな甘みが
引き出されます。
作りたてより、さめてよく味がなじんだところが美味。
夏の作り置きおかずに絶好です。

材料［2人分］

ピーマン	3個（90g）
なす	大2個（210g）
ちりめんじゃこ	大さじ3
だし	1カップ
酒	大さじ1
しょうゆ	大さじ1/2

1 ピーマンはへたと種を除き、縦横4つに切る。なすは縦半分に切って2cm幅に切り、水にさらす。

2 なべにだしとちりめんじゃこを入れて煮立て、なすを水けをきつく絞って入れ、ピーマンを散らす。アルミ箔《はく》などを落としぶたがわりにかぶせ、静かに煮立つ火加減で煮る。

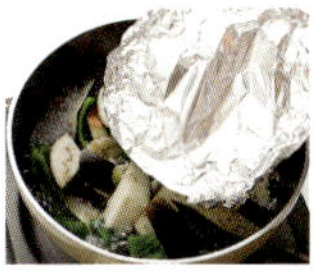

3 なすに火が通ったら酒としょうゆを加え、さらに味がなじむまで煮る。

1人分**54**cal　塩分**1.2**g

MEMO

ピーマンの種は、かまずに飲み込むとのどにつかえる心配がある。必ず、きれいに除いておくこと。

作りおきOK

冷蔵庫で2～3日もつ。夏は冷たいまま食べると暑気払いになる。

おすすめ食材 ▶▶

ピーマン

ビタミンCとE、β-カロテンが比較的多く、抗酸化ビタミンが3つそろって多いのは魅力である。皮が薄く、果肉もみずみずしく、火を通すとやわらかいが、食物繊維は青菜並みに多い。

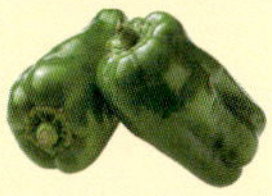

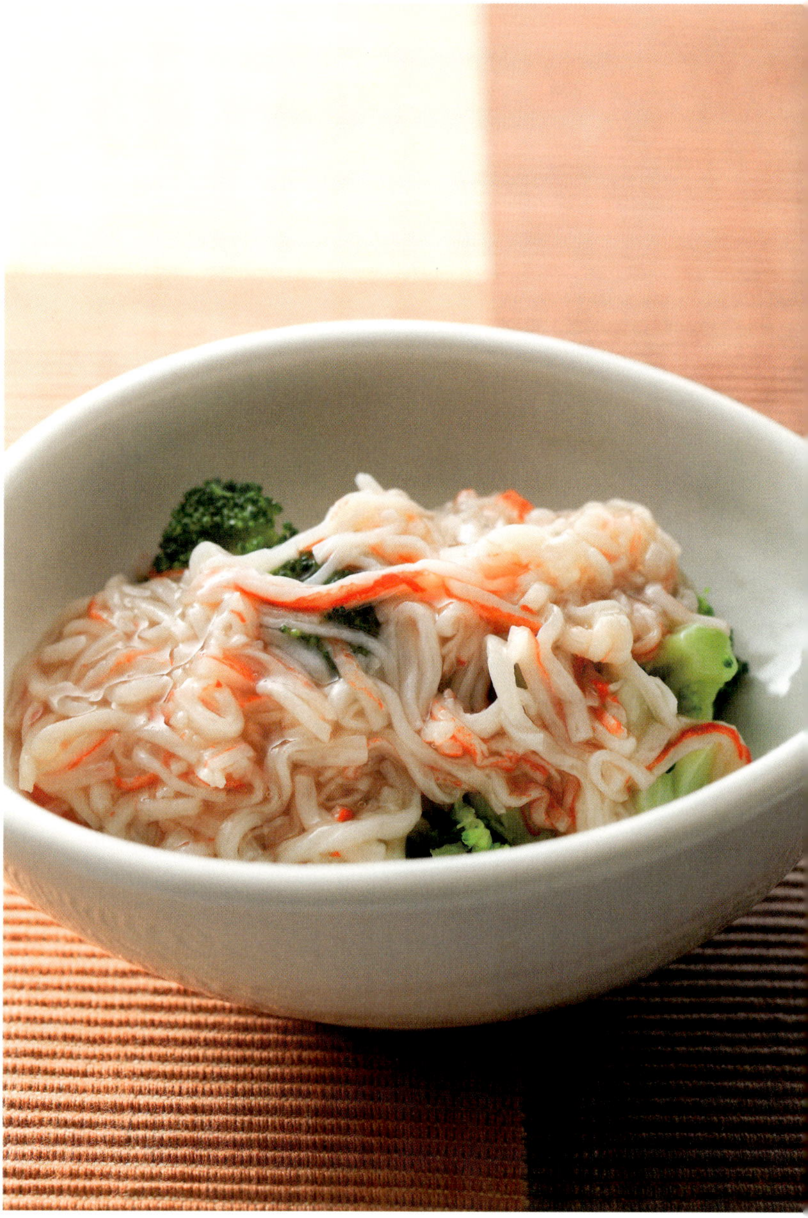

ブロッコリーのカニかまあんかけ

ブロッコリーは筋もなく、やわらかくゆでれば口当たりよい野菜ですが、ボソボソとした食感が苦手という人もいます。そんな人には、とろりとしたあんかけ料理がおすすめ。カニかまを使えば、ボリュームたっぷりのあんもかんたんです。

材料［2人分］

ブロッコリー……160g
カニ風味かまぼこ……4本（72g）
水……1/2カップ
顆粒鶏がらだし……小さじ1
酒……小さじ1
a ［かたくり粉……小さじ1～2
　 水……小さじ2～4
ごま油……小さじ1/2

1 ブロッコリーは小房に分けてやわらかくゆでて、湯をきって器に盛る。

2 カニかまは短く切ってほぐす。

3 なべに水と鶏がらだしを入れて煮立て、カニかまを入れる。

4 再び煮立ったら酒を加え、**a**を流してとろみをつけ、ごま油を落とす。

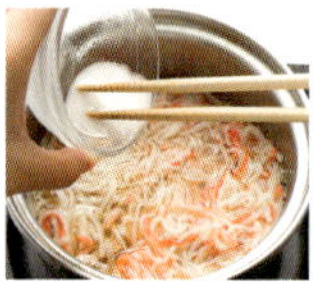

5 ブロッコリーに**4**のカニかまあんをかける。

1人分**76**kcal　塩分**1.5**g

MEMO

カニかまのかわりに本物のカニを使えばさらにおいしい。カニかまも、ゆでたカニの身も、あるいはカニ缶も塩分があるので、塩は加えなくてもよい。

おすすめ食材 ▶▶

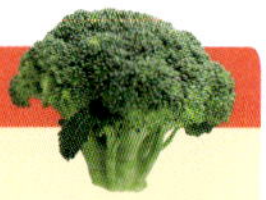

ブロッコリー

β-カロテンがピーマンの2倍、ビタミンCはいちごの2倍、ビタミンEも野菜としてはかなり多く、抗酸化ビタミン3種が勢ぞろい。寒い季節が本来の旬。夏場は栄養価が落ちるので、冷凍品（P75参照）がおすすめ。

キャベツとひき肉のトマト煮

ひき肉のうまみがしみ込んだ、
とろけるようなロールキャベツのおいしさが、
巻く手間なしで楽しめます。材料をなべに重ねるだけ。
料理初心者でも気軽にできます。

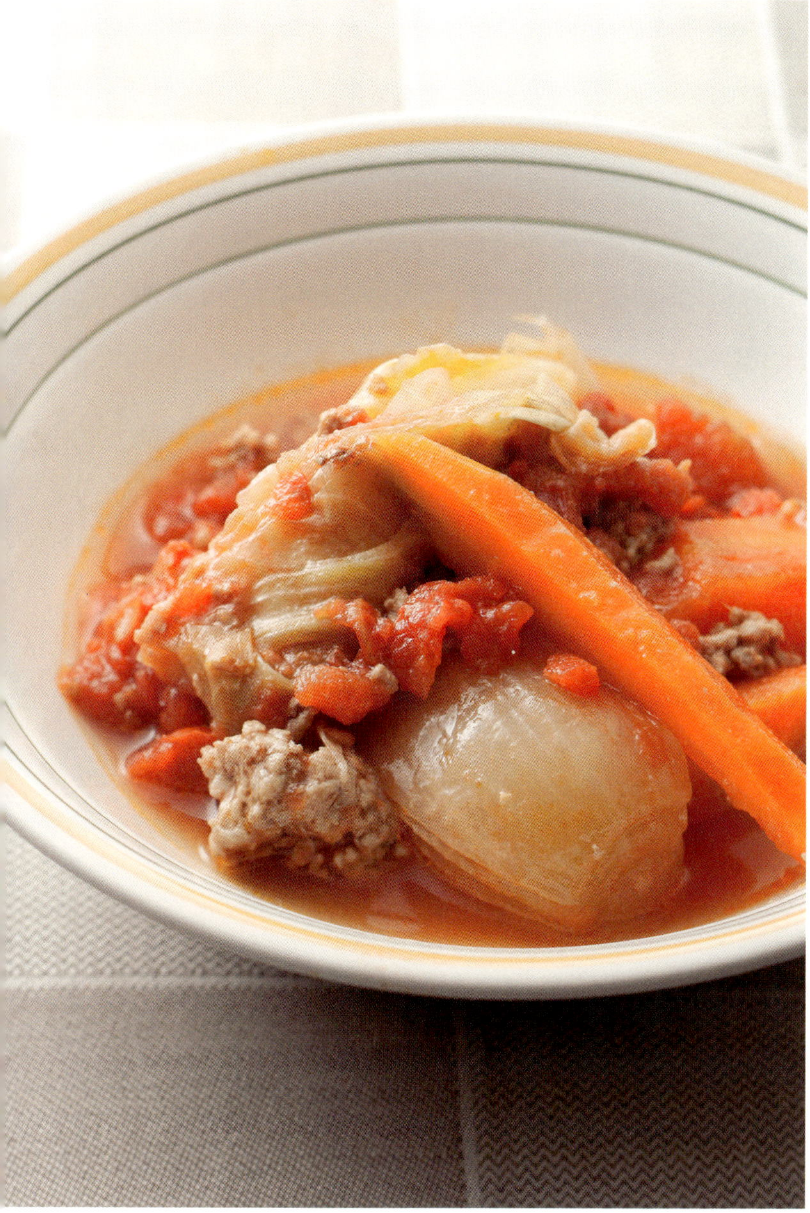

材料［2人分］

豚ひき肉	100g
キャベツ	1/8個（180g）
玉ねぎ	1個（120g）
にんじん	1本（90g）
水	1カップ
固形チキンブイヨン	1/2個
トマトの水煮缶（カットタイプ）	1/2缶(200g)
塩・こしょう	各少量

1 キャベツは大きめのくし形に切る。玉ねぎは縦4つ割りに、にんじんは5～6cm長さの棒状に切る。

2 なべに**1**を交互に重ねるように入れ、ひき肉をのせる。水を注ぎ、ブイヨンをくだいて散らす。

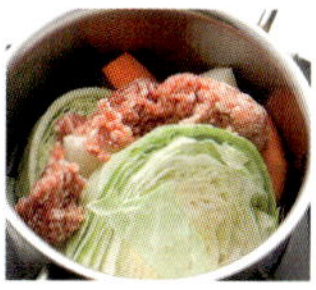

3 強火にかけて煮立ってきたら火を弱めてふたをし、10～15分煮る。

4 野菜に火が通ったらトマトを缶汁ごと加え、さらに10～15分、キャベツがくたくたになるくらいまで煮、塩とこしょうで調味する。

1人分**192**kcal　塩分**1.5**g

MEMO

野菜は大きいまま煮たほうが、うまみ成分を含んだ水分が逃げないので、おいしい。急ぐ場合は一口大に切ってうす味で煮、うまみ成分の出た煮汁ごと食べるとよい。

作りおきOK

1日に1回温めれば、涼しい季節なら室温で3日はもつ。

おすすめ食材 ▸▸

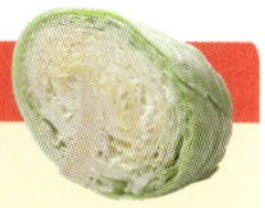

キャベツ

ビタミンCが青菜並みに豊富で、カロテンも比較的多い。消化性潰瘍を治癒したり、免疫機能を高めるなど、多くの機能性成分が報告されている。日もちがよく、くせもアクもなく用途が広いので、常備野菜に最適。

ほうれん草と ホタテ貝柱のクリーム煮

青菜が苦手という人にも喜ばれるのはクリーム煮です。クリームソースのまろやかな味が青くささをカバーし、とろみが飲み込みを助けてくれます。ホワイトソース缶と下調理のいらないホタテ貝柱を使えば、手軽にできます。

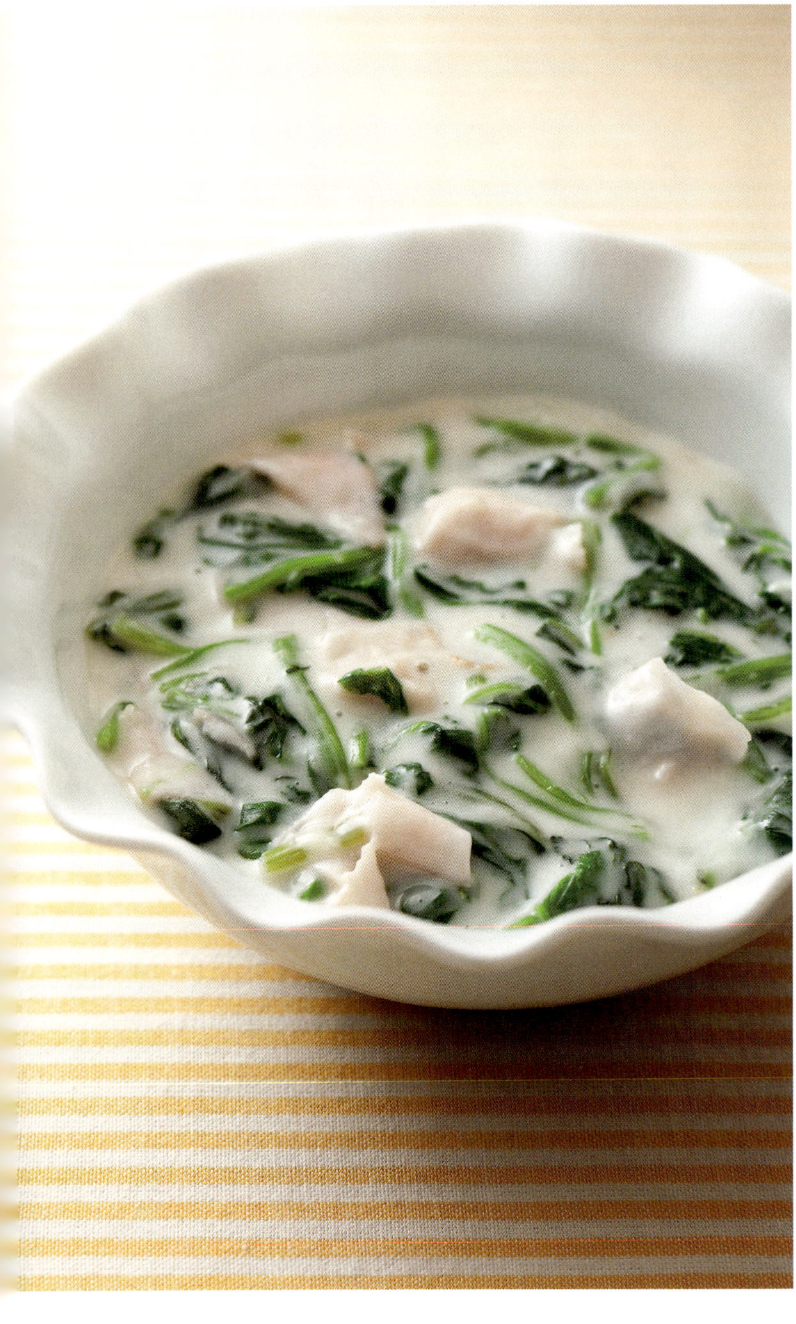

材料 [2人分]

ほうれん草……100g
ホタテ貝柱……小6個(100g)
バター……小さじ2½
ホワイトソース缶(P66参照)……1/2缶(145g)
牛乳……90ml
白ワイン……大さじ1
パルメザンチーズ……大さじ1

1 ほうれん草は熱湯でゆでて水にとって絞り、3cm長さに切る。ホタテ貝柱は縦に2～4つに切る。

2 なべにバターをとかして貝柱をいため、色が変わったらほうれん草を加えていため合わせる。

3 ホワイトソースと牛乳を加えてなめらかになるよう混ぜながら煮、とろりとしたら白ワインとチーズを加える。

1人分**222**kcal 塩分**1.1**g

MEMO

ホタテ貝柱は缶詰めを使ってもよい。その場合はうまみエキスの出た缶汁も**3**で加えてむだなく使う。

おすすめ食材 ▶▶

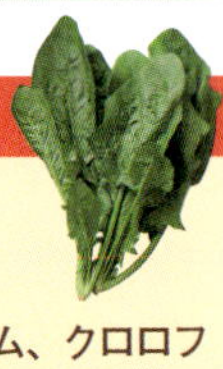

ほうれん草

抗酸化ビタミンをはじめ、鉄やカリウム、クロロフィルも豊富。1年中出回るが、本来の旬の晩秋から冬採りが最も栄養価が高い。アクに含まれるシュウ酸を除去するために、ゆでて水にさらす下調理が必須。水けをしっかり絞っておけば、冷蔵庫で3日はもつ。

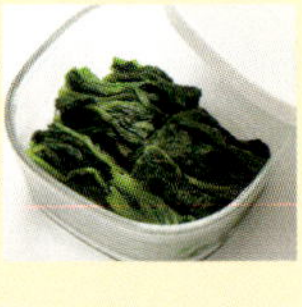

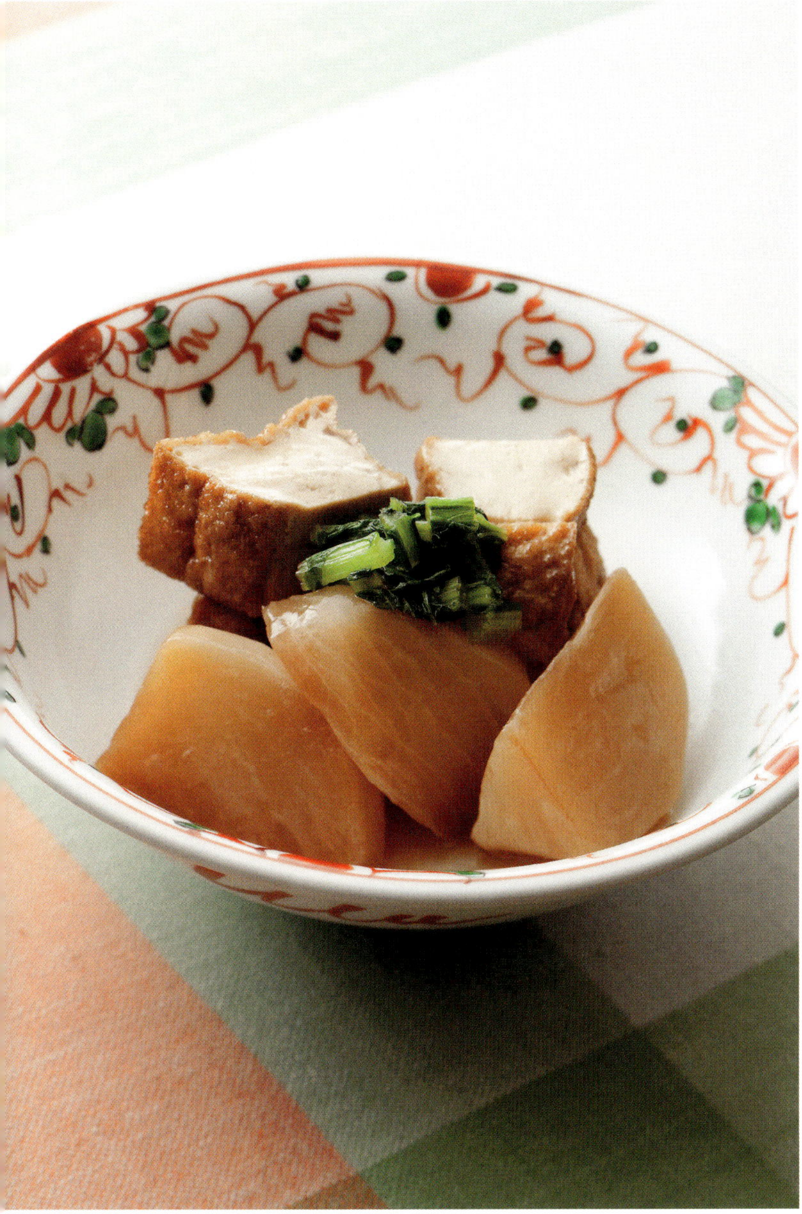

かぶと厚揚げの煮浸し

かぶは、煮ると肉質がねっとりとやわらかく、
独特のほのかな甘みが食欲をそそります。
火の通りが早いのもなにより。
根より栄養価の高い葉もぜひ利用しましょう。

材料［2人分］

かぶ……大2個（180g）
かぶの葉……2個分（40g）
厚揚げ……大1個（100g）
だし……1/2カップ
みりん……小さじ2
しょうゆ……小さじ2

1 かぶは1個を縦6つに切り、皮をむく。

2 かぶの葉は熱湯でさっとゆで、水にとって絞り、2〜3cm長さに切る。

3 厚揚げは湯をかけて油抜きし、縦半分に切って横に1.5cm厚さに切る。

4 なべにだし、みりん、しょうゆを入れて温め、かぶと厚揚げを入れる。煮立ったら火を弱めてアルミ箔《はく》などで落としぶたをし、かぶがやわらかくなるまで煮る。

5 最後にかぶの葉を入れてさっと煮、味を含ませる。

1人分**111**kcal　塩分**0.9**g

MEMO

厚揚げの皮はよくかまないと、のどにつかえるときがある。心配な場合は、木綿豆腐か湯葉を使うとよい。

作りおき OK

冷蔵庫で2日はもつ。温めは煮汁が蒸発しない電子レンジで。

おすすめ食材 ▶▶

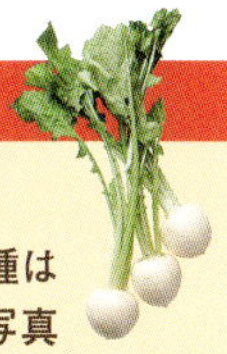

かぶ

漬け物用の地方品種は肉質がかたいが、写真の小かぶは皮も薄く、肉質がやわらかい。栄養価は高くないが、消化酵素が豊富。葉は小松菜に負けないビタミンとミネラルの宝庫。いたみやすいので、早めに根から切り離し、ゆでておく。

大根と牛肉のべっこう煮

大根は意外に火が通りにくいもの。
じっくり味がしみたみずみずしさを
短時間で味わいたいときのおすすめは、乱切りです。
牛肉といっしょに煮含めれば、うまみ満点。
ごはんが進むおいしさです。

材料 [2人分×2回分]

大根	300g
牛薄切り肉	100g
油	小さじ2
水	1½カップ
みりん	大さじ2
砂糖	大さじ1
しょうゆ	大さじ3

1 大根は皮をむいて乱切りにする。牛肉は一口大に切る。

2 なべに油を熱して大根を入れて軽くいため、牛肉を加えていため合わせる。

3 牛肉の色がだいたい変わったら、水を加える。

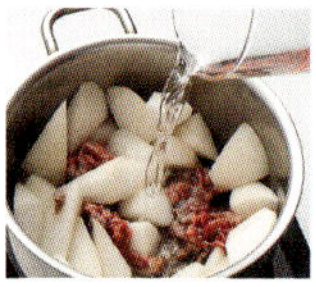

4 煮立ったらフツフツ煮立つ火加減にしてアクをていねいに除く。

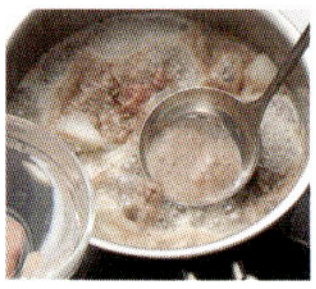

5 大根がやわらかくなるまで煮、調味料をすべて加えてアルミ箔《はく》などで落としぶたをし、味がなじむまで15～20分煮含める。

※にんじんを乱切りにして加えてもおいしい。細長くそぐように乱切りにすれば、さらに煮る時間が短くなる。

1人分**136**kcal　塩分**1.6**g

作りおきOK

冷蔵庫で3日はもつ。温め直しは直火がよい。電子レンジ加熱は牛肉がかたくなる心配がある。

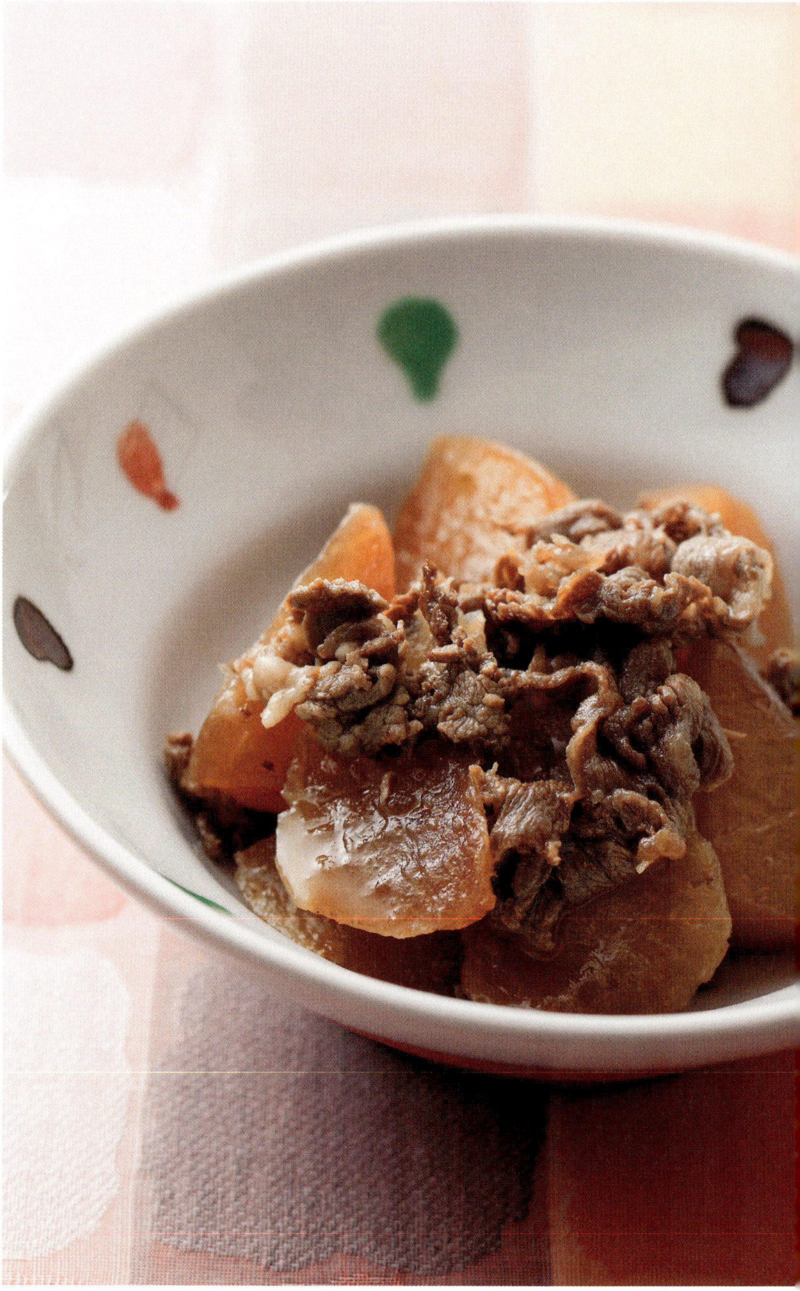

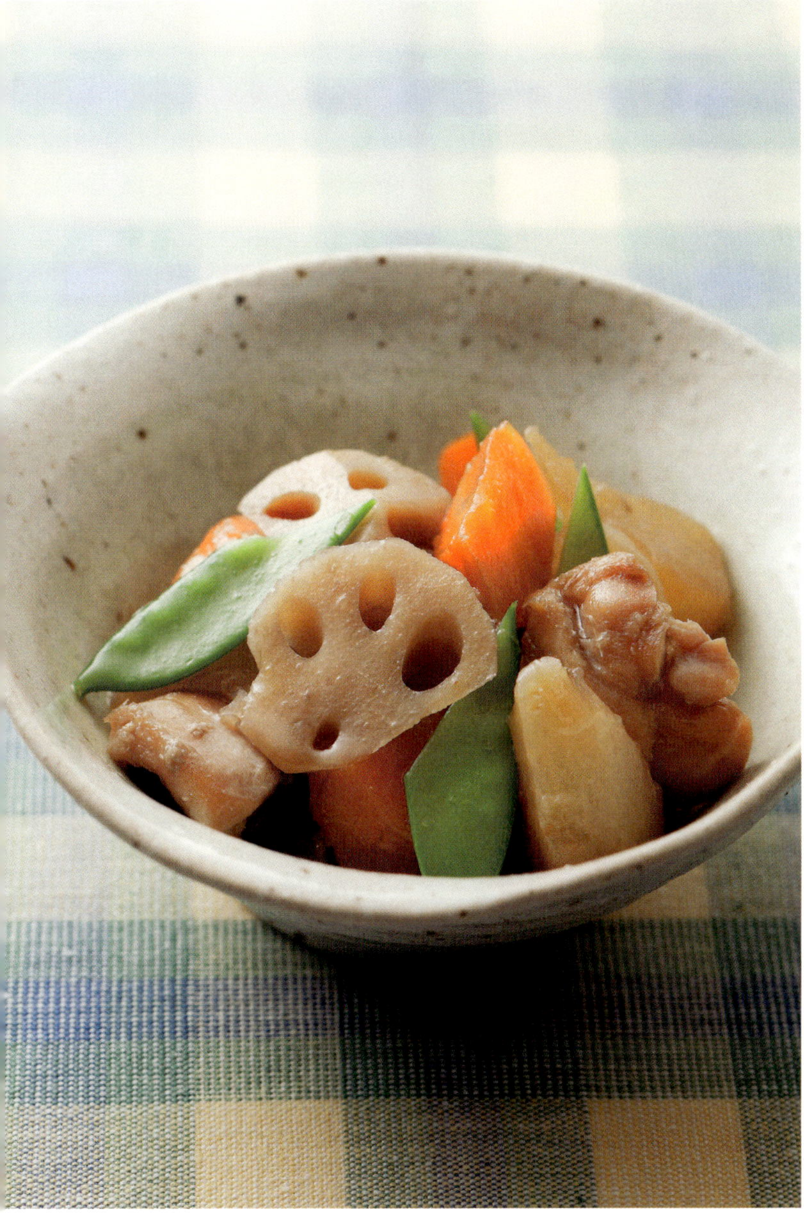

材料［2人×2回分］

- 鶏もも肉（皮なし）……1枚（250g）
- 塩……小さじ1/4

大根……200g
にんじん……100g
れんこん……80g
油……大さじ1/2
水……2カップ
酒……大さじ1
みりん……大さじ2
しょうゆ……大さじ1½
さやえんどう……20g

1 鶏肉は一口大に切り、塩を振ってしばらくおき、汁けをふく。

2 大根、にんじん、れんこんは乱切りにし、れんこんは水にさらしてアクを抜き、水けをきる。

3 なべに油を熱して鶏肉を入れて焼き色をつける。**2**の野菜を一度に入れていため合わせ、油がまわってつやが出たら水を加える。

4 煮立ったら火を弱めてアクをていねいに除く。アクがしずまったらアルミ箔などで落としぶたをし、約10分煮る。

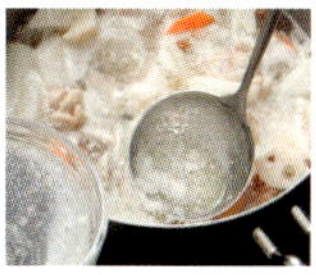

5 酒と調味料を加えてさらに10分煮、さやえんどうを散らしてひと煮する。

1人分**133**kcal　塩分**1.2**g

作りおき OK

冷蔵庫で3日はもつ。寒い季節なら室温に置き、日に一度は温めるとよい。

根菜と鶏肉の煮物

いわゆるいり鶏と異なるのは、ごぼうやこんにゃくなどの
消化のよくない食材を入れないこと。主役は大根。
調味料を入れる前にしっかり火を通し、
うす味でじっくり煮含めます。

おすすめ食材 ▶▶

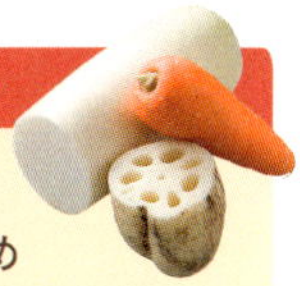

根菜

根菜の中でおすすめしたいのは消化酵素の宝庫・大根、食物繊維が少なくβ-カロテンの宝庫・にんじん、でんぷんが多いので火を通すとやわらかくなるれんこん。れんこんはビタミンCが多く、粘り成分には胃や腸の粘膜を守る働きもある。

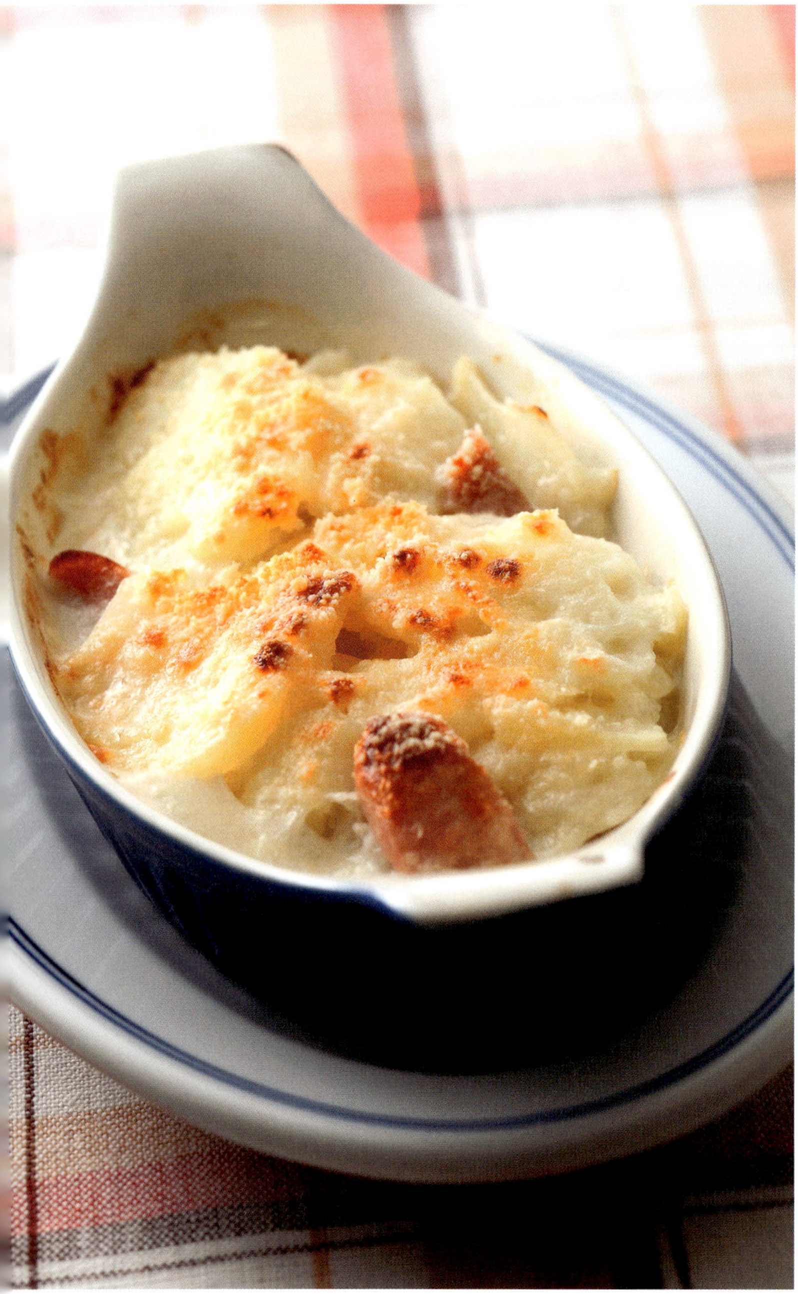

じゃが芋のミルクグラタン

グラタンというとホワイトソースを作るのがめんどう、
と思いがち。でも、でんぷんの多いじゃが芋なら、
牛乳で煮るだけでクリーミーな食感が楽しめます。
粉チーズが焦げた香ばしさで、
芋嫌いの男性にも喜んでもらえること必至です。

材料［1人分］

じゃが芋……………小2個（200g）
牛乳……………………1カップ
ウインナソーセージ……3本（55g）
塩…………………………少量
粉チーズ………………大さじ1

1 なべに牛乳を入れておき、じゃが芋を7～8mm厚さに切り、渇変しないうちに牛乳に入れる（ここで水にさらすとでんぷんが流れて煮汁にとろみがつかない）。

2 なべを火にかけて煮立ったらフツフツと煮立つ火加減にして、

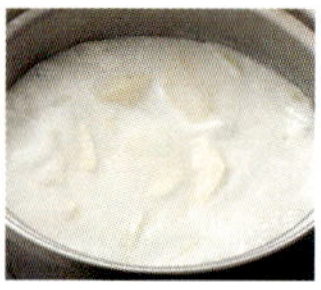

じゃが芋がやわらかくなるまで煮る（牛乳が煮立ってできる脂肪の膜が落としぶたがわりになるので、ふたをしない。ふたをすると煮こぼれる）。

3 じゃが芋に火が通ったらソーセージを食べやすく切って加え、塩で調味し、煮汁がとろっとしたら火を止める。

4 耐熱皿に移して粉チーズをふり、オーブントースターで焦げ目がつくまで焼く。

1人分**495**kcal　塩分**1.8**g

おすすめ食材 ▶▶

じゃが芋

くせがなく、消化もよく、食べやすい食材の1つ。ビタミンCが豊富なうえ、加熱しても損失が少ない。男爵や農林1号などの粉質系は、ホクホクとした粉けがのどに詰まる心配があるので、汁けをからませて食べるか、粘質系のメークインを選びたい。

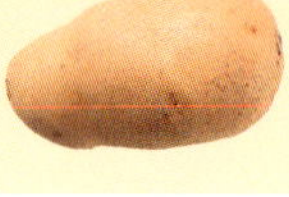

里芋のかんたん煮っころがし

安心して食べられる野菜の代表ですが、皮むきや下ゆでがめんどうです。その手間を一度にこなすテクニックを使えば、あとは文字通り、煮ころがすだけ。調味もめんつゆを使えばひと手間でOK。やみつきになる手軽さとおいしさです。

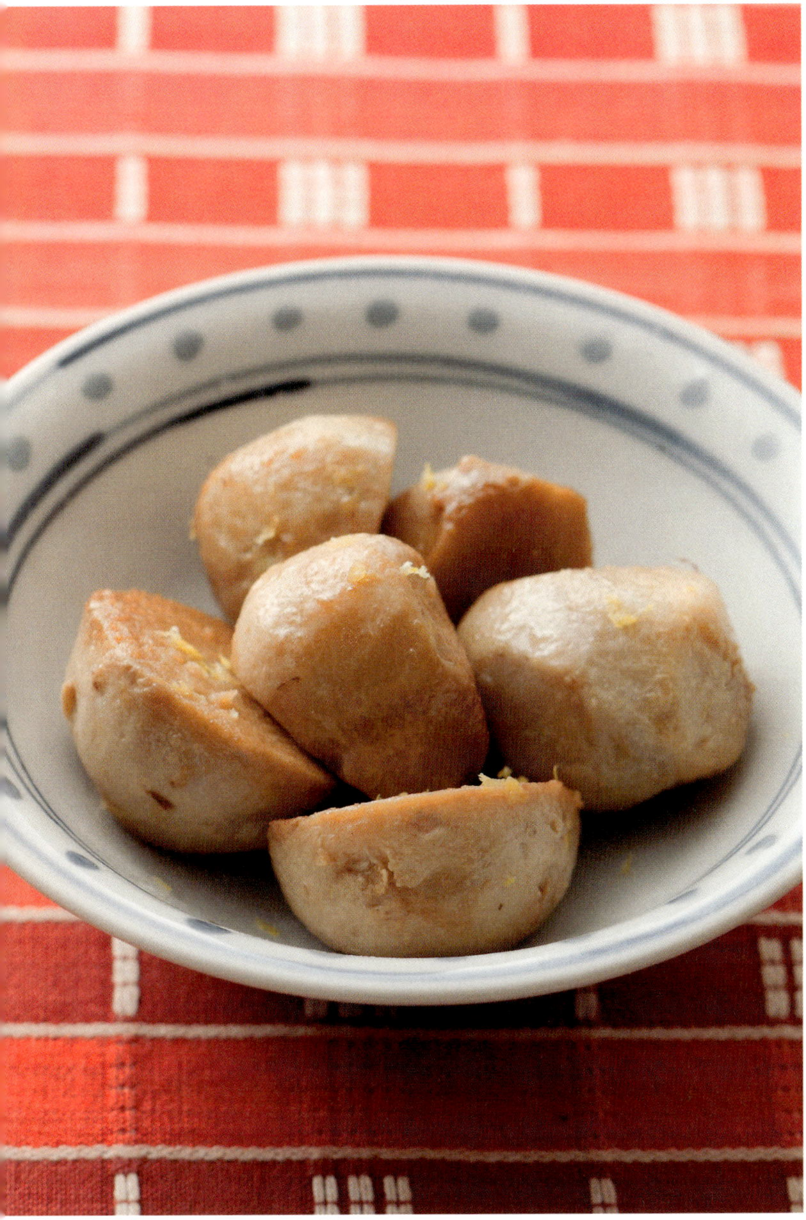

材料［2人分］

里芋 …… 200g
油 …… 大さじ1
めんつゆ（3倍希釈） …… 大さじ1
ゆずの皮（あれば） …… 少量

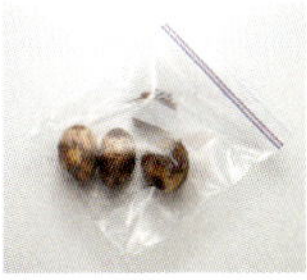

1 里芋は表面の泥を洗い落とし、耐熱性の密閉袋に入れて電子レンジで5分加熱する。

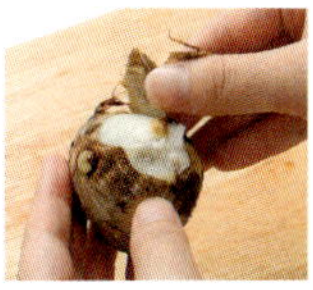

2 袋からとり出してさわれるくらいにさめたら皮をむく（加熱してあるのでツルリと簡単にむける）。大きいものは半分に切る。

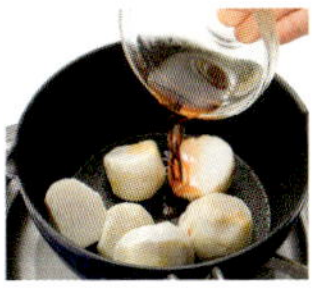

3 なべに油を熱して里芋を入れ、転がしながら軽くいため、めんつゆを加える（いためるとめんつゆがからみやすい）。汁けがなくなるまでさらに転がしながら煮る。

4 器に盛り、あればゆずの皮のすりおろしを散らす。

1人分**122**kcal　塩分**0.8**g

おすすめ食材 ▶▶

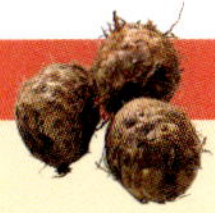

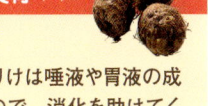

里芋

独特の粘りけは唾液や胃液の成分を含むので、消化を助けてくれる。

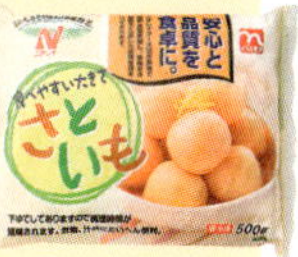

冷凍里芋

里芋は旬の秋、冬を過ぎると品薄で品質も落ちる。そんなときは冷凍品がおすすめ。皮をむいて下ゆでしてあるので、作り方3から始められる。

PART 3

手術後100日を迎えて

食べられるようになっても少量頻回食を守りましょう

手術後100日目はひと区切りですが、食道がんの場合は、
これから本格的に回復してくるという節目です。
100日目のお祝い膳も、早すぎるようなら待ちましょう。
ある日ふっと空腹感を覚えたら、回復のきざしです。
お祝い膳を囲みましょう。でも、少しずつよくかんで
ゆっくり食べるという基本は守り続けましょう。

医療解説 4

手術後3か月からの食事リハビリ

外村修一

手術後3～6か月

食べる量が増えてきたら、どんな注意が必要ですか？

胃の動きが回復するにつれて、食欲も出てきます。1回に食べられる量も、段階的に多くなります。徐々に、手術前の食生活に戻していきましょう。食べた感じで、1回量を増やすことにチャレンジしてもいいでしょう。

ただし、「よくかむこと」。これはつねに心がけてください。手術をしたつなぎ目の部分は、大きさに限度があります。正常な食道のようには広がりません。そのために、あまりに多くの量を一度に飲み込むと、つかえてしまいます。食事の全体量を増やすことはかまいませんが、1回に口に運ぶ量には注意してください。

よくかんだつもりでも、飲み込むときにひとかたまりになりやすい食べ物が、肉、イカ、タコです。食道と胃のつなぎ目に引っかかりやすい食材です。しかし、いずれもたんぱく質なので、体にとってはたいせつな栄養源です。肉はミンチやそぼろに、イカはイカそうめんに、タコはタコ焼きに入れる程度の大きさにするなど、あらかじめ小さくしておくと安心して食べられます。

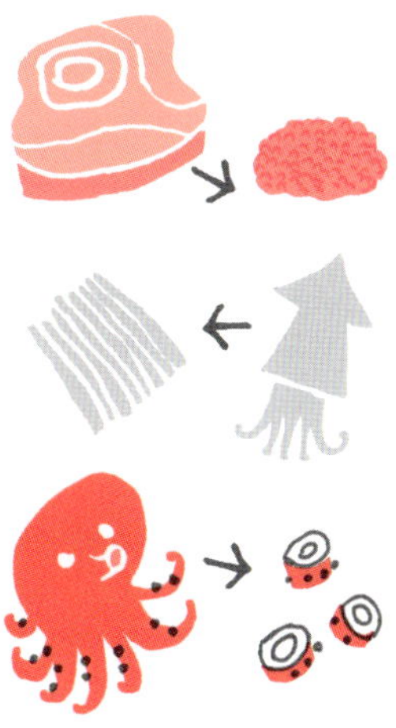

手術後6か月〜1年

回復が思わしくないときはどうしたらいいですか?

手術から半年たつころには食事量も段階的に回復し、手術前に近いところまで食べられる人も多くなります。もちろん、個人差があり、思ったように食べられないこともあります。手術後1年目以降も、胃や小腸の機能回復が続くので、この時点で思ったように回復していない人も、かならず訪れる明るい未来を信じて、食生活を続けましょう。

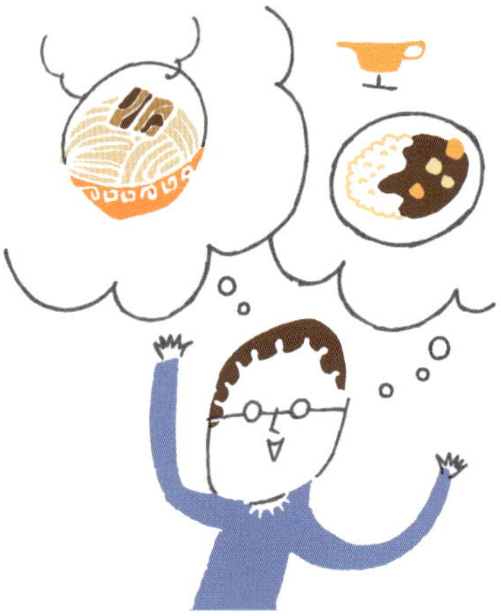

また、食べることは日常生活全般と深くかかわっています。食べることだけを考えていても、思うように回復しません。体を動かすこと、仕事をしていた人は思いきって復職することも、プラスになることがあります。

食事がなかなか進まないときは、それまで「食べてはいけない」「食べるのがこわい」と思っていた食事にトライしてみるのも手です。意外に食べられることがあります。

「ラーメンを食べてみたら、一人前近く食べられた」「カレーライスがおいしくて、つい家族と同じぐらい食べてしまった」。こういうかたもいらっしゃいます。頭で考えすぎると、おなかも疲れます。ときには、食べたいものを口に運んでみましょう。もちろん、食べ方には注意してください。

運動をしてもだいじょうぶですか?

体を動かすと、筋力が保たれ、気分もよくなります。手術前に何か運動をしていた人は、徐々に始めてください。体を動かしてみて、変な痛みがなければだいじょうぶです。

この手術を受けたからしてはならないという運動はありません。ただし、切ったところはどうしてもかたくなります。最初はゆっくり、無理のないところから始めましょう。「スコアはだめだったけど、以前と同じようにラウンドできた」。ゴルフ好きの患者さんからいただいた言葉です。

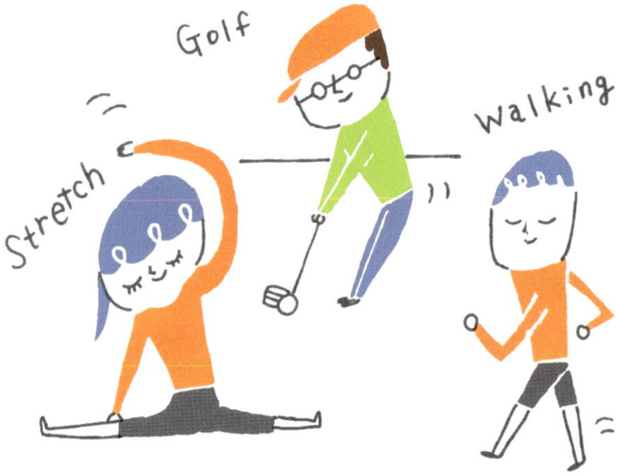

食事と生活のポイント

あまり食べられなくても焦らずに

食道がんの手術後3か月を過ぎてもまだ、あまり食べられないことは少なくありません。とても大きな手術の後なので、回復には時間がかかります。食べられるようになる時期には個人差があるので、半年、1年とかかることもあります。焦らず今までどおりの食事を続けましょう。

食欲にまかせて食べすぎないよう注意しましょう

この時期になってくると、食べられる量が増えてくるかたが多くなってきます。しかし、手術後の胃腸は、一度に多く食べることに対応できません。腹八分目でよくかんで、ゆっくり食べることは、万人の健康法ですが、とりわけ食道がんの手術後のかたにとっては、どんなに強調しても強調しすぎることがないほどたいせつです。

外食こそ、よくかんでゆっくり、腹八分目に

そろそろ外食を楽しみたい、これまで控えてきた揚げ物やラーメンに挑戦してみたいという声が増える時期です。揚げ物、ラーメンに限らず、外食は一般に高脂肪高塩分です。食事量が少ない時期は、塩分や脂肪のとりすぎはあまり気にしなくてもすみました。しかし、食事量が増えてきたら配慮が必要です。また、食べられるようになっても、術後の胃や腸は、食べ物の移動がスムーズにいかないことに変わりはありません。食べすぎたり、早く食べたりすると、詰まったり吐いたりすることがあります。高脂肪高塩分の外食こそ、少しずつよくかんで、ゆっくり、腹八分目を厳守しましょう。その上で、少しずつ食べられるメニューを広げていきましょう。

1日5～6回食の習慣を続けてください

食事はよくかんで、ゆっくり食べると、少量でおなかがいっぱいになりがちです。その場合は、途中で食事をやめ、残りはまた時間をおいてからとりましょう。そうして分割して食べれば、それだけ体の負担は軽くなります。無理に1日3食に戻す必要はありません。4回でも5回、6回でも、自身の食べられる量に合わせて調節してください。

（ポイント解説／松原弘樹）

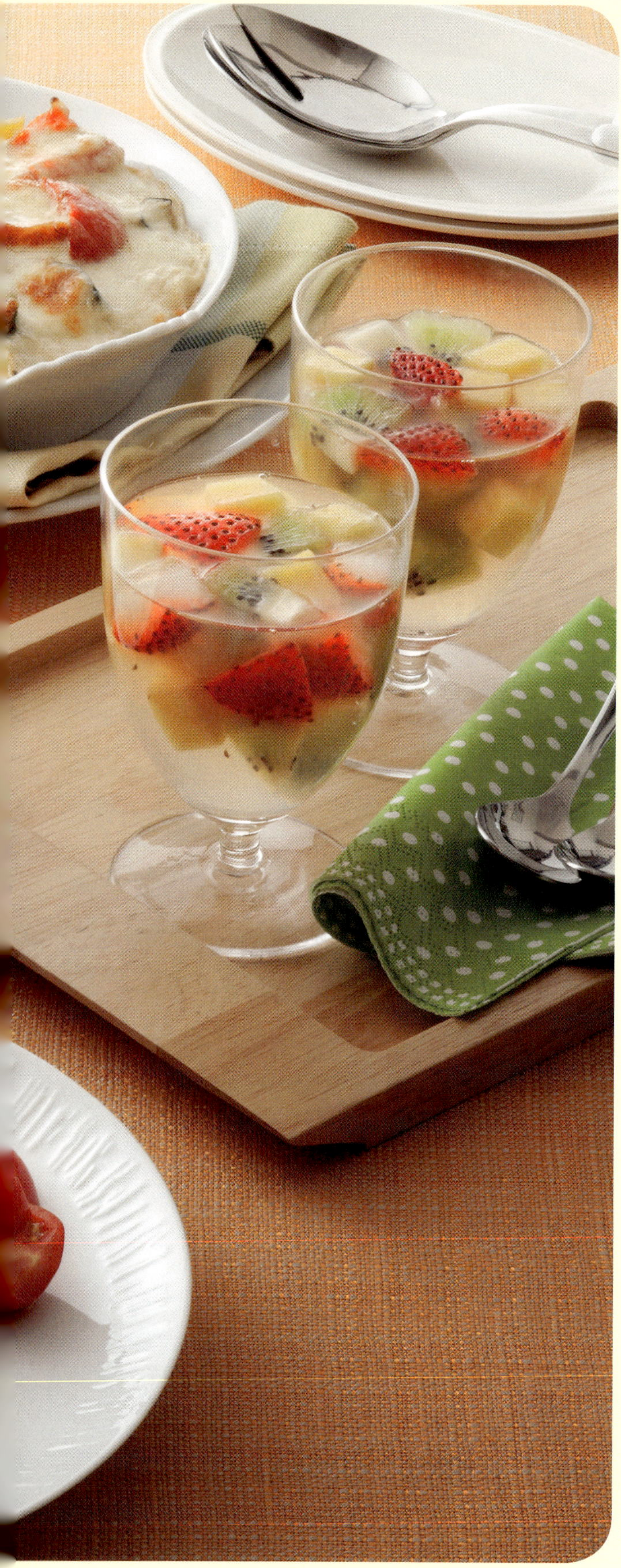

100日目の お祝い膳

おめでとう ございます！

手術をして100日がたちました。ある日ふと、胃のあたりがすっきりとして、食欲を感じるようになってきます。体が新しい状態になれたしるしです。そうしてがんばってきた自分の体と、辛抱強くつき合ってきた自分自身、それを支えてくれた周囲の人々に、慰労と感謝をこめてお祝い膳を囲みましょう。

オードブルは鮮魚の洋風刺し身・カルパッチョ、メインはステーキと、これまで敬遠していたメニューをごちそうします。洋風刺し身はソースをからめるので、丹念にかんでもうまみが抜けることはありません。ステーキは、脂肪の少ない輸入牛のヒレを選び、玉ねぎでマリネをして肉の繊維をやわらげます。

ボリュームの主役はホワイトソース仕立ての野菜たっぷりのドリア。デザートはフルーツたっぷりのかんてんゼリーです。

いずれも量は食欲に応じて加減してください。ステーキの量を減らしてオードブルとし、メインをカルパッチョにしたり、デザートを間食にまわしてもいいでしょう。

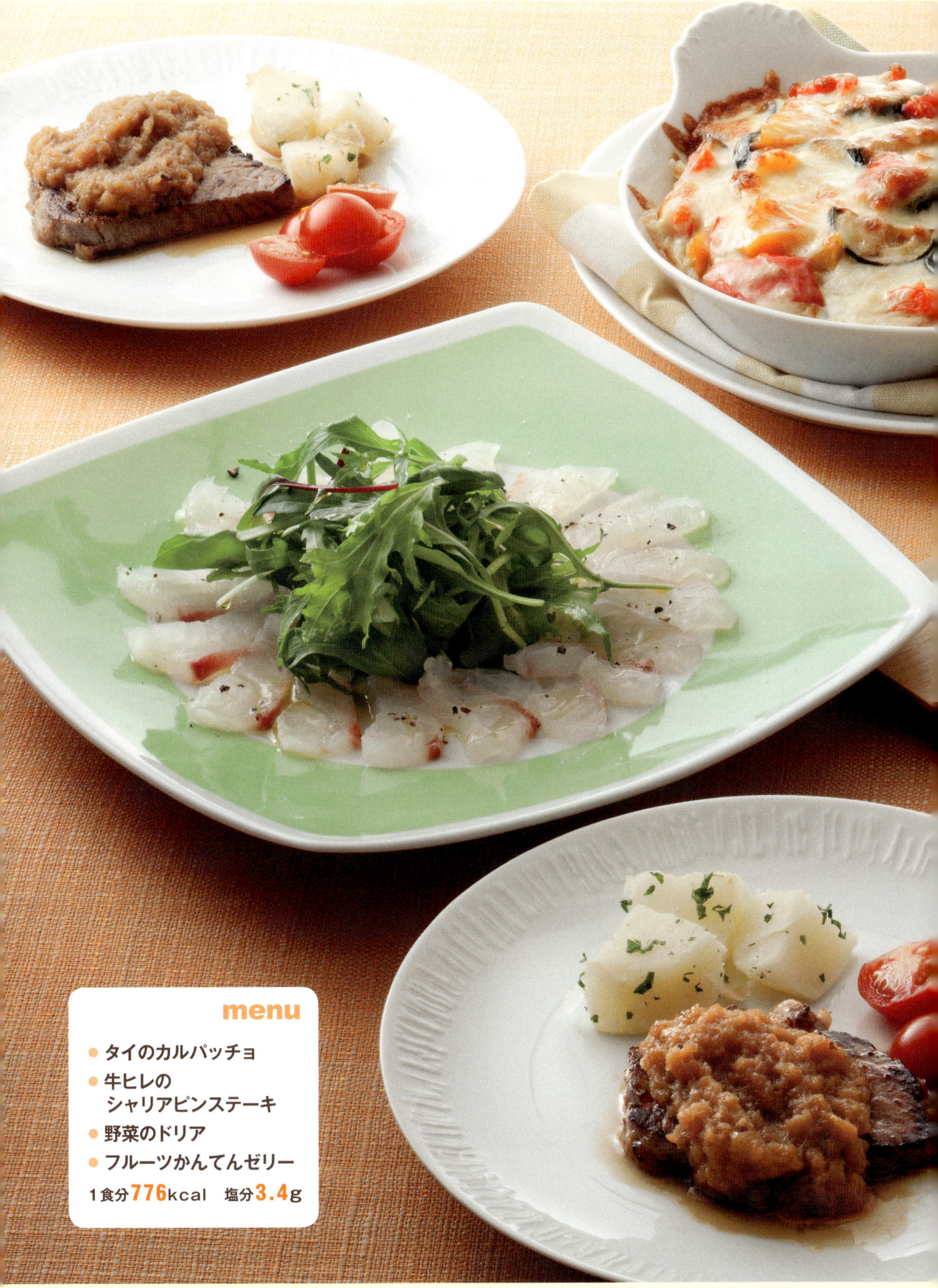

menu

- タイのカルパッチョ
- 牛ヒレの
  シャリアピンステーキ
- 野菜のドリア
- フルーツかんてんゼリー

1食分**776**kcal　塩分**3.4**g

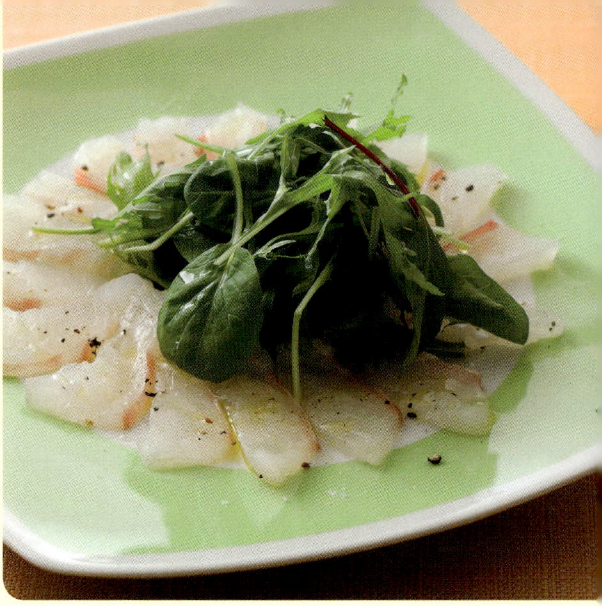

タイのカルパッチョ

魚はタイにかぎらず、ヒラメ、イサキ、トビウオなど、季節の白身魚でも、サケでも合います。刺し身が、かむ前につるんとのどに落ちないよう、生野菜といっしょに口に入れてよくかんで召し上がれ。

材料［2人分］

タイ（刺身用）……120g
a
- レモン汁……小さじ1
- オリーブ油……小さじ2

塩・黒こしょう……各少量
ベビーリーフ……20g

1 タイは4～5mm厚さにそぎ切る。

2 ベビーリーフは冷水に放してシャキッとさせ、水けをよくきる。

3 器にタイを広げて盛り、ベビーリーフを添える。

4 aをよくまぜてタイに回しかけ、塩とこしょうをふる。食卓でベビーリーフをタイにからめるようにしていっしょに食べる。

1人分**125**kcal　塩分**0.4**g

MEMO
ベビーリーフがない場合は、レタスやサニーレタスのやわらかい芯の部分を使うとよい。

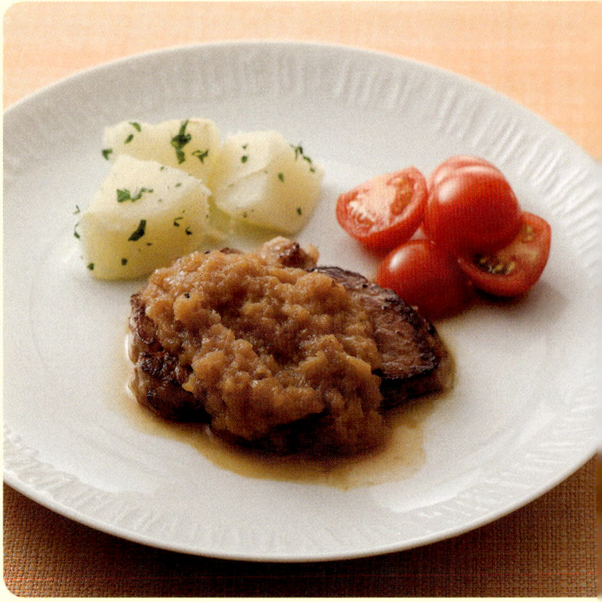

牛ヒレのシャリアピンステーキ

脂肪が和牛の3分の1程度の輸入牛を使います。ヒレなら、筋繊維のきめが細かいのでやわらかです。さらに、切り目を細かく入れて玉ねぎでマリネをし、玉ねぎのソースをからめれば、のど越しよく、肉のうまみをアップさせる効果も満喫できます。

材料［2人分］

牛ヒレステーキ肉（オージービーフ）……小2枚（150g）
塩……少量
こしょう……少量
玉ねぎのすりおろし……1/2個分（100g）
油……小さじ1
白ワイン……大さじ1

玉ねぎソース
- 玉ねぎのすりおろし……1個分（200g）
- 水……1/2カップ
- しょうゆ……大さじ1
- バター……小さじ1

つけ合わせ
- じゃが芋……1/2個（100g）
- 塩……少量
- パセリのみじん切り（あれば）……少量
- プチトマト……6個（60g）

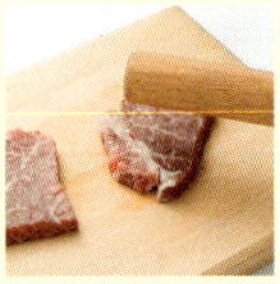

1 牛ヒレはまな板に並べ、めん棒かすりこ木、びんの腹などでよくたたき、フォークの先で突つく。

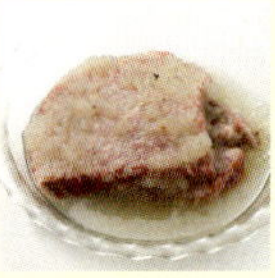

2 塩とこしょうをふり、玉ねぎをまぶし、室温に20分おく。

3 牛ヒレの表面の玉ねぎを指先でぬぐいとる。

4 フライパンに油を熱して3を入れ、強火で両面を焼き、白ワインをふって蒸発させ、器にとり出す。

5 あいたフライパンにソース用の玉ねぎと水を入れてふたをし、弱火にして7～8分煮る。水分が少なくなったらしょうゆとバターを加え、熱いところをステーキにかける。

6 つけ合わせのじゃが芋は一口大に切ってゆで、火が通ったら湯を蒸発させて塩をふり、パセリをまぶし、5に添える。プチトマトを食べよく切って添える。

1人分**282**kcal　塩分**1.9**g

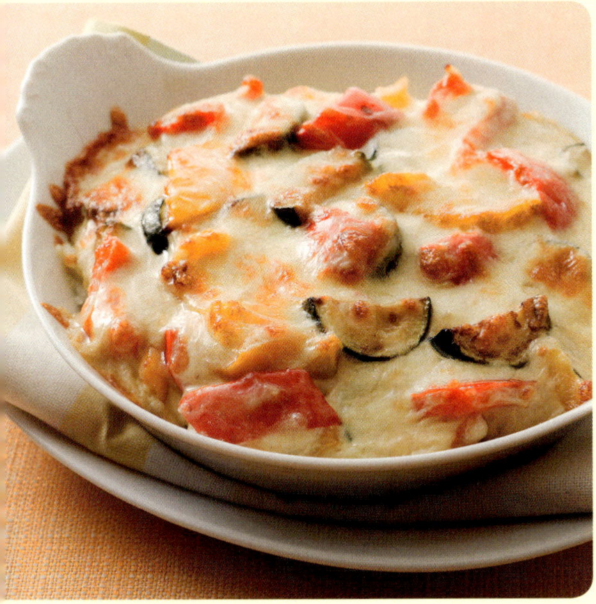

野菜のドリア

本来のドリアは、バターでいためたピラフにホワイトソースをかけて焼いた料理です。でも、それでは脂肪過多。そこで、ごはんはいためる量の半分のバターであえるだけ。ホワイトソースはいため玉ねぎをベースに作ってバターを節約します。この方法なら初心者でも失敗なく口当たりなめらかなホワイトソースができます。

材料 [2人分]

パプリカ（赤、黄）
····合わせて1個（100g）
ズッキーニ·····1本（150g）
バター·············小さじ1

ピラフ

- ごはん············120g
- バター········小さじ1/2
- パセリのみじん切り
  ·············大さじ1/2

ホワイトソース

- 玉ねぎのみじん切り
  ········1/4個分（50g）
- バター···········大さじ1
- 小麦粉··········大さじ2
- 牛乳············1カップ
- 白ワイン······大さじ1/2
- 塩···········小さじ1/4
- こしょう···········少量

粉チーズ········大さじ1/2

1 パプリカはへたと種を除き、2〜3cm角に切る。ズッキーニは1cm厚さに切る。ともにバターで軽くいためる。

2 ホワイトソースを作る。玉ねぎはバターでねっとりするまでいため、小麦粉を加えて玉ねぎにまぶしながらいためる。

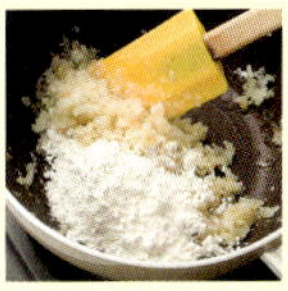

3 粉けがなくなったら、火を止めて牛乳を一気に加え、手早く混ぜる。

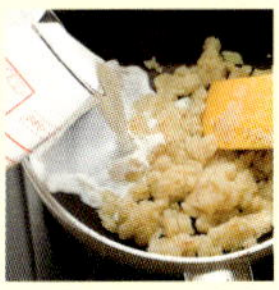

4 再び火にかけて泡だて器などで混ぜながら煮、なめらかになったら白ワインを加え、とろりとしたら塩、こしょうで調味する。

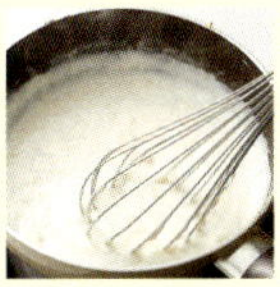

5 ピラフのごはんは電子レンジで温めてバターとパセリを混ぜる。

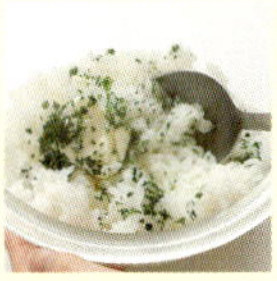

6 耐熱皿にピラフを盛って**1**の野菜をのせ、**4**のソースをかけ、粉チーズをふって200度のオーブンかオーブントースターで焦げ目がつくまで焼く。

1人分**312**kcal　塩分**1.1**g

フルーツかんてんゼリー

ゼリーが口の中でとけずに、のどへゆっくりとすべり落ちるかんてんでかためます。室温でかたまりますが、急ぐときは冷蔵庫に。

材料 [2人分×2回分]

マンゴー········1/2個（120g）
いちご····················8個
キウイフルーツ······1個（50g）

かんてん液

- 粉かんてん··小さじ1/2（1g）
- 水·················1カップ
- 砂糖··················25g
- レモン汁············小さじ1

1 マンゴー、いちご、キウイフルーツはそれぞれ2cm角くらいのコロコロに切り、器に分けて入れておく。

2 **a**の水をなべに入れてかんてんを加え、火にかけて煮立ってきたら弱火で2分煮、砂糖を加えてとかす。火からおろしてあら熱がとれたらレモン汁を加え混ぜる。

3 **1**の器に**2**を注ぎ、冷やしかためる。

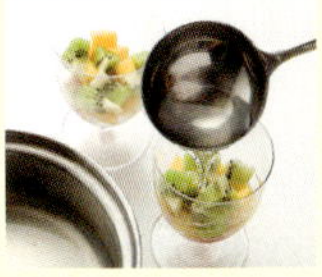

1人分**57**kcal　塩分**0.0**g

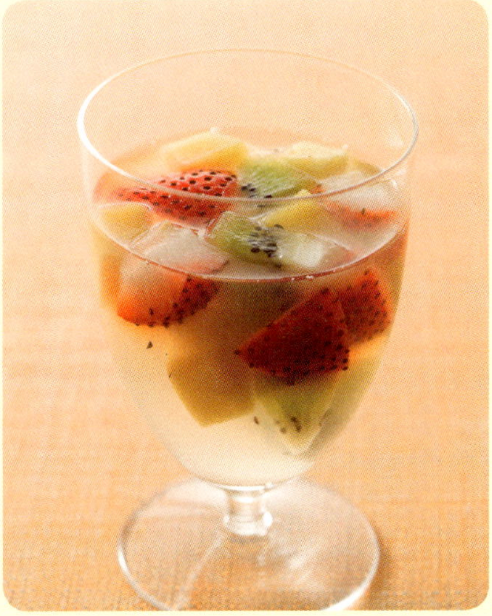

体験談2

1人暮らしの助けは野菜ジュース&豆腐&納豆

柳川 勝さん(60歳)

柳川さんの食道がんが見つかったのは、まさに"けがの功名"。脊椎症で入院中、胃に痛みを覚えて内視鏡の検査を受けたときでした。ステージⅡ期で、リンパ節1か所に転移していました。

手術前に化学療法を2クール受けたときは、下痢や発熱、口内炎の副作用に悩まされ、食事はもっぱら豆腐と納豆。「一生分、食べつくしました」。

退院後も経腸栄養剤に加えて、おかゆと豆腐が主役。柳川さんは1人暮らし。自炊もしますが、6〜7割は市販食品や外食が頼りです。退院したのは真夏の炎天下。「足が前に出ない」脱力感と戦いながら買い物に出た日もあったといいます。

手術後3か月のある日の献立は、朝はおにぎり1個半、即席みそ汁、野菜ジュース。昼はラーメン。うどんはのどを通らないものの、ラーメンやそばはだいじょうぶ。夜は、大根の煮物をつまみに晩酌をしました。

「もともと好きではない」野菜は、1日2〜3パック飲む野菜ジュースと、お惣菜屋さんで求める野菜の煮物が頼りです。手術後、10キロ減った体重も半分は戻ったという柳川さんですが、これを機会に自炊に力を入れて、晩酌の肴を増やしてみてはどうでしょうか。

Doctor Advice

お酒も適量なら、食事リハビリの助けに。

お酒は飲みすぎると毒ですが、適量なら気分をやわらげ、食欲を高める効果もあります。あくまで食生活の補助としてお酒を利用しましょう。

体験談3

料理が好きだから1人でも万全の食事療法

中島 繁さん(70歳)

メタボ気味でも血圧も血糖値も異常なしの中島さんの弱点は、「酒をポンプのように飲む」ことでした。自覚症状のないまま、検診で早期の食道がんが発見されたのは、幸運だったといえます。

さらに幸運だったのは、男性の1人暮らしでも料理好き、洋より和食、肉より魚派、野菜好きなことです。退院後2週間は経腸栄養剤に、おかゆやプリンなどを少々食べるのがやっとでしたが、食べられるようになるにつれて面目躍如。「普通のごはんでも納豆を混ぜればつるんと入る」「みそ汁を具だくさんにすればラクに栄養がとれる」「魚は煮るより焼いたほうが食べやすい」など、自分の体調をよく知る自分が作るだけに、苦労はなかったといいます。

しかし、術後半年たったある日、食道から出血して1週間、入院治療を受けました。診断名は逆流性食道炎。「手術のつなぎ目が傷ついたのでは？」と自己分析する中島さんですが、じつは歯がほとんどないとのこと。食事のレベルアップを急ぎすぎたのかもしれません。

でも、毎日、30～40分歩いて好きな銭湯に通って体力を養い、1年養生したら、ハローワークに行こうと思うと、前向きな療養生活を続けています。

Doctor Advice

上半身を高くして休みましょう。

中島さんは後縦隔経路で再建したので、通りがいい分、胃液が逆流しやすく、逆流性食道炎を起こすことがあります。上半身を高くして休みましょう。

体験談 4

半年後も胃酸の逆流で目が覚める

土屋勇夫さん（65歳）

食べ物がのどにひっかかると気づきながら、年齢のせいだと思っていた土屋さんが、腫瘍を発見されたのは耳鼻科でした。Ⅲ期と診断され、手術前に化学療法を受けたものの、ティッシュペーパーの臭いにも吐き気がして食べられず、体重が激減。1クールで中止し、1か月養生してからの手術でした。

手術後は、栄養補助食品も吐き気で受けつけなかったため、経腸栄養だけ。3か月後、「もうだいじょうぶ」という先生に「管をとられて、否が応でも食べなければならなくなった」のです。

何でもいい、ただし、消化のよいものを少しずつという先生の指導を実感したのは、「少し食べすぎると、腸がキリキリと痛くなって脂汗が出て、横になっても1～2時間も苦しい」という経験をしたときでした。以来、腹五分目厳守です。

半年余りたっても、「飲み込んでも食べ物が下に運ばれていかずに、流れているだけ」なので、食後30分は横になりません。就寝中に胃酸が逆流して目が覚めることもあるといいます。

手術前より15キロもやせてしまった土屋さんです。でも、意気軒昂。足腰を鍛えようと、ハイキングやゴルフに励む毎日です。

Doctor Advice

食べられない場合は経腸栄養を利用して。

土屋さんは経口摂取ができない状態が続きましたが、「とにかく3か月後には必ず変化する」と励まし続けました。すると、3か月後には食欲が出はじめ、経口摂取が回復しました。経口摂取が基本ですが、どうしてもだめな場合もあります。そうしたときは栄養剤を利用すると適切な栄養摂取が可能です。

術後半年は嘔吐《おうと》との闘い……。2年たったいまは、海外旅行も楽しんでいます

久米 毅さん（66歳）

健康診断でいきなりⅣ期！

久米さんが食道がんと診断されたのは定年退職した年の夏でした。毎年受けている胃のバリウム検査で、のどから胃まで連続して撮影していたため、食道に前年にはない突起があるとわかったのです。

さっそく内視鏡検査を受けたところ、早期がんと診断されたのに、CT検査でステージⅣ期と判明。リンパ節転移も見つかりました。酒もタバコもたしなまず、野菜も果物も大好き、40年のサラリーマン生活の中で病欠はたった1日という久米さんにとってはまさに青天の霹靂《へきれき》でした。

しかし、入院して10日間、抗がん剤の点滴治療を受けた久米さんは、髪こそ全部抜けたものの、副作用で食べられない人が多い中で、普通食を連日、完食。体重は治療前より増え、がんも内視鏡でとらえにくいほど縮小しました。

食道を切除して胃で再建する手術を受けた直後も、点滴と経腸栄養に頼る中で、体重は5kg減って奇《く》しくも適正値となり、スクワットを日に40回もできるほど回復。この分なら、年内にゴルフができると、「喜び勇んで」退院したのです。

〝地獄〟が始まったのは術後だった

退院後はマニュアル通りに、「消化のよいものをよくかんでゆっくり食べる」ことを心がけ、順調に回復していました。ところが1週間たったある日、食べ物はおろか、水も通らなくなったのです。

急いでタクシーで病院にかけつけたところ、縫合跡が内側に盛り上がって食道をふさいでいました。ブジーという管を挿入して食道を拡張し、事なきを得て帰宅したのですが、それ以来、1週間くらいするとまたふさがり、拡げてもまたふさがるという繰り返しが続きました。狭窄《きょうさく》は週に1回、ときには2回にもおよび、立つこともままならない苦しさから、タクシーで1時間以上かけて向かうため、交通費もかさみます。そこでブジーを購入して、自宅で奥さんに処置してもらうようになりました。

栄養は、腸ろうから注入する栄養剤で補給できたものの、水分を入れると1日7〜

8パックにもなるため、7~8時間がかりで注入しなければなりません。チューブに空気が入らないよう見守るために、奥さんは外出もままなりません。

しかも、ろくに食べていないのに、吐き気・嘔吐が起きて、一日中、ゴミ箱を抱えて苦しむ状態が続いたのです。家族も、久米さんのそんな姿にどう対処してよいのかわからず、文字通り腫れ物に触るよう。ご本人も、心配されるのも煩わしいし、かといって放っておかれると心細いし、「家族も扱いにくいだろうなあ……」と思っていました。

抗うつ剤で吐き気・嘔吐から脱出

退院時に62kgあった体重は52kgまで落ちました。術後の抗がん剤治療もできません。しかし検査をしても、嘔吐の原因になる機能的な問題は見つかりません。そこで精神科の受診をすすめられ、抗うつ剤を処方されました。

その抗うつ剤が効いたのです。吐き気・嘔吐の頻度が減っていき、5か月後、ようやく口から食事ができるようになり、腸ろうを抜くことができました。退院後7か月が経過していました。

食べられるようになって以来、めざましい回復ぶりで、散歩、ゴルフ、国内旅行と行動範囲も広がり、1年後には海外旅行にも行きました。でも、2年あまりたった今も、食道は細いまま。検査の胃カメラも通らず、半年に1回は食道を広げる処置を受けているといいます。

食事は、「一口最低40回、めんなら50回以上かまないとのどを通らないし、量は食べられないけれど、質は問いません」。術後、感じることのなかった空腹感もおいしさも、ようやく戻ってきました。ただし、「うまい!」と一気に食べると、詰まって嘔吐してしまいます。人の2倍食べた健啖《けんたん》家だったのが、いまの適量は人の半分程度。趣味も、ラーメンの食べ歩きから運動になり、五十名山踏破を目標に、毎朝1時間半のウォーキングに励む日々です。

Doctor Advice

縫合不全後のしつこい狭窄は、定期的な拡張術で対処。食べられないストレスを乗りきるには抗うつ剤が有効なことも。

久米さんは、縫合不全を起こして、その後、縫い目が狭くなる合併症の1つの狭窄が起きた症例です。こうした症状を予防することは困難ですが、定期的な拡張術などで対処できます。

元来、とてもバイタリティのある久米さんですが、狭窄によって食べられなくなり、食べられないために精神的にめいってしまい、さらに食べられなくなる悪循環に苦しみました。動悸《どうき》をはじめ、さまざまな身体症状も現れました。

そうした精神的な症状が強い場合には、久米さんのように、抗精神薬をうまく使うと有効なことがあります。狭窄の拡張術を繰り返しながら、奥さんの支えで乗りきった久米さん、現在は元のように元気に生活されています。

医療解説 5

食道がんの治療法と特徴

外村修一

がんは進行度によって治療法が異なります。
食道がんでも最近は、手術だけでなく、内視鏡治療や化学放射線療法も
行われるようになりました。どんな治療法にも長所短所があります。
ここでは、それぞれの治療法の概要に加え、
合併症や副作用についてもお話しします。
前向きに治療を受け、治療後のトラブルに
じょうずに対処するために役立ててください。

食道がんの進行度と治療法

食道がんの治療法はどのようにして決めるのですか？

食道がんの治療法は大きく分けて、内視鏡による治療、手術、化学療法、放射線療法の４つがあります。食道がんと診断された後、さまざまな検査によって、がんの進行度が決定されます。進行度は表１（118ページ）に示すようにステージⅠからⅣまであり、４つの治療法の選択と組み合わせは基本的に、ステージによって決まります。

がんの「ステージ」とはなにを表すものですか？

「ステージ」はがんの進行度を表す分類法です。まず注意したいのは、同じようにⅠ、Ⅱ、Ⅲといった数字で表すために混同しやすい「クラス」という言葉があることです。

「クラス」は、「その細胞がどれくらいがんらしいか」を意味します。クラスⅠからクラスⅤまであり、クラスⅠはまったく正常な細胞、クラスⅤは完全ながん細胞とされます。クラスⅤといわれたら、「あなたの病気はがんです」というのと同じです。

食道がんはがんと診断しやすい病気で、がんかそうでないか判断に迷うことは、そう多くありません。乳がんなどは、がんといいきれないことがあり、どっちともいえないクラスⅢという診断が下されることがあります。

一方、「ステージ」は、「あなたのがんがどれくらい進行しているか」を示すための分類です。食道がんでは、ⅠからⅣまであります。ステージⅠでも、がんはがんです。しかし、転移などが確認されず、食道にできた病気も深くないので、治る可能性の高いがんです。ステージⅣは、かなり転移がひどいがんで、今の医学では治すことがむずかしいがんです。

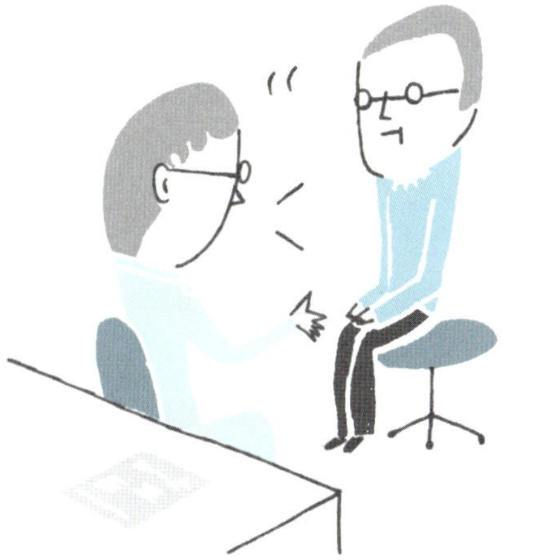

「ステージ」は、表１に示したように、食道にできたがんの深さと、転移の程度で決められます。がんが粘膜の下の脂肪組織（これを「粘膜下層」といいます）までにとどまっていて、かつ転移が認められなければ、ステージはⅠとなります。

がんが粘膜下層までにとどまっていても、リンパ節に転移が認められれば、ステージはⅡになります。

肺や肝臓など、ほかの臓器に転移していると、ステージⅣになります。病名は食道がんですが、すでに全身に広がっていると考えられ、「全身病」といえます。

食道がんで外来を受診する患者さんの半分は、ステージⅢ以上です。食道がんは、粘膜下層まで広がった場合、50％程度の患者さんにリンパ節転移が認められます。このように進行して始めて診断される患者さんが少なくありません。食道がんが治りにくいがんといわれるのは、このためです。

表１「食道がんの進行度分類」

食道がんの進行度分類には、日本食道学会が定めたものと、国際分類とがあります。国立がん研究センター中央病院では、治療前の診断では国際分類に従って行い、術後の診断には、日本の分類を用いています。

日本の進行度分類

がんの深達度 ＼ リンパ節の転移		N0	N1	N2	N3	N4	M1
		転移なし	転移の数が２個以下	転移の数が３～６個	転移の数が７個以上	食道から離れたリンパ節に転移	他の臓器に転移がある
T0 T1a	粘膜内にとどまる（※1）	ステージ0	ステージⅠ	ステージⅡ	ステージⅢ	ステージⅣa	ステージⅣb
T1b	粘膜下層まで浸潤	Ⅰ	Ⅱ				
T2	筋層まで浸潤	Ⅱ		Ⅲ			
T3	外膜まで浸潤		Ⅲ				
T4	周囲の膜様構造、臓器に浸潤	Ⅲ	Ⅳa				

※1 T0は原発巣にがんが認められないケースです。放射線治療後に手術をしたら、がんが消えていたといった場合です。その場合でも、リンパ節に転移していることもあります。リンパ節にもがんが認められなければ、全治癒の治療効果が得られたと評価されます。

表２「食道がんの治療方法」

深達度	リンパ節転移	他臓器転移	施行しうる治療法
粘膜内（Tis、T1a）	認めない	認めない	内視鏡治療
	認める	認めない	手術 化学放射線治療
粘膜下層（T1b）	認めない	認めない	内視鏡治療（＋補助療法）（※2） 手術 化学放射線療法
	認める	認めない	手術（＋補助療法） 化学放射線療法
筋層以上（T2、T3）	転移の有無によらない	認めない	手術（＋補助療法） 化学放射線療法
周囲臓器へ浸潤（T4）	転移の有無によらない	認めない	化学放射線療法 ステント挿入 姑息手術（バイパスなど）
全ての深達度	広範なリンパ節転移（N4）	認める	化学療法 化学放射線療法 姑息手術（バイパスなど）

※2 高齢者など、身体条件に応じた相対的な適応。病理学的に転移リスクが高ければ、なんらかの補助療法が望ましい。

図１「食道がんの深達度（T）」

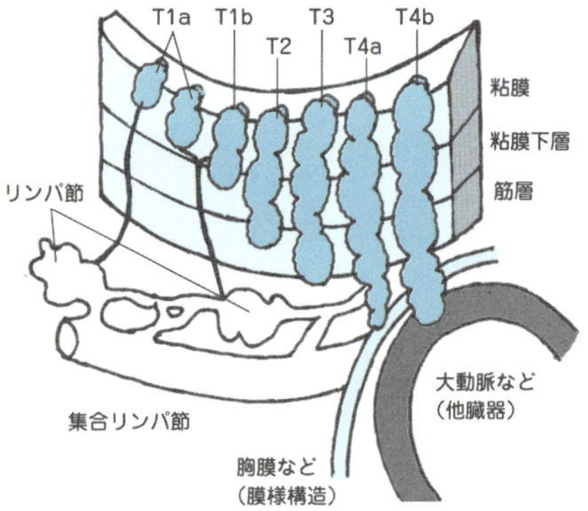

表１・２、図１の資料／外村修一

図2「代表的な内視鏡切除の方法（キャップ法）」

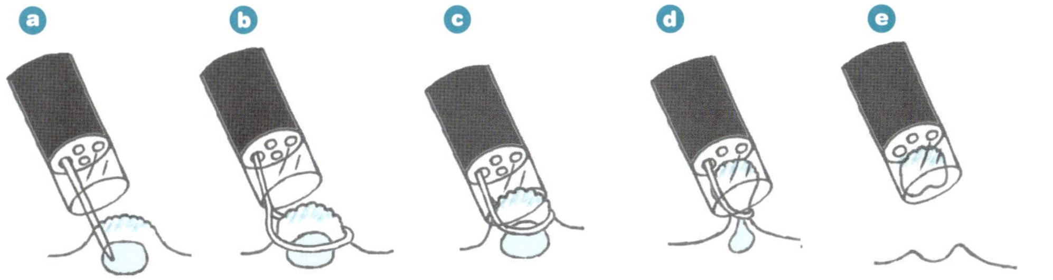

a 病変の粘膜下に生理食塩水を注入して、病変部周囲の粘膜を浮かせる。

b 軽く吸引をかけながらキャップ内でスネア（切除用の針金）を開く。

c 吸引で粘膜を吸い込みながらスネアを徐々に絞る。

d 十分スネアを絞り込んだら、通電して粘膜を切除する。

e 吸引をかけながら、切除標本を回収。

資料／外村修一

内視鏡による治療

対象となるのはどんな病変ですか？

病気が粘膜の中にとどまる状態なら、まず内視鏡治療を考えます。内視鏡で切り取れれば、体にかかる負担はほとんどありません。食事も翌日から可能なことが多く、入院も1週間程度です。

しかし、病気の根は浅くても、あまりに広い場合、つまり長径が長い場合、もしくは360度ぐるりとがんが食道をとり囲んでいる場合は、内視鏡治療は原則行われません。

長径が5㎝以上の非常に広い病変は「表層拡大病変」とよばれ、5㎝未満の病変に比べると、転移などの可能性が高いと考えられています。そのために、より進行したがんに準じた治療が必要です。

また、360度ぐるりととり囲んだがんを内視鏡で切除すると、「狭窄《きょうさく》」が必ずといってよいほど生じます。

狭窄というのは、食道が狭くなって食べ物が通らなくなることです。それを広げて食べられるようにするには、1週間から1か月に1回程度、内視鏡を使った拡張術を行う必要があります。狭窄が強いと、この治療法が数回から数十回必要になることもあります。時間も費用もかかり、生活にも支障が出ます。これらの理由で、「全周性の病変」には、内視鏡治療は原則として行われません。

内視鏡治療にもリスクがありますか？

体にかかる負担が少ない内視鏡治療ですが、合併症がないわけではありません。食道の壁は3㎜程度しかありません。ときに、食道に穴が開くことがあります。内視鏡治療の結果、内視鏡治療だけでは治せないがんとわかることもあります。そのときは、手術か放射線治療を行います。

いずれにしても、内視鏡治療は、技術が必要な治療なので、専門医がいる病院で受けるようにしましょう。

手術による治療

ステージⅡからⅢ、さらにステージⅣの一部の食道がんに対しては、「手術を中心とした治療」か「放射線を中心とした治療」が行われます。

胸部食道がんの手術について教えてください

20年ほど前までは、食道がんを治すことができる治療は、手術だけだと考えられていました。現在でも、食道がんの標準治療は手術です。食道がんの手術は大変むずかしく、60年ほど前は成功するだけで大ニュースになりました。現在は、数多くの外科医の努力によって、安全に行えるようになりました。しかし、今でも手術に関連した死亡は100人中5人程度認められます。

日本人の食道がんの90%は、胸の中の食道にできる胸部食道がんです。このがんの手術を例に、なぜそんなにむずかしいのかも含めてお話ししましょう。

図3「主なリンパ節の位置」

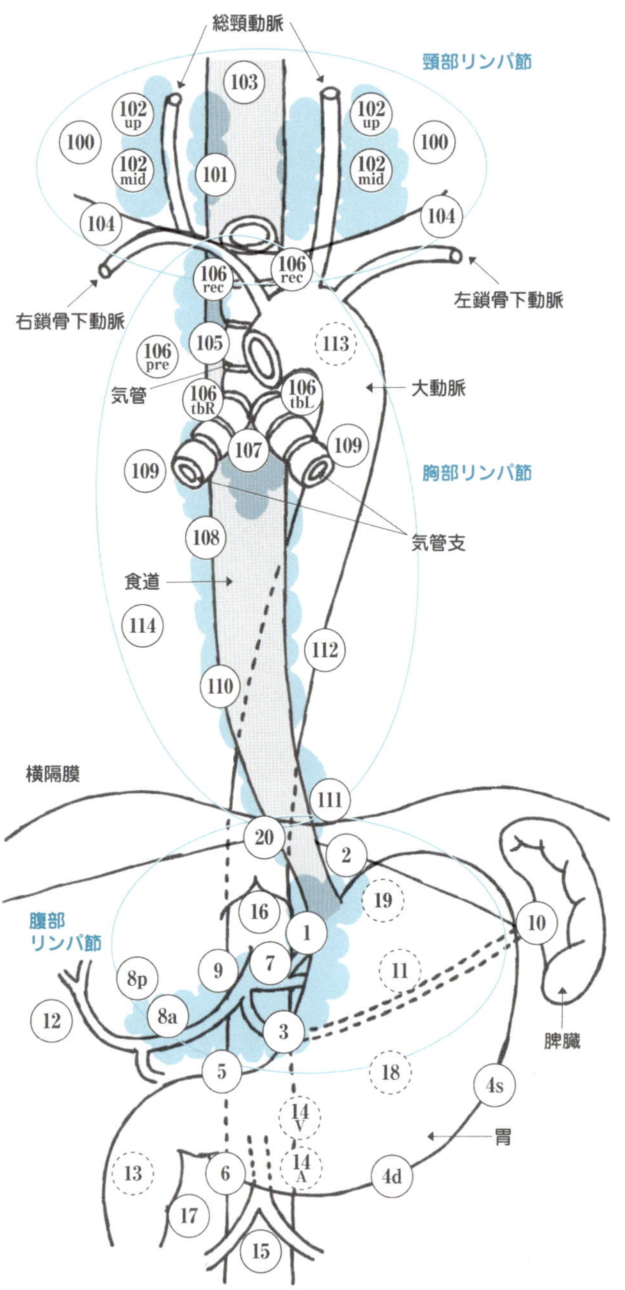

食道の周囲に記した数字は付属リンパ節の番号です。1つの番号にリンパ節が1個しかないわけではありません。食道が、いかに広い範囲のリンパ節に囲まれているかがわかります。

資料／外村修一

胸部食道がんの標準的な手術では、少なくとも胸とおなかの2か所を切ります。これだけでも大変です。こんな手術は他にはありません。「胸とおなか両方をいじる」これが食道がんの手術をむずかしくしている第1の理由です。

食道は、その大部分が胸にあります。また胸のリンパ節に転移しやすいので、食道とリンパ節を切除するためには胸を切ることが必要です。ときには、食道だけでなく、肺や心膜など周囲の臓器や組織をいっしょに切除することもあります。

食道がなくなると食べられなくなります。新しい食道は、胃、もしくは大腸などを使って作ります。腹部のリンパ節にも転移しやすいので、それらを切除しながら新しい食道を作ります。そのためには、どうしてもおなかを切る必要があります。同じ消化器のがんでも、胃や大腸とはまったく違う手術です。さらに頸部《けいぶ》（のど）も切ってリンパ節を切除します。計3か所切ることになります。

胃や大腸の手術では、近くにある臓器同士をつなぎます。食道がんの手術では、新しい食道を作って、頸部まで持ち上げなければつなぐことができません。これが、食道がんの手術をむずかしくする第2の理由です。

「切除するために、頸《くび》、胸、おなか3か所を切らなければならない」「食べられるようにするために、おなかの臓器を頸まで持ち上げなければならない」。これらが食道がんの手術をむずかしくする理由です。近年は胸腔鏡や腹腔鏡を使って大きく切らない手術も行われるようになりましたが、「胸とおなかの両方を同時にいじる」ことや「腹腔臓器を持ち上げてつなぐ」ことには変わりありません。

これだけの手術を、高齢のかたや栄養障害があるかた、何らかの基礎疾患があるかたに行うこともあります。治すためには手を抜けません。しかし、やりすぎると命にかかわる合併症が多くなります。この点が、食道がん手術をむずかしくしている要因です。

図4「食道がんの切開例」

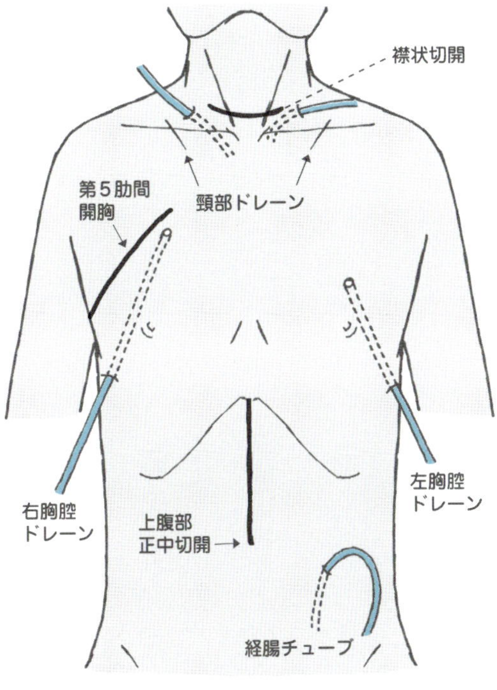

図は胸部食道がんの場合。頸部を襟状に切開し、胸部は第5肋間を切開します。
資料／外村修一

手術後の合併症について教えてください

●肺炎

術後、最もこわい合併症が肺炎です。食道がんになる患者さんのかなりのかたが愛煙家です。さらに、胸を開いて手術をするため、手術後に肺炎を起こすリスクが高いのが特徴です。

栄養に障害があると肺炎が重症化し、命にかかわります。食道がん手術では、肺炎をいかに予防するか、いかに治療するかが成否を分けるといっても過言ではありません。致命的な肺炎を予防するためにも、手術前後の栄養管理が非常にたいせつです。

●縫合不全《ほうごう》

これも食道がんでは10~20%程度に認められる合併症です。これは、食道と再建臓器のつなぎ目がしっかりくっつかないという合併症です。

そもそも、おなかにある臓器を頸まで持ち上げることに無理があります。さまざまなくふうがなされていますが、それでも、これぐらいの患者さんに起きてしまいます。

縫合不全はときに重症化して、命にかかわることもあります。そこまでひどくならなくても、治るのに2週間から1か月ほどかかります。縫合不全を起こすと、縫い目が狭くなって通りが悪くなること（「狭窄」）もあります。これに対する治療も必要になります。

●嗄声《させい》

声がかすれるという合併症です。声を出すためには、のどにある声帯がしっかり動くことが必要です。声帯は反回《はんかい》神経という神経が動かしています。食道がんは、この反回神経に沿ったリンパ節に転移が多いことがわかっています。そこで、標準的な手術では、この神経に沿ったリンパ節をしっかり切除します。神経のそばをいじるので、100人中20人に一時的な声帯の麻痺《まひ》が起こります。そのうち15人は2~3か月以内に声帯の動きが戻りますが、5人はどうしても元に戻りません。声を出すことが職業の人では非常に大きな合併症になります。

声がかすれるだけではありません。誤嚥《ごえん》しやすくなるので、肺炎の危険も増します。息継ぎが多くなるため、呼吸することに体力を奪われ、やせてしまう人も多いようです。

●感染症など

以上の3つが、食道がん手術でとくに問題となる合併症です。それ以外には、出血や感染症があります。感染症は細菌によって起こる合併症のことです。肺炎もその1つです。食道がん手術では、体力が著しく低下するため、細菌に対する抵抗力が弱くなります。その結果、感染症を起こしやすく、また重症化しやすくなります。細菌やその毒素が血液に入る敗血症を起こし、全身の臓器に影響が及ぶと、多臓器不全を起こして命にかかわります。

現在でも約4割の患者さんが、以上のようななんらかの合併症を起こし、5%のかたが命を失います。

頸部と腹部食道がんの手術について教えてください

食道は30㎝ほどの長い臓器です。がんのできる場所によって、手術の方法も変わります。

頸部の食道にできる頸部食道がん、おなかの食道にできる腹部食道がんは、2つを合わせても、食道がん全体の10％にも届かない比較的まれな病変です。

その手術は、それぞれ以下のように行われます。

図５「食道の構造」

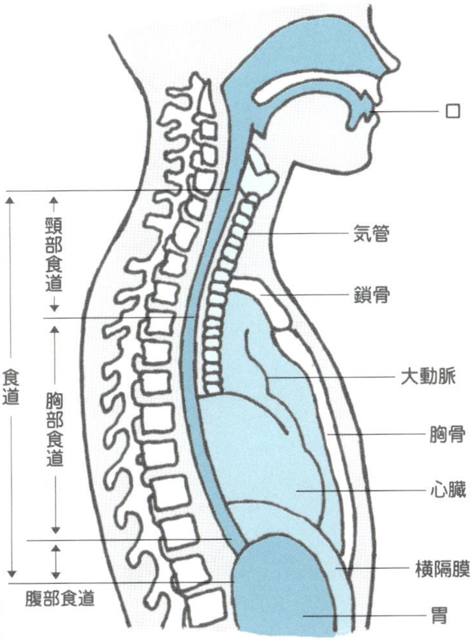

人体を横から見た図です。食道入り口から胸骨上縁までを頸部食道、胸骨上縁から食道裂孔上縁までを胸部食道、食道裂孔上縁から食道胃接合部までが腹部食道です。

資料／国立がん研究センターがん対策情報センター　がん情報サービス　ホームページ

頸部食道がん

のどに近い食道を頸部食道といいます。頸部食道はのどとつながっているので、ここに進行がんができると、のどもいっしょに取らなければならないことがあります。のどをいっしょに取ると、声を出せなくなります。

頸部食道を切除した場合は、小腸の一部を切り取り、それをのどと残った食道の間に移植して再建します。血管同士も吻合《ふんごう》します。

このように頸部食道がんでは、特殊な手術が行われます。専門的な技術が必要な手術ですが、胸は切られませんし、お腹も小さい傷ですみます。胸部食道がんの手術より、体にかかる負担は少なくてすみます。

頸部食道の切除だけですむ場合は、のどが残るので、もちろん声を出すことができます。

腹部食道がん

胃と食道のつなぎ目あたりの食道を腹部食道といいます。ここにがんができたときも、ちょっと変わった手術をします。

多くの場合、左胸とおなかを連続して切ります。腹部食道のがんはのどのほうには転移しにくいので、こうして、食道の下部と胃の上部（噴門《ふんもん》部）を切除します。

切除後は、小腸を持ち上げて食道と胃をバイパスするようにつないで再建します。胸を大きく切らないので、これも、体にかかる負担は少ない手術です。

食道も長く残るので、嚥下《えんげ》にもほとんど影響がありません。どちらかというと、胃がんの手術に近い手術です。

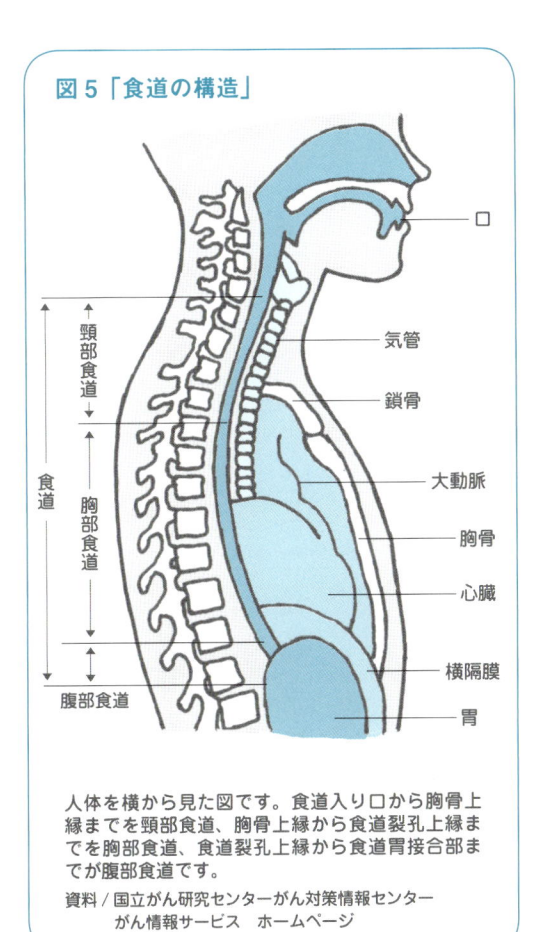

化学放射線治療

抗がん剤と放射線だけで治療できますか？

放射線治療はかつて、手術の補助として行ったり、手術ができない人にやむを得ず行われたりしていました。ところが、1980年代半ばに、放射線と抗がん剤をいっしょに行うと、食道がんが治ることがわかってきました。1990年代には日本でも、進行した食道がんの患者さんにこの併用療法を行い、非常に高い治療成績が報告されました。「手術は無理」と外科医がさじを投げた患者さんの中に治る人が出てきたので、私たち外科医はとても驚かされました。

近年は、手術で治せそうな患者さんにもこの治療が行われるようになり、実際に切らずに治った人も数多くいらっしゃいます。「もう手術はいらない」そんな言葉に私たち外科医は恐れおののいたものです。

化学放射線治療はどのようにして行うのですか？

放射線と抗がん剤を併用する治療法を「化学放射線治療」といいます。これには、いくつかの方法があります。最も標準的に行われているのが、2種類の抗がん剤治療と放射線治療を同時に行う方法です。

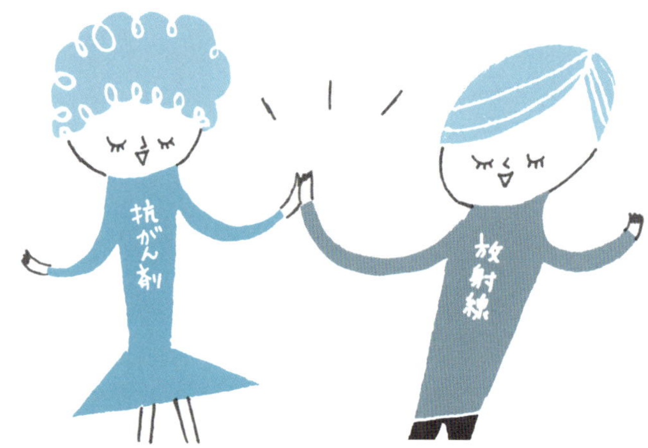

抗がん剤については、（食道がんでは許可された内服薬がないので）すべて点滴で投与されます。最も一般的な方法は、5FU（フルオロウラシル）という抗がん剤を24時間4日間、連続して投与し、CDDP（シスプラチン）という抗がん剤を第1日目に間欠投与します。放射線は25〜30回ほどかけます。土日を除いて毎日行われ、全部終了するまで6〜7週間ほどかかります。その第1週目と第4週目もしくは5週目に、抗がん剤治療を並行して行います。がんの進行度によっては、その後、抗がん剤だけの治療を追加することもあります。

化学放射線治療の長所を教えてください

化学放射線治療では食道が残るので、うまく治れば今までと同じように食べられます。手術に伴うリスクもありません。

化学放射線療法は、副作用に応じて治療を調節できることも長所です。

手術は、決められたことを予定通り行います。途中でやめることはできません。そのため、手術をやってしまったあとは、後戻りすることはできません。

一方、化学放射線治療は、6週間程度に分けて行うので、副作用に応じて治療を調節したり、休んだりすることができます。途中でやめることもできます。それゆえ、手術より安全な治療といえます。もちろん、治療を休んだり減らしたりすると、治療効果も乏しくなります。

化学放射線治療にはどんな副作用がありますか？

しかしながら、化学放射線治療は、進行がんが治るほどの効果があるため、副作用が強く出る人も少なくありません。

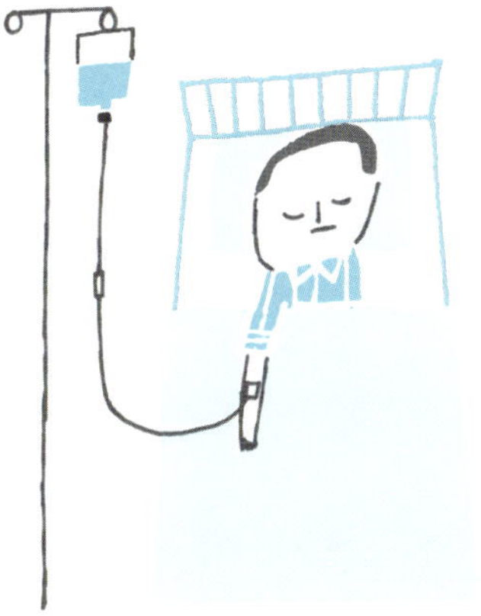

放射線による障害は、抗がん剤を併用することで明らかにひどくなります。食道が焼けすぎて炎症が生じる食道炎が生じて、水を飲むことすら辛くなり、入院して点滴が必要になる人もいます。

抗がん剤の副作用で、吐き気や嘔吐《おうと》を訴える人もいます。血液中の白血球や赤血球、血小板などの数が減ってしまう人もいます。脱毛を認める人もいます。

治療中に出現する副作用は、治療を調節することで対処可能です。しかし、放射線の影響は、一生残ります。一度放射線を浴びた皮膚は、一生、傷の治りが悪くなります。とくに化学放射線治療では、治療が終わってから、副作用が出現することがあります。重篤なものとしては、心臓のダメージとしての心膜炎や不整脈です。ひどいと心不全に陥ることもあります。肺に対する影響として起こる放射線肺臓炎も、対処を誤ると、命にかかわることがあります。

食道が焼けすぎると食道に穴が開く食道穿孔《せんこう》が起き、縦隔炎などが続発して命にかかわることがあります。また、食道が狭くなって食べられなくなる狭窄《きょうさく》が起こり、患者さんによっては、治療前より食べにくくなることもあります。化学放射線治療後の狭窄は、高度な線維化によりひじょうに硬くなるため、安易に拡張術を行うと、食道が裂けて縦隔炎を起こすことがあります。

これらの副作用は、治療が終わってから出現することがあります。がんは治ったのに、これらの症状を治療するため、通院を続けなければならない人もいます。

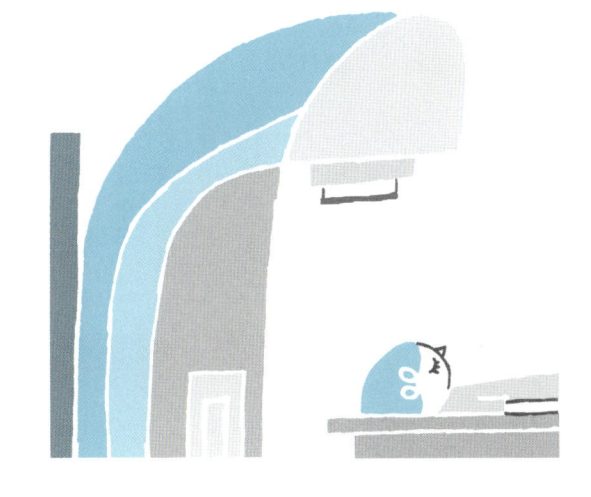

化学放射線治療後の手術にはどんなリスクがありますか?

がんが外膜に浸潤しているT3の進行がんでは、化学放射線治療だけを行った場合、完全に治る人は3割程度です。残りの6～7割の人は、がんが残るか、治ったと思っても後から出てきます。放射線治療は、同じ場所には1回しかできないので、こういう人たちを治す方法は手術しかありません。

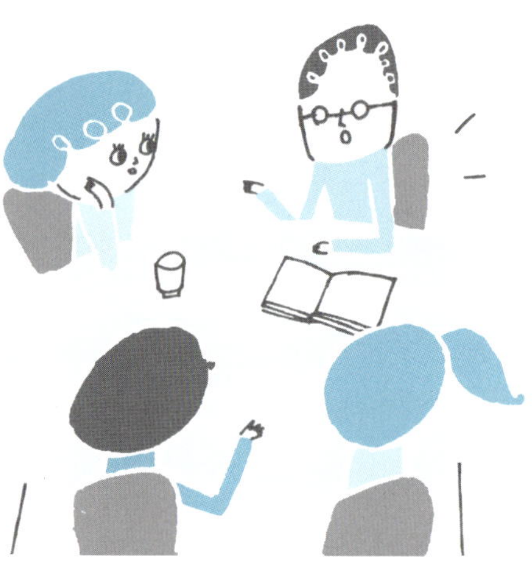

ところが、化学放射線治療は、食道周囲にひどい火傷《やけど》を作るだけでなく、体全体にも大きなダメージを残します。そのため、化学放射線治療後の手術は、そうでないケースに比べて、合併症のリスクがかなり高くなります。

一般に、「切らなくて治るすばらしい治療」と思われている化学放射線治療ですが、治療に関連した合併症も認められます。放射線をかけるのは専門医ですが、照射装置によって、かけ方が異なることがあります。担当医の説明をしっかり聞いて、十分納得した上で治療を受けるようにしましょう。

肝臓や肺に転移している場合

どんな治療法がありますか?

すでに肝臓や肺など、他の臓器にまでがんが広がっている場合はどんな治療法があるのでしょうか。

残念ながら、すでに全身に病気が広がっていると考えられるため、現在の医学では治すことがきわめて困難です。病気の進行を遅らせる、臨床症状を少しでもよくする、ということが治療の中心になります。

病気の進行を遅らせるためには、おもに抗がん剤治療が行われます。「物がつかえて食べられない」という症状に対しては、食道ステントというトンネルがわりになる筒を食道の中に入れる治療を行うこともあります。

「リンパ節ががんで腫れて痛い」「食道のがんが大きくて物が食べられない」など、がんによる症状がひどい場合は、その症状を少しでもやわらげることを目的に、放射線照射をいっしょに行うこともあります。

これら症状緩和目的の治療では、患者さんの生活の質（ＱＯＬといいます）を維持することが第1です。それゆえ、治療効果よりも治療に伴う合併症や副作用を減らすことを重視して行われます。合併症や副作用が大きすぎる場合は、治療自体を見直す必要があります。

医療Column

食道がんの再発を予防するために

外村修一

がんになっても、治る人が多くなりました。アメリカでは、がんと診断された人のうち、6割以上が生存しています。もちろん、完全にがんが治った人もいれば、がんを抱えながら生活している人もいます。がんで治る人が多くなった現在、がんの治療が終わった人の生活をサポートすることが重要になりつつあります。

がんになった人は、さまざまなリスクを抱えています。特に、食道がんになる人には、愛煙家や大酒家が多いのが特徴です。これらは、他のがんのリスクにもなります。特に多いのが、同じ扁平上皮《へんぺいじょうひ》でできている頭頸部《とうけいぶ》がん。具体的には、咽頭《いんとう》がんや喉頭《こうとう》がん、舌がんなどになる人が2〜3割います。それ以外にも、胃がん、大腸がん、肺がんなどにもなりやすいと考えられています。

たばことお酒は、がん以外の病気の危険因子でもあります。心臓血管系の疾患、具体的には高血圧や心臓病、脳梗塞《こうそく》などがあります。

手術後は体重が減るので、一時的に血圧が下がるかたが多いようです。血圧の薬がいらなくなることがしばしばです。しかし、手術前と同じような生活を続けていると、これらの病気にかかるリスクが高くなります。糖尿病を含め、これら生活習慣病は、生活習慣を改めることが必要です。

術後の栄養状態もたいせつです。乳がんや前立腺がんでは、治療後の栄養状態が再発にかかわると考えられています。栄養状態が悪いと、体の免疫力が弱くなり、体に残ったがん細胞があると、それらが再び増殖しやすくなると考えられます。がんの再発を予防するためには、日々の食生活がとてもたいせつです。

「手術したから食べられないのは仕方ない」そう考えてしまうと、病気も再発しやすくなるかもしれません。抗がん剤などの薬は、一時期しか体に入りません。しかし、食べることは毎日行うことです。再発予防にどちらが深くかかわっているかというと、私は食生活だと考えています。「がんの再発を予防する」「新たながんにならない」「生活習慣病にならない」。これらを可能にするのは、適切な食生活しかないと思います。

現在、がんの再発予防に関わる食生活の研究が進められています。しかし、いろいろな因子が複雑にかかわっているので、まだはっきりとしたこと

表2「がん予防のための推奨」(2007年世界がん研究基金報告書)

1	肥満	やせにならない範囲で、できるだけ体重を減らす
2	運動	毎日30分以上の運動をする(早歩きのような中程度の運動)
3	体重増につながる食物と飲料	高カロリーの食品を控えめにし、糖分を加えた飲料を避ける(ファストフードやソフトドリンクなど)
4	植物性食品	いろいろな野菜、果物、全粒穀類、豆類を食べる(野菜と果物は1日400グラム以上)
5	動物性食品	肉類(牛・豚・羊など、鶏肉は除く)を控えめにし、加工肉(ハム・ベーコン・ソーセージなど)を避ける(肉類は週500グラム未満)
6	アルコール飲料	アルコール飲料を飲むなら、男性は1日2杯、女性は1杯までにする(1杯はアルコール10〜15グラムに相当)
7	食品の保存・加工・調理法	塩分の多い食品を控えめにする
8	サプリメント	がん予防の目的でサプリメントを使わない
9	特別な集団への推奨1(出産後のかた)	生後6か月までは母乳のみで育てるようにする(母親の乳がん予防と小児の肥満予防)
10	特別な集団への推奨2(がん治療後のかた)	治療後のがん体験者は、がん予防のための上記の推奨にならう
+1	禁煙	禁煙を忘れずに

坪野吉孝監修『がんサポート』2008年2月号(エビデンス社)より

はわかっていません。

ただ、少なくとも、健康人におけるがんの予防ガイドラインは、再発予防にも役立つだろうと考えられています。がん患者はほかのがんや生活習慣病にかかるリスクが高いために、せめて一般的ながん予防のガイドラインを参考にすることが、日々の生活を送る上では有効だといえます。いくつかのガイドラインの中から、上に示した「世界がん研究基金報告書」も的確な内容だと思いますので、参考にしてください。

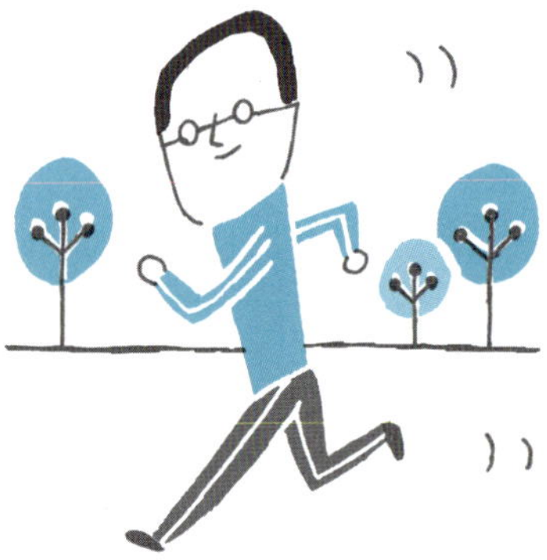

食事の記録表

記録の方法

- このページをコピーして使ってください。記録した表を検診時に担当医あるいは栄養士に見せることで、あなたの栄養管理の貴重な情報となります。
- まず、病院の医師あるいは栄養士に相談して、あなたに適した主食、主菜、副菜、乳・乳製品、果物の目安量を指示してもらいましょう。
- 指示された目安量の何割がとれたかの数字を各項目に記入します。目安量通りにとれたら 10、半分とれたら 5、それ以上の量なら 12、などと記入します。
- 病院から目安量の指示がない場合は、本書 14 ～ 17 ページを参考にしてください。
- 副菜は、あえ物と煮物など、2 品とった場合や汁物も、主菜以外のおかずをすべて合わせて副菜の項目にカウントします。
- 間食はとった時間をメモしておくと、規則正しい時間にとる習慣づけができます。

	朝食					昼食					夕食				
日／月（曜日）（天気）	主食	主菜	副菜	乳・乳製品	果物	主食	主菜	副菜	乳・乳製品	果物	主食	主菜	副菜	乳・乳製品	果物
	間食（00：00）					間食（00：00）					間食（00：00）				
記入例 4／25（月）（晴）	10	10	10	5	5	8	10	10	5	0	12	10	10	0	5
	ゼリー1個（10:00）					カステラ1個（10:00）					アイスクリーム1個（15:00）				
／（　）（　）															
／（　）（　）															
／（　）（　）															
／（　）（　）															
／（　）（　）															
／（　）（　）															
／（　）（　）															
／（　）（　）															
／（　）（　）															

資料提供／国立がん研究センター中央病院栄養管理室

食道がん　術前・術後の100日レシピ

栄養成分値一覧

『日本食品標準成分表 2010』（文部科学省）に基づいて算出しています。

同書に記載のない食品は、それに近い食品（代用品）の数値で算出しました。

１人分（１回分）あたりの成分値です。

煮物やなべ料理など、煮汁が残る料理については、可食部（食べる分）について計算しました。

市販品は、メーカーから公表された成分値のみ合計しています。

PART1　入院前

		掲載ページ	エネルギー	たんぱく質	脂質	炭水化物	ナトリウム	カルシウム	鉄	亜鉛	ビタミン						食物繊維	食塩相当量
											A（レチノール当量）	D	B_1	B_2	B_{12}	C		
			kcal	g	g	g	mg	mg	mg	mg	µg	µg	mg	mg	µg	mg	g	g
献立・普通に食べられる人に																		
朝　食	甘塩ザケのおろし添え	24	138	14.8	7.3	2.1	239	22	0.3	0.3	16	15.0	0.10	0.10	4.5	6	0.7	0.6
	ほうれん草のごまあえ	24	45	2.2	2.3	4.8	264	71	1.4	0.6	158	0.0	0.07	0.11	0.0	16	1.8	0.7
	豆腐とねぎのみそ汁	24	38	3.2	1.6	2.8	495	44	0.6	0.3	1	0.0	0.04	0.03	0.5	0	0.6	1.3
	ごはん	24	252	3.8	0.5	55.7	2	5	0.2	0.9	0	0.0	0.03	0.02	0.0	0	0.5	0.0
	朝食合計		473	24.0	11.7	65.4	1000	142	2.5	2.1	175	15.0	0.24	0.26	5.0	22	3.6	2.6
昼　食	卵とツナポテトのサンドイッチ	25	389	13.5	20.3	37.6	1116	41	1.3	1.1	61	1.0	0.11	0.17	0.5	18	2.3	2.9
	ミニトマトのサラダ	25	36	0.7	2.1	4.5	119	7	0.2	0.1	48	0.0	0.04	0.03	0.0	21	0.8	0.3
	牛乳	25	104	5.1	5.9	7.4	64	171	0.0	0.6	59	0.5	0.06	0.23	0.5	2	0.0	0.2
	昼食合計		529	19.3	28.3	49.5	1299	219	1.5	1.8	168	1.5	0.21	0.43	1.0	40	3.1	3.4
間食10時	いちご	26	26	0.7	0.1	6.4	0	13	0.2	0.2	1	0.0	0.02	0.02	0.0	47	1.1	0.0
	間食10時合計		26	0.7	0.1	6.4	0	13	0.2	0.2	1	0.0	0.02	0.02	0.0	47	1.1	0.0
間食15時	カステラ	26	128	2.5	1.8	25.3	22	12	0.4	0.2	19	0.0	0.01	0.17	0.1	0	0.2	0.0
	ミルクティー	26	36	1.8	2.0	2.6	22	58	0.0	0.2	20	0.2	0.02	0.09	0.2	1	0.0	0.1
	間食15時合計		164	4.3	3.8	27.9	44	70	0.4	0.4	39	0.2	0.03	0.26	0.3	1	0.2	0.1
夕　食	青椒肉絲（チンジャオロース）	27	174	11.2	10.8	7.5	606	11	1.1	2.5	32	0.0	0.07	0.16	0.6	65	1.3	1.5
	三色野菜の中国風なます	27	52	0.9	1.1	9.9	185	26	0.3	0.2	180	0.0	0.03	0.03	0.0	10	1.5	0.5
	青梗菜のスープ	27	8	0.5	0.1	1.6	465	51	0.6	0.2	85	0.0	0.02	0.04	0.0	12	0.6	1.2
	ごはん	27	252	3.8	0.5	55.7	2	5	0.2	0.9	0	0.0	0.03	0.02	0.0	0	0.5	0.0
	夕食合計		486	16.4	12.5	74.7	1258	93	2.2	3.8	297	0.0	0.15	0.25	0.6	87	3.9	3.2
	1日合計		1678	64.7	56.4	223.9	3601	537	6.8	8.3	680	16.7	0.65	1.22	6.9	197	11.9	9.3

		掲載ページ	エネルギー	たんぱく質	脂質	炭水化物	ナトリウム	カルシウム	鉄	亜鉛	ビタミン A（レチノール当量）	ビタミン D	ビタミン B_1	ビタミン B_2	ビタミン B_{12}	ビタミン C	食物繊維	食塩相当量
			kcal	g	g	g	mg	mg	mg	mg	μg	μg	mg	mg	μg	mg	g	g
献立・飲み込みにくい人に																		
朝　食	フレンチトースト・トマト添え	30	255	10.2	11.6	27.2	331	115	0.8	1.1	115	0.7	0.10	0.25	0.5	8	1.5	0.9
	刻みブロッコリーのサラダ	30	67	1.7	6.1	1.9	197	19	0.4	0.3	26	0.1	0.05	0.08	0.0	36	1.3	0.5
	バナナヨーグルトミルク	30	83	2.7	2.5	13.3	28	77	0.1	0.4	27	0.2	0.05	0.12	0.2	8	0.5	0.1
	朝食合計		405	14.6	20.2	42.4	556	211	1.3	1.8	168	1.0	0.20	0.45	0.7	52	3.3	1.5
昼　食	豚肉と白菜の煮込みうどん	31	288	17.7	3.4	45.5	1556	66	1.2	1.4	177	0.1	0.51	0.20	1.4	15	2.8	4.0
	ミルクゼリー・いちご添え	31	77	1.8	2.0	13.6	22	62	0.1	0.2	20	0.2	0.02	0.08	0.2	7	0.5	0.1
	昼食合計		365	19.5	5.4	59.1	1578	128	1.3	1.6	197	0.3	0.53	0.28	1.6	22	3.3	4.1
間食10時	水ようかん	32	103	1.6	0.1	24.0	34	6	0.5	0.2	0	0.0	0.00	0.01	0.0	0	1.3	0.1
	ほうじ茶（とろみ剤入り）	32	0	0.0	0.0	0.2	2	3	0.0	0.0	0	0.0	0.00	0.03	0.0	0	0.0	0.0
	間食10時合計		103	1.6	0.1	24.2	36	9	0.5	0.2	0	0.0	0.00	0.04	0.0	0	1.3	0.1
間食15時	りんごのレンジ蒸し	32	151	1.9	6.8	21.8	77	63	0.1	0.2	47	0.1	0.04	0.09	0.1	3	1.1	0.2
	間食15時合計		151	1.9	6.8	21.8	77	63	0.1	0.2	47	0.1	0.04	0.09	0.1	3	1.1	0.2
夕　食	メダイの煮付け	32	204	19.3	9.0	12.0	1092	37	0.6	0.5	63	2.0	0.04	0.08	1.1	1	0.0	2.7
	オクラと長芋のたたきとろろ	32	153	16.7	5.5	8.5	953	51	1.2	1.1	85	0.9	0.07	0.26	2.0	1	0.1	2.5
	あんかけ茶わん蒸し	32	24	1.0	0.1	4.9	173	12	0.2	0.2	4	0.0	0.04	0.02	0.0	3	0.7	0.4
	おかゆ	32	107	1.8	0.3	23.1	0	2	0.2	0.4	0	0.0	0.02	0.01	0.0	0	0.2	0.0
	夕食合計		488	38.8	14.9	48.5	2218	102	2.2	2.2	152	2.9	0.17	0.37	3.1	4	1.0	5.6
	1日合計		1512	76.4	47.4	196.0	4465	513	5.4	6.0	564	4.3	0.94	1.23	5.5	81	10.0	11.5
単品・飲み込みにくい人、むせやすい人に　やわらかメニュー																		
主　食	全がゆ	36	285	4.9	0.7	61.7	1	4	0.6	1.1	0	0.0	0.06	0.02	0.0	0	0.4	0.0
	卵がゆ	36	336	11.0	5.6	57.0	345	40	1.1	1.6	75	0.9	0.09	0.27	1.4	0	0.5	0.9
	たらこ丼	37	128	5.4	1.0	23.2	136	5	0.3	0.9	4	0.6	0.13	0.07	2.7	5	0.2	0.3
	牛丼	37	121	3.7	0.6	23.4	(79)	2	0.2	0.4	0	0.0	0.02	0.01	0.0	0	0.2	0.2
	サケそぼろ丼	37	125	3.9	1.3	23.1	160	2	0.2	0.4	0	0.0	0.02	0.01	0.0	0	0.2	0.4
	いくら丼	37	148	6.7	2.6	23.2	137	16	0.5	0.7	50	6.6	0.09	0.09	7.1	1	0.2	0.3
	しらす丼	37	118	4.1	0.4	23.2	160	23	0.3	0.5	14	4.6	0.04	0.01	0.4	0	0.2	0.4
	おかか丼	37	130	3.7	1.5	24.3	215	22	0.4	0.4	1	0.0	0.03	0.02	0.0	0	0.5	0.5

			掲載ページ	エネルギー	たんぱく質	脂質	炭水化物	ナトリウム	カルシウム	鉄	亜鉛	ビタミン						食物繊維	食塩相当量
												A（レチノール当量）	D	B_1	B_2	B_{12}	C		
				kcal	g	g	g	mg	mg	mg	mg	µg	µg	mg	mg	µg	mg	g	g
PART1 入院前	ひき肉の主菜	豆腐ハンバーグ	38	245	12.7	9.9	25.9	570	103	1.6	1.5	28	0.2	0.36	0.18	0.2	61	2.6	1.4
		三色そぼろ丼	39	243	12.5	5.5	34.3	540	37	1.8	1.2	155	0.5	0.11	0.25	0.5	11	1.1	1.4
	白身魚の主菜	カジキのおろし煮	40	196	13.8	10.8	9.6	680	28	0.7	0.7	36	7.7	0.06	0.08	1.3	12	1.3	1.7
		サワラのトマト蒸し・めんつゆかん添え	41	173	17.1	7.9	7.6	367	26	0.9	1.0	32	5.6	0.11	0.30	4.2	12	1.4	1.0
	副　菜	にんじんのポタージュ	42	114	2.8	4.6	15.6	328	81	0.3	0.5	477	0.2	0.06	0.11	0.2	5	2.1	0.9
		ブロッコリーのポタージュ	43	113	5.6	4.9	13.4	242	91	0.9	0.9	85	0.2	0.14	0.23	0.2	93	3.7	0.6
		かぼちゃのポタージュ	43	143	3.6	4.7	21.9	227	74	0.5	0.5	282	0.2	0.08	0.15	0.2	35	3.0	0.6
		コーンポタージュ	43	231	6.7	4.9	40.7	706	117	0.8	1.2	47	0.3	0.08	0.25	0.3	7	3.4	1.9
		夏野菜のストック煮	44	59	2.5	0.4	14.2	5	32	0.8	0.4	94	0.0	0.13	0.09	0.0	71	4.6	0.0
		豚肉のソテー・夏野菜ソース	44	134	14.1	7.2	2.6	285	7	0.8	1.3	15	0.0	0.61	0.18	0.2	13	0.7	0.7
		冬野菜のストック煮	45	275	11.3	1.2	60.9	72	134	2.7	2.0	1121	0.0	0.45	0.42	0.0	251	14.7	0.3
		野菜たっぷりコーンシチュー	45	131	4.0	2.5	23.8	357	66	0.5	0.7	86	0.2	0.06	0.15	0.2	17	2.5	0.9
PART2-1 手術後（退院から1～2週間）	献立・やわらか食																		
	朝　食	納豆の卵黄のせ	56	160	10.1	10.7	5.2	181	67	2.6	1.6	96	1.2	0.07	0.33	0.6	0	2.7	0.5
		きゅうりとしらす干しの酢の物	56	20	1.9	0.1	2.9	334	26	0.2	0.2	22	2.8	0.02	0.02	0.3	7	0.6	0.8
		じゃが芋と玉ねぎのみそ汁	56	95	6.0	1.2	17.3	534	97	3.6	1.3	525	0.0	0.23	0.34	0.6	69	5.7	1.3
		ごはん（軟飯）	56	190	3.3	0.5	41.1	1	3	0.4	0.7	0	0.0	0.04	0.01	0.0	0	0.3	0.0
		朝食合計		465	21.3	12.5	66.5	1050	193	6.8	3.8	643	4.0	0.36	0.70	1.5	76	9.3	2.6
	昼　食	ホタテ缶のミルクリゾット	59	226	13.8	6.4	27.3	415	159	0.6	2.0	62	0.3	0.08	0.22	1.4	21	1.2	1.1
		かぼちゃのサラダ	59	123	5.1	5.6	13.4	352	17	0.5	0.5	209	0.2	0.18	0.09	0.1	38	2.2	0.9
		昼食合計		349	18.9	12.0	40.7	767	176	1.1	2.5	271	0.5	0.26	0.31	1.5	59	3.4	2.0
	間食10時	コーヒーゼリー	58	126	0.5	6.0	18.0	5	14	0.1	0.0	52	0.1	0.00	0.01	0.0	0	0.4	0.0
		間食10時合計		126	0.5	6.0	18.0	5	14	0.1	0.0	52	0.1	0.00	0.01	0.0	0	0.4	0.0
	間食15時	ホットケーキ	58	242	6.6	4.9	42.7	228	103	0.5	0.5	38	0.4	0.08	0.16	0.3	0	1.0	0.6
		野菜ジュース	58	77	0.8	0.0	18.5	81	-	-	-	1010	9.5	2.30	2.55	4.0	1000	-	0.2
		間食15時合計		319	7.4	4.9	61.2	309	103	0.5	0.5	1048	9.9	2.38	2.71	4.3	1000	1.0	0.8

		掲載ページ	エネルギー	たんぱく質	脂質	炭水化物	ナトリウム	カルシウム	鉄	亜鉛	ビタミン						食物繊維	食塩相当量
											A（レチノール当量）	D	B_1	B_2	B_{12}	C		
			kcal	g	g	g	mg	mg	mg	mg	µg	µg	mg	mg	µg	mg	g	g
夕　食	豚肉の野菜巻き	60	202	16.1	11.2	9.2	728	31	1.0	1.7	289	0.1	0.67	0.21	0.2	5	1.7	1.9
	春菊とにんじんの白あえ	60	122	7.0	7.2	9.4	293	171	2.0	0.5	410	0.0	0.13	0.17	0.0	18	3.3	0.7
	白菜のとろとろ煮	60	34	2.4	1.4	3.3	154	42	0.5	0.3	25	0.2	0.04	0.09	0.4	14	1.0	0.4
	ごはん（軟飯）	60	190	3.3	0.5	41.1	1	3	0.4	0.7	0	0.0	0.04	0.01	0.0	0	0.3	0.0
	夕食合計		548	28.8	20.3	63.0	1176	247	3.9	3.2	724	0.3	0.88	0.48	0.6	36	6.3	3.0
	1日合計		1933	77.4	61.6	267.4	3312	746	12.5	10.1	2789	14.8	3.89	4.23	8.0	1172	20.7	8.4
献立・嚥《えん》下《げ》困難食																		
朝　食	ひき割り納豆のおろしきゅうり添え	57	161	10.4	10.7	5.3	182	61	2.4	1.4	103	1.2	0.11	0.26	0.6	4	2.6	0.5
	くずし豆腐のじゃが芋すり流しみそ汁	57	86	3.9	1.4	14.8	494	26	0.8	0.4	0	0.0	0.10	0.05	0.5	24	1.4	1.3
	おかゆ	57	71	1.2	0.2	15.4	0	1	0.2	0.3	0	0.0	0.02	0.00	0.0	0	0.1	0.0
	朝食合計		318	15.5	12.3	35.5	676	88	3.4	2.1	103	1.2	0.23	0.31	1.1	27	4.1	1.8
昼　食	昼食（やわらか食と同様）合計		349	18.9	12.0	40.7	767	176	1.1	2.5	271	0.5	0.26	0.31	1.5	59	3.4	2.0
間食10時	間食10時（やわらか食と同様）合計		126	0.5	6.0	18.0	5	14	0.1	0.0	52	0.1	0.00	0.01	0.0	0	0.4	0.0
間食15時	ヨーグルトパンケーキ	58	291	7.6	8.9	44.8	241	134	0.5	0.7	75	0.4	0.09	0.20	0.3	1	1.0	0.6
	間食15時合計		291	7.6	8.9	44.8	241	134	0.5	0.7	75	0.4	0.09	0.20	0.3	1	1.0	0.6
夕　食	豚肉の野菜巻き・あんかけ	61	215	11.1	13.6	13.4	711	19	0.5	1.0	146	0.1	0.37	0.12	0.2	2	0.8	1.8
	春菊とにんじんの白あえ	61	111	5.9	7.0	7.5	218	111	1.2	0.4	220	0.0	0.08	0.09	0.0	8	1.7	0.5
	白菜のとろとろ煮	61	53	4.0	2.7	3.4	191	48	0.7	0.5	44	0.5	0.05	0.14	0.5	14	1.0	0.5
	おかゆ	61	71	1.2	0.2	15.4	0	1	0.2	0.3	0	0.0	0.02	0.00	0.0	0	0.1	0.0
	夕食合計		450	22.2	23.5	39.7	1120	179	2.6	2.2	410	0.6	0.52	0.35	0.7	24	3.6	2.8
	1日合計		1534	64.7	62.7	178.7	2809	591	7.7	7.5	911	2.8	1.10	1.18	3.6	111	12.5	7.2
単　品																		
ワンプレートメニュー	野菜たっぷりマーボー豆腐丼	62	464	20.6	11.5	66.0	986	121	1.9	2.9	125	0.3	0.45	0.22	0.2	32	2.2	2.5
	とろとろ卵のオムライス	63	446	11.9	13.7	65.1	375	57	1.5	1.9	227	1.0	0.14	0.29	0.5	6	2.2	1.0
	ほうとう風湯葉と豆乳のみそうどん	64	283	12.9	4.6	46.5	627	72	2.8	1.3	285	0.0	0.14	0.14	0.6	24	5.4	1.6
	あんかけかき玉そば	65	268	15.2	6.2	37.3	1564	77	2.3	1.3	175	0.9	0.13	0.32	1.5	4	2.3	4.0
	ペンネとキャベツのエビクリーム煮	66	461	20.4	19.2	48.7	706	78	0.9	1.7	89	0.1	0.13	0.09	1.1	15	2.0	1.8
	豚ひき肉としらす干しのお好み焼き	67	517	25.4	21.9	50.3	1279	94	2.0	2.4	116	6.0	0.39	0.40	1.2	38	1.7	3.2
	野菜畑のピザトースト	68	339	18.5	17.6	27.2	543	179	0.7	0.6	112	0.8	0.07	0.15	0.4	30	2.7	1.4
	ほうれん草入りクロックムッシュ	69	458	21.0	22.1	43.7	1000	239	1.0	1.1	243	0.2	0.23	0.22	0.1	17	2.9	2.5

			掲載ページ	エネルギー	たんぱく質	脂質	炭水化物	ナトリウム	カルシウム	鉄	亜鉛	ビタミン						食物繊維	食塩相当量
												A（レチノール当量）	D	B_1	B_2	B_{12}	C		
				kcal	g	g	g	mg	mg	mg	mg	μg	μg	mg	mg	μg	mg	g	g
PART2-1 手術後（退院から1～2週間）	市販食品活用メニュー	カニたま	70	125	8.9	7.7	3.8	319	42	1.1	1.4	85	0.9	0.04	0.23	0.5	2	0.3	0.8
		サバ缶と冷凍ポテトのマヨネーズ焼き	71	485	20.2	36.3	17.0	431	30	1.1	0.9	35	7.3	0.15	0.25	11.9	0	0.0	1.1
		サンマのかば焼き丼	72	351	11.8	6.0	60.6	278	150	1.9	1.1	161	4.8	0.05	0.17	4.7	6	1.4	0.7
		イカの味つけ缶と大根のべっこう煮	73	107	14.0	1.2	10.5	732	43	0.7	1.7	4	0.0	0.05	0.07	2.6	14	1.6	1.8
		ギョーザとホタテ缶のスープ	74	205	13.8	6.8	22.2	662	98	1.7	1.2	95	0.0	0.09	0.14	1.0	17	1.0	1.7
		豆腐とブロッコリーのミートソースあんかけ	75	224	12.9	13.7	12.6	525	135	1.3	0.9	27	0.0	0.13	0.11	0.0	48	2.2	1.3
		サケ缶と冷凍野菜のスペイン風オムレツ	76	214	13.3	12.3	11.4	248	39	1.2	0.9	118	8.6	0.09	0.28	1.6	6	0.5	0.7
		肉だんごと白菜の煮物	77	328	15.5	19.8	23.1	1062	76	2.1	0.3	127	0.0	0.17	0.26	0.0	22	1.9	2.7
PART2-2 手術後（退院から3週間～3か月）	献立・レパートリーを増やしましょう																		
	朝　食	コーンのオムレツ・アスパラのソテー添え	80	153	8.1	9.7	7.8	509	45	1.3	1.0	124	1.0	0.11	0.30	0.5	8	1.5	1.3
		トースト	80	149	4.2	5.2	21.0	255	14	0.3	0.4	20	0.0	0.03	0.02	0.0	0	1.0	0.7
		ミルクティー	80	70	3.5	3.9	5.0	43	114	0.0	0.4	39	0.3	0.04	0.16	0.3	1	0.0	0.1
		朝食合計		372	15.8	18.8	33.8	807	173	1.6	1.8	183	1.3	0.18	0.48	0.8	9	2.5	2.1
	昼　食	豚肉とフジッリのミネストローネ	81	123	6.1	3.1	18.0	552	27	0.9	0.7	150	0.0	0.23	0.10	0.0	31	3.0	1.4
		パン（バゲット）	81	84	2.8	0.4	17.3	186	5	0.3	0.2	0	0.0	0.02	0.02	0.0	0	0.8	0.5
		ぶどう	81	41	0.3	0.1	11.0	1	4	0.1	0.1	1	0.0	0.03	0.01	0.0	1	0.4	0.0
		昼食合計		248	9.2	3.6	46.3	739	36	1.3	1.0	151	0.0	0.28	0.13	0.0	32	4.2	1.9
	間食10時	クラッカーのクリームチーズのせ	82	183	3.5	8.3	23.3	179	26	0.2	0.2	50	0.0	0.02	0.05	0.0	2	0.6	0.5
		ココア	82	177	7.9	9.1	18.4	85	235	0.9	1.2	78	0.6	0.09	0.32	0.6	2	1.4	0.2
		間食10時合計		360	7.9	9.1	18.4	85	235	0.9	1.2	78	0.6	0.09	0.32	0.6	2	1.4	0.2
	間食15時	さつま芋の茶巾絞り	82	93	0.5	1.2	20.5	35	15	0.2	0.1	10	0.0	0.04	0.01	0.0	10	0.8	0.1
		ほうじ茶	82	0	0.0	0.0	0.2	2	3	0.0	0.0	0	0.0	0.00	0.03	0.0	0	0.0	0.0
		間食15時合計		93	0.5	1.2	20.7	37	18	0.2	0.1	10	0.0	0.04	0.04	0.0	10	0.8	0.1
	夕　食	エビと豚肉とキャベツの甘酢いため	83	273	19.3	14.2	16.2	1048	68	1.3	1.9	207	0.6	0.34	0.20	1.6	27	2.4	2.6
		レンジなすのお浸し	83	27	1.3	0.1	6.1	195	19	0.3	0.2	8	0.0	0.05	0.05	0.0	4	2.2	0.5
		モロヘイヤと豆腐のすまし汁	83	28	3.0	0.9	2.7	448	76	0.5	0.3	189	0.0	0.09	0.13	0.6	15	1.4	1.2
		ごはん	83	252	3.8	0.5	55.7	2	5	0.2	0.9	0	0.0	0.03	0.02	0.0	0	0.5	0.0
		夕食合計		580	27.4	15.7	80.7	1693	168	2.3	3.3	404	0.6	0.51	0.40	2.2	45	6.5	4.3
		1日合計		1653	60.8	48.4	199.9	3361	630	6.3	7.4	826	2.5	1.10	1.37	3.6	98	15.4	8.6

			掲載ページ	エネルギー	たんぱく質	脂質	炭水化物	ナトリウム	カルシウム	鉄	亜鉛	ビタミン						食物繊維	食塩相当量
												A（レチノール当量）	D	B_1	B_2	B_{12}	C		
				kcal	g	g	g	mg	mg	mg	mg	μg	μg	mg	mg	μg	mg	g	g
PART2-2 手術後（退院から3週間～3か月）	単品																		
	食材別おすすめレシピ	豚肉とじゃが芋と玉ねぎの重ね煮	84	191	12.4	5.2	23.3	546	17	0.9	1.3	8	0.1	0.55	0.14	0.2	37	2.2	1.4
		豚ヒレのピカタ	85	258	27.4	11.8	8.2	850	110	2.4	2.8	234	0.9	0.85	0.50	0.8	7	1.2	2.2
		鶏ささ身のくずたたきときゅうりの梅肉あえ	86	104	16.2	0.6	8.7	677	20	0.5	0.6	17	0.0	0.08	0.10	0.1	8	0.7	1.7
		鶏ささ身のインド風ソテー	87	192	18.7	3.9	20.3	418	60	0.8	0.9	32	0.0	0.19	0.19	0.1	58	2.2	1.1
		生ザケのちゃんちゃん風ホイル焼き	88	258	23.2	11.1	17.4	1162	86	2.0	1.3	80	26.2	0.19	0.27	5.0	35	2.9	3.0
		生ザケとパプリカの焼き南蛮	89	217	17.9	9.1	15.5	1033	26	1.1	0.7	60	22.4	0.16	0.25	4.2	140	1.9	2.6
		白身魚の和風野菜ソース煮	90	91	13.3	0.2	8.6	558	39	0.4	0.5	113	0.7	0.10	0.10	1.2	3	0.8	1.4
		ホタテ貝柱と白菜の中国風いため煮	91	208	23.3	6.3	13.7	914	65	0.8	2.6	10	0.0	0.04	0.13	2.6	26	1.6	2.3
		野菜たっぷりいり豆腐	92	131	10.8	6.8	6.3	467	151	1.6	1.1	150	0.5	0.12	0.18	0.5	2	1.3	1.2
		ポークビーンズ	93	149	11.8	6.9	10.5	359	45	1.3	1.4	50	0.0	0.37	0.12	0.1	12	4.1	0.9
		さやいんげんとひき肉の中国風煮物	94	113	5.9	7.8	4.6	316	30	0.7	0.8	28	0.1	0.19	0.12	0.1	6	1.4	0.8
		ピーマンとなすのじゃこ煮	95	54	5.3	0.5	8.7	486	67	0.6	0.6	41	4.6	0.09	0.09	0.8	38	3.3	1.2
		ブロッコリーのカニかまあんかけ	96	76	7.9	1.6	9.5	582	74	0.9	0.6	61	0.4	0.12	0.17	0.3	96	3.5	1.5
		キャベツとひき肉のトマト煮	97	192	12.3	8.1	18.8	583	76	1.4	1.7	363	0.3	0.44	0.19	0.2	55	5.0	1.5
		ほうれん草とホタテ貝柱のクリーム煮	98	222	14.0	12.3	13.6	447	120	1.1	1.7	225	0.2	0.08	0.23	1.2	19	1.4	1.1
		かぶと厚揚げの煮浸し	99	111	7.0	5.8	8.9	368	195	2.0	0.8	46	0.0	0.09	0.09	0.2	33	2.2	0.9
		大根と牛肉のべっこう煮	100	136	5.2	8.7	9.3	664	22	0.6	1.4	2	0.0	0.04	0.07	0.4	9	1.0	1.6
		根菜と鶏肉の煮物	101	133	13.1	4.0	11.7	470	29	0.8	1.5	184	0.0	0.10	0.17	0.3	22	1.8	1.2
		じゃが芋のミルクグラタン	102	495	19.9	25.6	46.9	695	315	1.3	2.4	93	0.9	0.41	0.48	1.4	78	2.6	1.8
		里芋のかんたん煮っころがし	103	122	1.9	6.1	14.8	312	12	0.6	0.3	0	0.0	0.07	0.03	0.0	8	2.4	0.8
PART3 手術後100日を迎えて	100日目のお祝い膳	タイのカルパッチョ	110	125	12.6	7.5	0.6	175	24	0.3	0.3	35	3.0	0.06	0.05	0.7	8.5	0.3	0.4
		牛ヒレのシャリアピンステーキ	110	282	19.4	11.2	25.9	763	51	2.6	3	52	0.0	0.2	0.24	1.4	42.9	3.6	1.9
		野菜のドリア	111	312	8.1	12.2	42.0	427	168	0.8	1.4	141	0.4	0.14	0.26	0.4	99.2	2.6	1.1
		フルーツかんてんゼリー	111	57	0.5	0.1	14.9	1	14	0.2	0.1	14	0.0	0.02	0.02	0.0	32	1.2	0.0
		100日目のお祝い膳合計		776	40.6	31	83.4	1366	257	3.9	4.8	242	3.4	0.42	0.57	2.5	182.5	7.7	3.4

協力 ■ 桑原節子
淑徳大学看護栄養学部栄養学科
臨床栄養学教授

撮影 ■ 青山紀子
アートディレクション ■ 大藪胤美（フレーズ）
デザイン ■ 木村陽子（フレーズ）
イラスト ■ Haco
スタイリング ■ 渡辺孝子
栄養価計算 ■ スタジオ食
編集協力 ■ 中島さなえ

100日レシピシリーズ

食道がん
術前・術後の100日レシピ
回復までの食事プラン

2011年3月10日　初版第1刷発行
2023年6月20日　初版第7刷発行

著者 ■ 外村修一　松原弘樹　小菅陽子
発行者 ■ 香川明夫
発行所 ■ 女子栄養大学出版部

〒170-8481　東京都豊島区駒込3-24-3
電話 ■ 03-3918-5411（販売）
03-3918-5301（編集）
ホームページ ■ https://eiyo21.com/
振替 ■ 00160-3-84647
印刷所 ■ 凸版印刷株式会社

ISBN978-4-7895-1434-7

著者プロフィール

■ 医療解説

外村修一《ほかむらのぶかず》

元・独立行政法人国立がん研究センター中央病院食道外科。東京大学医学部医学科卒業。東大病院、東京共済病院、都立墨東病院、関東逓信病院（現NTT東日本関東病院勤務）、群馬県立がんセンター、国立がん研究センター中央病院、北原国際病院勤務などを経て現在、帝京大学医学部附属病院外科助教。専門は食道がん、食道胃接合部がん。日本外科学会、日本消化器外科学会専門医・指導医。食道がん手術の周術期栄養管理および広くがんと栄養の問題にもとり組む。共著に『標準ケア指針　クリティカルパスとケア計画②食道癌』（照林社）、『Knach & Pitfalls　食道外科の要点と盲点』（文光堂）、『今日の消化器疾患治療指針第3版　治療手技　食道手術後のケアと患者指導』（医学書院）など。

■ 栄養指導

松原弘樹《まつばらひろき》

船橋市立医療センター栄養管理室長。管理栄養士。
東京農業大学農学部栄養学科栄養学専攻卒業。日清医療食品、千葉西総合病院、国立弘前病院、国立療養所福島病院、国立病院機構仙台医療センター、国立がん研究センター中央病院などを経て現職。
栄養サポートチーム専従栄養士、糖尿病療養指導士としての日常業務とともに学会活動や講演、研究活動を行っている。研究に「造血幹細胞移植時の移植食改善と患者QOL向上の検討」（平成20年度（財）政策医療振興財団助成金研究　主任研究者）など。

■ レシピ・料理作成

小菅陽子《こすげようこ》

料理・菓子研究家。
クッキングスタジオ・コンベルサッシオン主宰。女子栄養大学生涯学習講師。
生活習慣病を予防できるヘルシーな食材「かんてん」を研究。主宰するスタジオやカルチャースクールで、健康と栄養にかんする料理教室を開催。栄養とともにおいしさをモットーにした料理が人気で、テレビ・雑誌・企業の商品開発など多方面で活躍中。おもな著書に『とりわけ冷凍で親ごはん』『かんてんレシピクラブ』（いずれも女子栄養大学出版部）、『あったか寒天スープ』（小学館）など。
ホームページ http://www.y-kosuge.com/